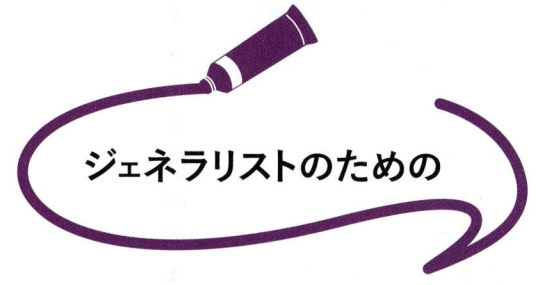

これだけは押さえておきたい皮膚疾患

安部正敏

医療法人社団廣仁会札幌皮膚科クリニック　院長／褥瘡・創傷治癒研究所

著者略歴

安部正敏（あべまさとし）

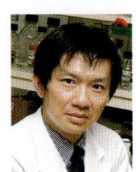

1993 年	群馬大学医学部卒業
	同附属病院研修医（皮膚科学）
1998 年	同大大学院博士課程修了
2001 年	米国テキサス大学細胞生物学教室研究員
2003 年	群馬大学医学部附属病院皮膚科講師
2013 年	医療法人社団廣仁会　札幌皮膚科クリニック副院長
	日本臨床皮膚科医会常任理事
	日本褥瘡学会理事
	日本創傷・オストミー・失禁管理学会理事
	日本在宅褥瘡創傷ケア推進協会理事
2018 年	医療法人社団廣仁会　札幌皮膚科クリニック院長

・連載

鉄道エッセイ「憧鉄雑感」（金原出版，「皮膚科の臨床」）
皮膚看護学に関するエッセイ「肌と皮膚の隅で」（日経BP社，「日経メディカルＡナーシング」http://medical.nikkeibp.co.jp/inc/all/anursing/abe）

ジェネラリストのための
これだけは押さえておきたい皮膚疾患

発　行	2016 年 4 月 15 日　第 1 版第 1 刷Ⓒ
	2019 年 11 月 15 日　第 1 版第 5 刷
著　者	安部正敏
発行者	株式会社　医学書院
	代表取締役　金原　俊
	〒113-8719　東京都文京区本郷 1-28-23
	電話　03-3817-5600（社内案内）
印刷・製本	アイワード

本書の複製権・翻訳権・上映権・譲渡権・貸与権・公衆送信権（送信可能化権を含む）は株式会社医学書院が保有します．

ISBN978-4-260-02483-9

本書を無断で複製する行為（複写，スキャン，デジタルデータ化など）は，「私的使用のための複製」など著作権法上の限られた例外を除き禁じられています．大学，病院，診療所，企業などにおいて，業務上使用する目的（診療，研究活動を含む）で上記の行為を行うことは，その使用範囲が内部的であっても，私的使用には該当せず，違法です．また私的使用に該当する場合であっても，代行業者等の第三者に依頼して上記の行為を行うことは違法となります．

JCOPY 〈出版者著作権管理機構　委託出版物〉
本書の無断複製は著作権法上での例外を除き禁じられています．複製される場合は，そのつど事前に，出版者著作権管理機構（電話 03-5244-5088，FAX 03-5244-5089，info@jcopy.or.jp）の許諾を得てください．

序

　悪い冗談だと思った．医学書院から皮膚科関連の単行本執筆依頼が舞い込んだとき，筆者は全く信じられなかった．同社は医学良書を多数有する老舗出版社である．かくいう筆者も学生時代は錚々たる教授陣が執筆する「標準シリーズ」で勉強した．ところが，筆者は一介の無名な皮膚科医である．医学書院は血迷ったのかと心配した．しかし，提案された企画は，医学書院のイメージからかなりかけ離れたものであった．"今後ジェネラリストの重要性が高まるが，皮膚疾患の診療は難しい分野と認識されている．そこで，ジェネラリストが気軽に勉強でき，さらに皮膚科専門医へ紹介するタイミングなどを明らかにする本を企画したい"と，我が意を得たりの企画であった．早速，友人である他科医師数人にこの企画の是非を聞いたところ，好企画だと歓迎してくれた．

　医師の日常は多忙である．そのなかで，他科領域を勉強するのは，短時間で済み，かつ継続できるものであることが望ましい．昨今の電車内は，読書人口が激減し，スマホやPodcastなどで情報を得る姿が激増した．そこで本書は以下の点を意識してまとめた．

① 99の疾患を取り上げ，1日1項目だけ学んでいただければ，約3か月強で終了するようにした．記憶は繰り返しが重要であるので，何度も繰り返していただければ，それだけスキルアップする．まさに，皮膚疾患学習マラソンである．

② まず写真を提示し，そのうえで皮疹の特徴をイラスト化または拡大，強調することによりビジュアルな記憶を可能とした．

③ あえて遭遇頻度の低い疾患にも触れた．実際の臨床では，見たこともない皮疹の患者も来院するため，頭の隅

に入れておいていただきたい．
④類書に掲載が少ない外陰部，いわゆるプライベートパーツの皮膚疾患を複数提示した．プライベートパーツの疾患は誰しも羞恥心から皮膚科受診をためらうものであり，その分ジェネラリストに相談が及ぶ機会が多いためである．
⑤本書は診断プロセスを再現することにこだわった．問診から，皮疹の解釈，検査，鑑別疾患，治療，患者説明と通常診療の通りに紙面を構成し，さらに皮膚科専門医へのコンサルトのコツを明らかにすることで，ジェネラリストの診療手順に沿った実践的なものとした．
⑥TIPS! として要点をまとめ，理解を容易にした．また，スキルアップなど気楽に読んでいただけるコラムを設け，専門外の医師に容易に読破していただけるよう工夫した．

ジェネラリストであれば，皮膚科専門医紹介への分岐点を認識する必要があり，それが良医の条件となろう．本書がその一助になれば幸甚の極みである．

最後に本書を一貫して担当いただいた医学書院天野貴洋氏，筆者の上司である根本 治先生，他科領域より貴重なご助言をいただいた大宮 朗先生，植田一吉先生，そして筆者を医学の道に誘ってくれた父 安部正之にこの場をお借りして深謝する次第である．

平成 28 年 4 月
春，まだ桜待ち遠しき札幌にて

安部正敏

目　次

序 iii

第1章　発赤がみられる疾患 1

診断へのアプローチ 4

1　全身に強い瘙痒を有する男児 6
　　アトピー性皮膚炎

2　発熱とともに生じた若い女性の顔面紅色皮疹 8
　　Sjögren 症候群

3　全身に多発する鱗屑を付す紅斑 10
　　尋常性乾癬

4　感冒後，全身に生じた紅色皮疹上に多発した膿疱 12
　　急性汎発性発疹性膿疱症

5　発熱，倦怠感と突然現れた多発する紅斑 14
　　薬剤性過敏症症候群

6　薬剤摂取後多発した紅斑 16
　　Stevens-Johnson 症候群

7　薬剤摂取後全身に拡大し水疱を伴う紅斑 18
　　中毒性表皮壊死症

8　夜間になると出現する瘙痒を伴う紅色皮疹 20
　　蕁麻疹

9　高齢者の全身に生じた瘙痒を有する水疱 22
　　水疱性類天疱瘡

10　アトピー性皮膚炎にみられる瘙痒を有する丘疹 24
　　急性痒疹

11　アトピー性皮膚炎患者に生じた瘙痒を伴う水疱 26
　　伝染性膿痂疹

12　特に誘因なく顔面に生じた皮疹 28
　　サルコイドーシス

13　若い男性の手掌に生じた角化性紅色皮疹 30
　　梅毒

14　口唇に生じた小水疱 32
　　接触皮膚炎

15　全身に多発する膿疱と紅皮症 34
　　膿疱性乾癬

16　若い女性に出現した紅色皮疹 36
　　Microsporum canis 感染症

17	突然全身に多発した卵円形の紅色皮疹	38
	Gibert 薔薇色粃糠疹	
18	顔面に生じた鱗屑を付す大型の皮疹	40
	円板状エリテマトーデス（discoid lupus erythematosus；DLE）	
19	カタル症状後に出現した口腔内の白色皮疹	42
	麻疹	
20	中年女性の間擦部に生じた破れやすい小膿疱	44
	角層下膿疱症	
21	小児にみられる顔面の小型紅色結節	46
	スポロトリコーシス	
22	持続する口周囲の色素斑	48
	固定薬疹	
23	顔面に生じた軽度鱗屑を付す紅斑	50
	脂漏性皮膚炎	
24	高齢者の顔面に生じた瘙痒を伴わない湿疹様病変	52
	日光角化症	
25	下腿のちょっと不思議な皮膚潰瘍	54
	バザン硬結性紅斑	
26	若い女性の手掌に生じた湿疹病変	56
	手湿疹	
27	中年男性に生じた足底の潮紅	58
	毛孔性紅色粃糠疹	
28	長期に生じている口唇の皮疹	60
	扁平苔癬	
29	中年女性の手背に生じた環状皮疹	62
	環状肉芽腫	
30	成人女性に生じたしもやけ	64
	凍瘡	
31	成人女性に生じたしもやけ？	66
	凍瘡様ループス	
32	中年女性の手指に生じた湿疹様病変	68
	皮膚筋炎	
33	下腿に生じた小さな紫斑および褐色皮疹	70
	慢性色素性紫斑	
34	突然生じた頬の潮紅	72
	丹毒	
35	下腿に急速に拡大する紅色腫脹	74
	壊死性筋膜炎	
36	中年女性の前胸部に生じた紅色皮疹	76
	老人性血管腫	
37	全身に生じた紅暈を有する小水疱	78
	水痘	

38	片側胸部に生じた疼痛を有する小水疱	80
	帯状疱疹	
39	若い女性に生じた外陰部潰瘍	82
	急性陰門潰瘍（Lipschütz 潰瘍）	
40	若い男性の陰茎に生じた小水疱	84
	性器ヘルペス（単純疱疹）	
41	乳幼児の肛門周囲に生じた紅斑	86
	肛囲溶連菌感染症	
42	乳児のおむつ部の紅斑	88
	おむつ皮膚炎	
43	高齢者の陰茎に生じた紅色皮疹	90
	Queyrat 紅色肥厚症	
44	高齢者の外陰部に生じた湿疹様病変	92
	乳房外 Paget 病	

第2章　褐色斑がみられる疾患　　95

診断へのアプローチ　　97

45	足底の色素斑	100
	母斑細胞性母斑	
46	男性の間擦部に生じた表面がざらついた黒い皮疹	102
	黒色表皮腫	
47	徐々に進行した全身の紅褐色斑	104
	菌状息肉症	
48	若い女性の背部に生じた網目状の色素沈着	106
	融合性細網状乳頭腫症	
49	背部の黒色調を呈する腫瘍	108
	脂漏性角化症	
50	中年女性の下腿に生じた硬い局面	110
	脂肪類壊死症	
51	若い女性の前腕にみられる強い瘙痒を有する充実性丘疹	112
	結節性痒疹	
52	中年男性の下腿に生じた灰褐色調を呈する小さな丘疹	114
	アミロイド苔癬	

第3章　デキモノがみられる疾患　　117

診断へのアプローチ　　120

53	悪臭を放つ腹部のしこり	122
	粉瘤	

54	不整形で多彩な黒色皮疹 悪性黒色腫	124
55	肘頭に生じたかさぶたを伴う丘疹 反応性穿孔性膠原症	126
56	顔面に生じた小型の環状皮疹 汗孔角化症	128
57	足背に生じた，カリフラワー型の小腫瘍 エクリン汗孔腫	130
58	女児の指背に生じた線状皮疹 線状苔癬	132
59	成人男性の前額部に生じた小丘疹 伝染性軟属腫	134
60	足底に生じたウオノメ？ 尋常性疣贅	136
61	高齢者の顔面に生じた黒色皮疹 基底細胞癌	138
62	高齢者の顔面に生じた黄白色丘疹 老人性脂腺増殖症	140
63	高齢者の顔面に生じた湿潤する多彩な皮疹 有棘細胞癌	142
64	耳介ピアス部に生じた隆起性病変 ピアス肉芽腫	144
65	側頭部の中央が陥凹する結節 ケラトアカントーマ	146
66	眼瞼周囲に生じた小さなデキモノ 稗粒腫	148
67	口唇に生じた黒色調の小結節 静脈湖	150
68	中年に生じた頸部のイボ アクロコルドン	152
69	多発する足底のタコ 多発性胼胝（Werner 症候群）	154
70	手指に生じた透明感のある結節 粘液嚢腫	156
71	指背の境界不明瞭な紅色皮疹 Bowen 病	158
72	外陰部に生じた疣状皮疹 尖圭コンジローマ	160
73	若い男性の陰茎冠状溝に生じた小丘疹 真珠様陰茎丘疹（pearly penile papule）	162
74	高齢者陰嚢に生じた不思議な形の隆起性病変 疣贅状黄色腫	164

第4章　白斑, 膿疱, 皮膚の凹凸がみられる疾患 ... 167

診断へのアプローチ ... 169

75 前胸部に生じた脱色素斑 ... 172
尋常性白斑

76 高齢女性の外陰部に生じた白色皮疹 ... 174
硬化性萎縮性苔癬（陰門萎縮症，陰茎萎縮症）

77 ニキビ患者に生じた難治性皮疹 ... 176
毛包炎

78 男性の口周囲に生じた膿疱 ... 178
尋常性毛瘡

79 若い男性の顔面にみられる膿疱 ... 180
尋常性痤瘡

80 下腿に出現と消失を繰り返す皮膚潰瘍 ... 182
壊疽性膿皮症

81 中年男性の手掌と足底に多発する小型の膿疱 ... 184
掌蹠膿疱症

82 若い男性の腋窩に多発する黄白色調の小丘疹 ... 186
弾性線維性仮性黄色腫

83 頸部の瘙痒を有する小丘疹 ... 188
Darier病

84 突然生じた顔面の陥凹性病変 ... 190
深在性エリテマトーデス

85 思春期女子の腹部に生じた白色丘疹 ... 192
光沢苔癬

第5章　その他の所見, 症状がみられる疾患 ... 195

診断へのアプローチ ... 198

薬疹の診断 ... 201

86 皮疹がないのに全身の強い瘙痒を訴える患者 ... 202
皮膚瘙痒症

87 高齢者に生じた夜間の強い瘙痒を伴う鱗屑 ... 204
疥癬

88 全身に強い瘙痒を有する乾燥肌 ... 206
皮脂欠乏性皮膚炎

89 突然生じた脱毛斑 ... 208
円形脱毛症

90 頭部に生じた線状の脱毛斑 210
剣創状強皮症

91 若い女性にみられる原因不明の脱毛 212
全身性エリテマトーデス（systemic lupus erythematosus；SLE）

92 足趾爪の黒色変化 214
爪甲出血

93 爪周囲の痛みと腫脹 216
細菌性爪囲爪炎（瘭疽）

94 痛みを伴う食い込んだ爪 218
陥入爪

95 爪の点状陥凹と黄白色変化 220
爪白癬と爪乾癬の合併

96 若い女性の繰り返す口内炎 222
Behçet 病

97 高齢者の眼尻に生じたニキビのような黒色皮疹 224
Favre-Racouchot 症候群

98 高齢者に生じた不思議なニキビ？ 226
面皰母斑

99 若い女性に生じた水虫のような皮疹 228
足白癬

索引 231

スキルアップ

真菌培養	37
抗アレルギー薬	39
手軽な抗真菌薬入りシャンプー & リンス	51
ハンドクリーム	57
活性型ビタミン D_3 外用薬	59
水痘の外用療法	79
光線（紫外線）療法	105
ミノサイクリン塩酸塩	107
粉瘤の悪性化	123
悪性黒色腫の患者指導	125
皮膚片採取方法	131
タクロリムス軟膏	133
放置？ それとも治療？	141
ケラトアカントーマの生検方法	147
レーザー療法	151
ダーモスコピーとは	151
粘液嚢腫の試験穿刺	157
Bowen 病と日光角化症	159
スキンケアのコツ	179
ケミカルピーリング	181

	水尾徴候とは？	205
	コットン法	217
	ワイヤー法	219
	サンスクリーンの使い方	225
	KOH 法	229

診断力アップ

Sjögren 症候群の診断基準（1999 年厚生省）	9
Sjögren 症候群のその他の皮膚症状	9
薬剤性過敏症症候群の原因としてジェネラリストが知るべき薬剤	15
皮疹でわかる起炎菌	27
金属アレルギー	33
膿疱性乾癬の診断基準	35
wide spread DLE	41
Forschheimer 斑	43
OTC 医薬品による固定薬疹	49
凍瘡との鑑別のポイント	67
蜂窩織炎と丹毒	73
糖尿病患者のフットケア	75
帯状疱疹後神経痛	81
Paget 現象	93
ABCD クライテリア	101
内臓悪性腫瘍	103
Leser-Trélat（レザー・トレラ）徴候	109
糖尿病のデルマドローム	111
Blaschko 線	133
有棘細胞癌の先行病変	143
烏様顔貌	155
尋常性白斑との鑑別	175
Hutchinson 徴候	215
円形脱毛症の爪病変	221
Behçet 病の皮膚以外の症状	223
注意したい面皰母斑の合併症	227

関連疾患

急性汎発性膿疱性細菌疹	13
分子標的薬による皮膚障害	17
光線過敏型薬疹	19
尋常性天疱瘡	23
多形慢性痒疹	25
顔面播種状粟粒性狼瘡（lupus miliaris disseminatus faciei；LMDF）	29
好酸球性膿疱性毛包炎	45
IgA 血管炎	71
丹毒様癌	73
女性外陰部の接触皮膚炎	83
家族性慢性良性天疱瘡 familial benign chronic phemphigus（Hailey-Hailey 病）	85
乳児分芽菌性紅斑	87
開口部プラズマ細胞症（plasmacytosis circumorificialis）	91
乳房 Paget 病	93
癜風	107

目次　xi

老人性色素斑	109
色素性痒疹	113
足底表皮囊腫	123
透析が関係する皮膚疾患　晩発性皮膚ポルフィリン症	127
Kyrle 病（真皮貫通性毛包性毛包周囲性角質増殖症）	127
Fox Fordyce 状態	141
Bowen 様丘疹症	161
女児肛門部贅皮状丘疹（infantile perianal pyramidal protrusion）	163
Vogt-小柳-原田病	173
眼瞼黄色腫	187
毛孔性苔癬	193
抜毛症	209
frontal fibrosing alopecia	211

Advanced Study

蕁麻疹の分類	21
スポロトリコーシスの多彩な臨床像　皮膚科医でも診断は難しい？	47
高齢者の皮膚	53
バザン硬結性紅斑の原因は？	55
急速に明らかになった尋常性乾癬の病態生理	59
扁平苔癬の原因	61
肉芽腫とは	63
amyopathic dermatomyositis	69
POEMS 症候群	77
病理組織学的なアミロイドの証明	115
尋常性疣贅の名称	137
Bowen 病の原因	159
疣贅状黄色腫の発症機序	165
膿皮症とは	183
弾性線維性仮性黄色腫の責任遺伝子	187
Darier 病と家族性慢性良性天疱瘡 familial benign chronic phemphigus（Hailey-Hailey 病）	189
エリテマトーデスは病名？　皮疹名？	191
光沢苔癬と扁平苔癬との異同	193
汎発性皮膚瘙痒症の基礎疾患は？	203
皮膚の老化	207

ちょっと脱線

ステロイド外用薬と抗真菌外用薬の混合使用	89
恐るべき伝染性軟属腫ウイルス	135
切開すると……	145
何でもかんでもゲンタシン® 軟膏！	149
注意したい非医療施設での民間療法	153
君子危うきに近寄らず	163
高齢者の外陰部病変	175
尋常性痤瘡と毛包炎	177
ビオチン治療を広めたのは？	185

無駄知識

汗孔角化症という病名	129
外国人，特に白人の基底細胞癌	139

装丁・本文デザイン　加藤愛子（オフィスキントン）

第 1 章

発赤がみられる疾患

発赤がみられる疾患

全身
- アトピー性皮膚炎（→ 6 頁）
- Sjögren 症候群（→ 8 頁）
- 尋常性乾癬（→ 10 頁）
- 急性汎発性発疹性膿疱症（→ 12 頁）
- 薬剤性過敏症症候群（→ 14 頁）
- Stevens-Johnson 症候群（→ 16 頁）
- 中毒性表皮壊死症（→ 18 頁）
- 蕁麻疹（→ 20 頁）
- 水疱性類天疱瘡（→ 22 頁）
- 急性痒疹（→ 24 頁）
- 伝染性膿痂疹（→ 26 頁）
- サルコイドーシス（→ 28 頁）
- 梅毒（→ 30 頁）
- 接触皮膚炎（→ 32 頁）
- 膿疱性乾癬（→ 34 頁）
- *Microsporum canis* 感染症（→ 36 頁）
- Gibert 薔薇色粃糠疹（→ 38 頁）
- 麻疹（→ 42 頁）
- 角層下膿疱症（→ 44 頁）
- 菌状息肉症（→第 2 章，104 頁）

顔面
- 全身性エリテマトーデス（SLE）（→第 5 章，212 頁）
- 円板状エリテマトーデス（DLE）（→ 40 頁）
- スポロトリコーシス（→ 46 頁）
- 固定薬疹（→ 48 頁）
- 脂漏性皮膚炎（→ 50 頁）
- 日光角化症（→ 52 頁）
- 丹毒（→ 72 頁）

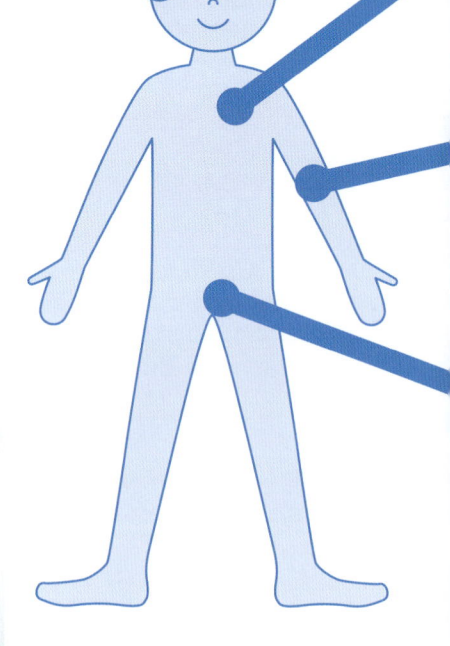

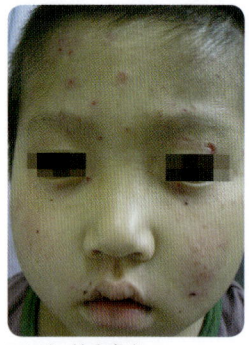

アトピー性皮膚炎

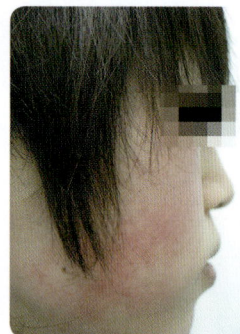

丹毒

体幹

老人性血管腫（→ 76 頁）
水痘（→ 78 頁）
帯状疱疹（→ 80 頁）
菌状息肉症（→ 第 2 章，104 頁）

四肢

バザン硬結性紅斑（→ 54 頁）
手湿疹（→ 56 頁）
毛孔性紅色粃糠疹（→ 58 頁）
扁平苔癬（→ 60 頁）
環状肉芽腫（→ 62 頁）
凍瘡（→ 64 頁）
凍瘡様ループス（→ 66 頁）
皮膚筋炎（→ 68 頁）
慢性色素性紫斑（→ 70 頁）
丹毒（→ 72 頁）
壊死性筋膜炎（→ 74 頁）

陰部

急性陰門潰瘍（→ 82 頁）
性器ヘルペス（単純疱疹）（→ 84 頁）
肛囲溶連菌感染症（→ 86 頁）
おむつ皮膚炎（→ 88 頁）
Queyrat 紅色肥厚症（→ 90 頁）
乳房外 Paget 病（→ 92 頁）

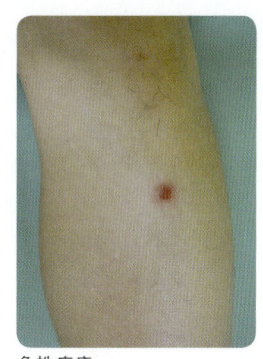
急性痒疹

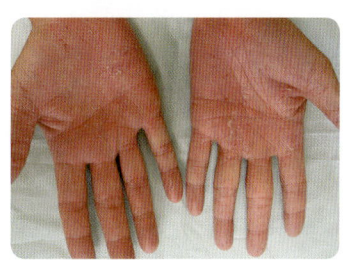
手湿疹

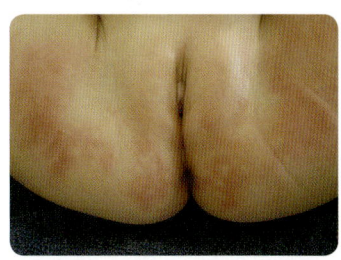
おむつ皮膚炎

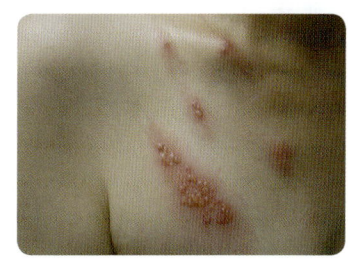
帯状疱疹

診断へのアプローチ

　皮膚疾患を診断する際には，患者の皮膚が提示する皮疹を読みとり，解析し，その皮疹がどのような構造をとって表面に色調や形を表現しているのかを理解し，アセスメントする必要がある．皮膚科的診断は，時にいわゆる"絵合わせ"のように錯覚されることがある．しかし，皮膚科医は皮疹を多角的に解析し，それを原発疹，続発疹*，その他の発疹と分類し，皮疹を言葉で記載することにより鑑別診断を行っている．これを記載皮膚科学とよぶ．これはあたかも，呼吸器内科医や放射線診断医が単純X線写真に潜むサインをプロの目で分析し，診断につなげる行為のようである．

　皮膚疾患のなかで最も一般的な表現型は皮膚の発赤である．文字通り皮膚が赤くなるものであり，一般市民でも容易に病変と認識できる．ただし，この発赤を"湿疹"と表現する患者も存在する．無論"湿疹"はあくまで診断名であり，適切な表現ではない．

　発赤は誰がみてもわかりやすいが，皮膚疾患の診断を進めるうえでは，発赤をさらに分類しなければならない．発赤をみたら，まず，紅斑なのか，紫斑なのか，それとも膨疹なのかを鑑別することが，正しい診断への第一歩である．

紅斑

　真皮乳頭層の血管拡張や充血により起こる紅色の斑である．単に紅色の色調を表す用語ではない．実際の診断手順は，硝子板で押すことで発赤が消えることを確認する．硝子板がない場合には，指で押して白色になるかどうかをみることもあるが，慣れないうちは硝子板を用いるべきである．病理組織学的には，真皮における血管の拡張により，そこを流れる赤血球の色が皮膚表面に透見される色である．このことから，紅斑をみた場合には，真皮レベルでの炎症の存在や，血流うっ滞などの疾患が推定できる．腫瘍性疾患においても紅斑はみられ，局所感染徴候のみならず，腫瘍に対する腫瘍免疫反応などが推定される．

紫斑

　皮内出血による紫色の斑である．紅斑同様，単に紫色の色調を表す用語ではない．硝子板で押しても紫斑は消えない．病理組織学的には，真皮における血管の破綻による赤血球漏出の色が皮膚表面に反映しているものである．このことから，紫斑をみた場合には，真皮レベルで出血をきたす疾患の存在が推定できる．

---

*紅斑や紫斑など,最初に現れる発疹を原発疹，原発疹や他の続発疹に次いで出てくる発疹を続発疹とよぶ．

紅斑，紫斑とも，色調による分類ではないことから，皮膚科医は"淡紅色調の紅斑"とか，"紫紅色調の紫斑"などとあえて表面の色調を記載する．また触診により，局所皮膚での炎症の程度を記載する．具体的には，皮疹に触れた際に"厚ぼったく触れる"のは，真皮の炎症により，炎症細胞浸潤や軽度の浮腫が起こっている状態である．これは浸潤を触れると表現する．

膨疹

一過性で限局性の皮膚の浮腫である．ほとんどが紅色調の軽度隆起した地図状を呈する皮疹である．蕁麻疹でみられ，概ね瘙痒を有する．患者は蚊に刺されたようなと評することが多い．病理組織学的には，真皮の浮腫である．肥満細胞脱顆粒による血管透過性亢進の結果，限局性の浮腫が起こる．

鑑別診断の流れ

発赤をみたら，これらの皮疹をアセスメントしたのち，その皮疹がみられる皮膚疾患を想定し鑑別を行う．この際，瘙痒など自覚症状の有無や，好発部位，また発赤に続いて出現する皮疹の存在が鑑別の手がかりとなる．

- ●全身にみられる紅斑
・アトピー性皮膚炎や薬疹，麻疹など，全身性のアレルギー機序が関与する疾患を推定する．さらに紫斑がみられれば，中毒性表皮壊死症なども考えるべきであろう．
- ●無秩序に局在する紅斑
・丹毒などの感染症や接触皮膚炎を考慮する必要がある．
- ●露光部に限局する紅斑
・光線過敏型薬疹をはじめ，日光角化症，全身性エリテマトーデスを考える．
- ●四肢に限局する紅斑
・扁平苔癬などを考慮する．
- ●外陰部にみられる紅斑
・部位から炎症性疾患と考えがちであるが，乳房外 Paget 病などの悪性腫瘍も潜んでおり，注意深い観察が求められる．
- ●四肢にみられる紫斑
・血管炎はもちろん，皮脂欠乏性皮膚炎でもみられる場合があり，鱗屑など他の皮疹の存在が診断の手がかりとなる．

紅斑，紫斑，膨疹の鑑別がついたのちも，大きさ，形，存在様式（播種性か，集簇性か，など）のアセスメントを繰り返すことにより診断能力が向上するものである．

全身に強い瘙痒を有する男児

頻　度 ★★★★★
緊急度 ★

アトピー性皮膚炎

こんな患者がアナタの前に！

　6歳，男児．1年前よりほぼ全身に瘙痒を有する紅色皮疹が出現．近医でアトピー性皮膚炎と診断されている．母親は，ステロイド外用療法を拒否しており，近医では非ステロイド系外用薬を処方されている．保湿薬は特に使用していない．最近，前額部に色素沈着が出現してきたため，治療目的で来院した．なお，診察中も患児の引っ掻き行動がとにかく目立つ．

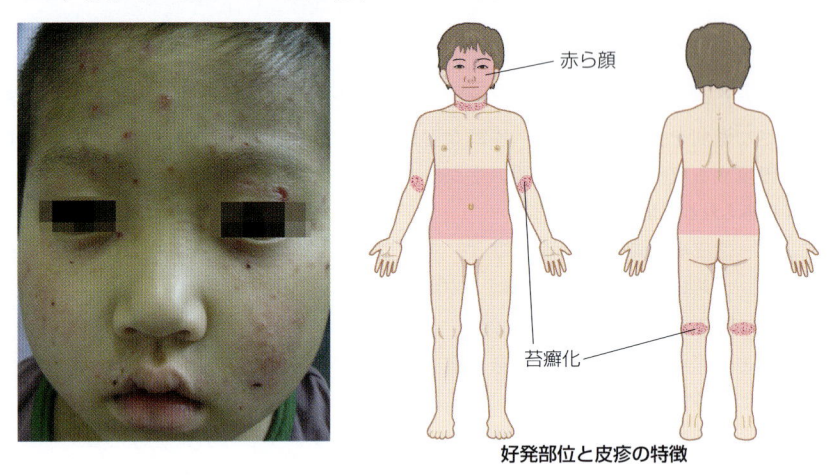

好発部位と皮疹の特徴

診療プロセス

▶1　患者から聴取すべきことは？
　無治療時の皮膚の様子．アレルギー歴（家族歴を含む）．

▶2　この症例をどう解釈する？
　アトピー性皮膚炎に矛盾はしないと思われるが，ステロイド外用薬を適切に使用しておらず，疾患活動性が十分にコントロールされていない．保湿薬の使用もなく，頻回の掻破とあいまって皮膚バリア機能が障害されている．さらに，ステロイド外用薬を恐れ，非ステロイド系外用薬を用いており，その副作用で色素沈着が起きている．前額部に色素沈着の訴えがあることから，外用療法を見直すべきである．

　本症は，IgE抗体産生能亢進や皮膚バリア機能低下などの遺伝的素因に加えて，ア

レルギー機序・環境要因・ドライスキンなどが複雑に絡み合い発症する慢性炎症性皮膚疾患である．発症には①アレルギー機序と②ドライスキンの2つの要素が必須と考えると理解しやすい．乳幼児期には顔面を主体とし，湿潤傾向が顕著であるが，加齢とともに皮膚は乾燥し，皮疹は全身に拡大する．他のアレルギー性疾患（気管支喘息やアレルギー性鼻炎）を合併することが多い．

▶3 検査は？ 臨床所見 理学所見 VAS

日本皮膚科学会による「アトピー性皮膚炎診療ガイドライン」（http://www.dermatol.or.jp/uploads/uploads/files/guideline/1372913553_1.pdf）に従う．血清IgE値やTARCなど，血液検査は診断や治療の参考になるが，必須ではない．

▶4 鑑別診断は？

疥癬（→204頁），脂漏性皮膚炎（→50頁），アレルギー性接触皮膚炎（→32頁），魚鱗癬，皮膚リンパ腫など．

▶5 治療は？ 外用 内服

治療の2本柱は①スキンケアと②アレルギー制御である．①では，湿疹病変を適切に制御するため，重症度に応じたステロイド外用薬を選択する．さらに，ドライスキン改善目的で，保湿薬の使用を促す．保湿薬はヘパリン類似物質含有軟膏や親水クリーム，白色ワセリンでもよい．時に，ステロイド外用薬と混合処方するが，基剤を統一する必要がある．また，顔面の皮疹にはタクロリムス軟膏が有効である．他方，内服療法は鎮静性の少ない抗アレルギー薬を用いる．近年，シクロスポリンが保険適用され，重症例には有用性が高い．

▶6 患者説明は？

根拠のある治療法を適切に行うことで，日常に支障をきたすことなく生活が楽しめることを治療のゴールとする．時に両親が，「とにかく短期間できれいに治したい」，「ステロイド外用薬は用いたくない」と主張する場合があるが，メリットとデメリットをきちんと伝え，納得させる必要がある．そのうえで，スキンケアの重要性を伝えるとともに保湿の具体的方法を指導する．

▶7 専門医へのコンサルトのコツ

時に，多種のRASTの結果を持参する患者が存在するが，必須ではない．それよりも，皮膚症状そのものの観察が重要であるので，極力強力な治療をしないで皮膚科医に紹介することが重要である．

TIPS!
- 発症には，アレルギー機序とドライスキンの2つの要素が必須．
- 適切なスキンケアとアレルギー制御を行う．
- ステロイド外用薬は適切なレベルの薬剤を選択する．

発熱とともに生じた若い女性の顔面紅色皮疹

Sjögren症候群

こんな患者がアナタの前に！

24歳，女性．2日前より発熱，全身倦怠感がある．感冒と思いOTC薬を内服したが，症状の改善がみられない．昨夜，顔面に紅色皮疹が出現したため，来院した．皮疹に関する自覚症状はない．

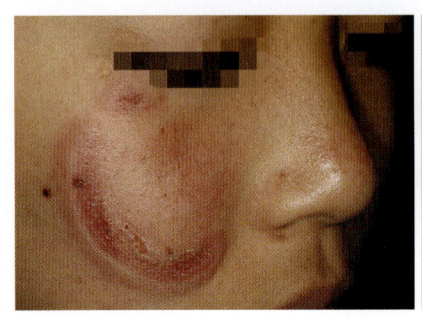
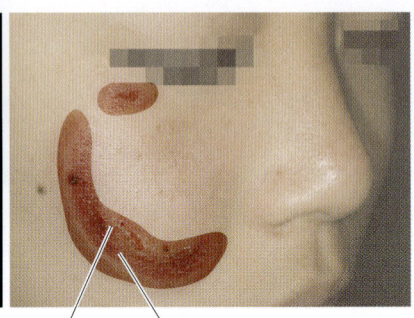

鱗屑　　弧状を描く比較的大型の紅色～淡紅色調の紅斑

皮疹の特徴

診療プロセス

▶1　**患者から聴取すべきことは？**

全身症状（関節痛や発熱，倦怠感）の詳細．服薬歴．乾燥症状の有無．家族内同症の有無．

▶2　**この症例をどう解釈する？**

Sjögren症候群には環状紅斑や紫斑がみられる．提示例のように全身倦怠感や発熱とともに，顔面に比較的大型の環状紅斑がみられたときには本症を考えるべきである．また，問診により乾燥症状の有無をチェックする．本症では，自覚症状が全くない患者がみられ，この場合，環状紅斑の存在は診断の大きな手がかりとなる．本症の環状紅斑は比較的大型なのが特徴で，浸潤を触れる．

▶3　**検査は？**　血液検査　皮膚生検

膠原病精査を行う．ガムテストは外来でできる検査として簡便かつ有用である．10分間ガムを噛んだ際の唾液分泌量が10 mL以下を陽性とする．陽性であれば小唾液腺生検を施行するほか，抗核抗体，抗SS-A/Ro抗体，抗SS-B/La抗体の有無をチェッ

クする．シアロシンチグラフィ（もしくはシアログラフィ）および眼科所見を精査し，診断を確定する．病理所見の特徴は，表皮の変化に乏しいことである．真皮の真皮血管付属器周囲，汗腺周囲に単核球の浸潤がみられる．

▶4　鑑別診断は？

遠心性環状紅斑，関節リウマチなど．

▶5　治療は？ 外用

症状により異なる．顔面の環状紅斑に対してはステロイドや免疫抑制薬の外用を行う．また，遮光指導も行う．

▶6　患者説明は？

乾燥症状以外に大きな症状が出ない場合と，経過を追うに従い他の膠原病の合併が明らかになる場合がある．皮膚症状以外に重篤な病変がない場合でも，定期的な精査が必要であることを十分理解させる．

▶7　専門医へのコンサルトのコツ

環状紅斑には遠心性環状紅斑や丘疹性環状紅斑などバリエーションがあり，見慣れていなければ判断に迷う．典型的な皮疹が出ている場合，早期に皮膚科医にコンサルトする．皮疹の病理所見は，皮疹の経過とともに変化するため，時間をおかないほうがよい．

TIPS!

- 発熱や全身倦怠感に伴う環状紅斑は Sjögren 症候群診断の大きな手がかりとなる．
- 病理所見では，表皮の変化に乏しい点が全身性エリテマトーデス（SLE）と異なる．
- 環状紅斑にはさまざまなタイプがあるため，積極的に皮膚科医に診断を仰ぐ．

診断力アップ

Sjögren 症候群の診断基準（1999 年厚生省）

以下の 4 項目のなかで 2 項目以上が陽性であれば Sjögren 症候群と診断する．
① 口唇小唾液腺の生検組織：導管周囲の 50 個以上のリンパ球浸潤
② 唾液分泌量の低下：ガムテストやサクソンテスト，唾液腺造影，シンチグラフィなどでの証明
③ 涙の分泌低下：シャーマーテスト，ローズベンガル試験，蛍光色素試験などで証明
④ 抗 SS-A 抗体もしくは抗 SS-B 抗体が陽性

Sjögren 症候群のその他の皮膚症状

本症にみられる皮膚症状としては，環状紅斑以外に，皮膚乾燥，毛細血管拡張症，脱毛，色素沈着，色素脱失，高 γ グロブリン血症性紫斑，慢性蕁麻疹，頬部紅斑，凍瘡様紅斑などがある．

発熱とともに生じた若い女性の顔面紅色皮疹

全身に多発する鱗屑を付す紅斑

頻 度 ★★★
緊急度 ★

尋常性乾癬

こんな患者がアナタの前に！

41歳，男性．7年前より四肢を中心として，表面からフケのような白色の皮が落ちる紅色皮疹が出現．湿疹と思い放置していたところ，次第に皮疹は体幹，被髪頭部にも新生した．数回，かかりつけ医を受診し，ステロイド外用薬を処方されたが，使用した部分は一時的に改善するものの，外用しなくなると元に戻ってしまい，半ば諦めていた．最近，指関節痛が生じたため，来院した．

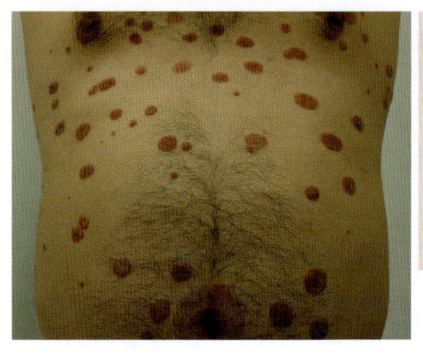
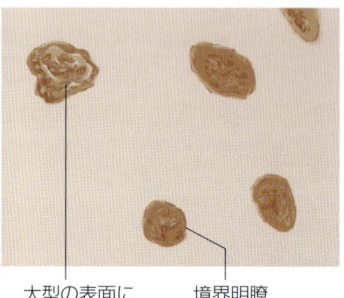

大型の表面に鱗屑を付す紅斑　　境界明瞭

皮疹の特徴

診療プロセス

▶1　患者から聴取すべきことは？

あくまで皮膚症状の把握が重要である．皮疹は，被髪頭部，体幹，四肢伸側に好発する境界明瞭な紅斑で，表面には厚い白色鱗屑が付着し，わずかに隆起する．瘙痒は約半数に伴うが一般に高度ではない．

▶2　この症例をどう解釈する？

中年男性，肥満体である．非露光部を主体に，比較的小型の鱗屑を付す紅斑が全身に多発している点に着目する．露光部に出現しないことも，乾癬を示唆する．最近，関節症状が出現していることも乾癬に合致する．

▶3　検査は？　血液検査　理学所見

臨床所見から診断可能な場合が多いが，診断に迷うときには皮膚生検を行い病理診断する．関節症性乾癬では，罹患関節部のX線検査やシンチグラフィを行うととも

に，血液学的にリウマチ因子や抗CCP（抗環状シトルリン化ペプチド）抗体の有無をチェックする．膿疱性乾癬では血沈やCRPなどの炎症性パラメータを把握する．

▶ 4　鑑別診断は？

脂漏性皮膚炎（→50頁），慢性湿疹，類乾癬，梅毒性乾癬，菌状息肉症（→104頁），強直性脊椎炎など．

▶ 5　治療は？　 外用　内服　光線　生物学的製剤

乾癬の治療は外用療法，内服療法，光線（紫外線）療法の3つが主で，これらを症状にあわせ適宜選択する．活性型ビタミンD_3外用薬は，中等症以下の乾癬治療において第一選択薬である．近年，活性型ビタミンD_3外用薬とステロイド外用薬の配合薬が使用可能となった．従来も両者はそれぞれ複数の外用薬が使用可能であった．しかし，活性型ビタミンD_3とステロイドはそれぞれ異なるpH域で安定であったため，混合処方する場合には安定性の面で問題があった．このように，根拠の乏しい外用薬の混合処方は，極力行わないようにするべきである．内服療法ではレチノイド，シクロスポリンが主である．メトトレキサートは乾癬に保険適用がないが，関節症性乾癬に有効性が高い．生物学的製剤は，インフリキシマブやアダリムマブ，ウステキヌマブ，セクキヌマブが高い効果を発揮する．患者の安全性確保の観点から日本皮膚科学会による使用指針を遵守する．光線（紫外線）療法は，発癌性の少ないナローバンドUVB療法が近年主流となり，高い有効性が期待できる．

▶ 6　患者説明は？

決して他人に感染する疾患ではないことを強調する．治療法が刻々と進歩している分野であり，選択肢も広がっている．適切な治療を選択し実践することで，症状をコントロールできることを理解させる．全国に多数結成されている患者会で患者同士の相互理解が図られており，その活用を勧める．

▶ 7　専門医へのコンサルトのコツ

極力皮膚科医のもとで治療を受けさせるべき疾患である．慢性湿疹などと誤診されている例も多いので，非露光部に多い難治性の鱗屑を付す紅斑をみたら本症を疑い，積極的に紹介するとよい．

TIPS!
- 発症には免疫担当細胞（炎症）と表皮細胞（角化）の両者の異常が重要であり，一般に「炎症性角化症」に分類される．
- わが国における乾癬有病率は0.1%とされ，近年増加傾向にある．
- 大部分の患者は皮膚症状が主体の尋常性乾癬であるが，患者の約5%は関節症性乾癬として関節症状を伴う．

感冒後，全身に生じた紅色皮疹上に多発した膿疱

急性汎発性発疹性膿疱症

こんな患者がアナタの前に！

25歳，男性．数日前より感冒様症状がみられた．特に咽喉が痛いという．近くの内科を受診し，抗菌薬の投与を受けた．その後，発熱とともに全身に小さな紅色皮疹が多数出現した．続いて，全身の皮膚が紅色となり，表面に膿をもつようになったため救急車で来院した．全身倦怠感が強く，食事も十分に摂取できていないという．

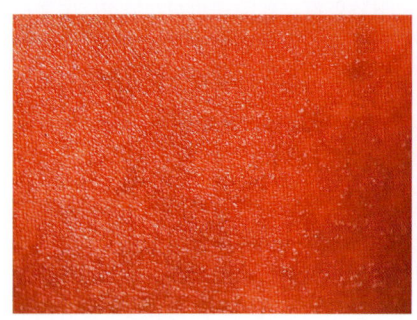
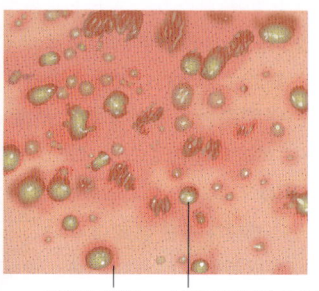

著明な潮紅　　小型の弛緩性の小膿疱
　　　　　　　きわめて破れやすい

皮疹の特徴

診療プロセス

▶1　患者から聴取すべきことは？

同症の既往．詳細な感染症の症状．服薬歴（特に抗菌薬は必ず確認する）．

▶2　この症例をどう解釈する？

本症では発熱とともに，全身に小指頭大までの暗紅色調を呈する紅斑が多発融合し，やがて紅皮症となる．また，紅斑上に小膿疱が多発する．膿疱は弛緩性できわめて破れやすいのが特徴である．提示例では，感染症徴候ののち，紅皮症とともに全身に膿疱が多発しており，症状が感染症によるものか，薬剤性かを判断しなくてはならない．また後述するように鑑別すべき疾患が多数みられる．提示例では全身状態がよくないので早急な対策が必要である．

▶3　検査は？　皮膚生検　血液検査

　特徴的な臨床所見から診断は比較的容易である．血液検査は，非特異的な所見となるが，全身の炎症を反映する検査項目（血算，血液一般生化学的所見，CRP，血沈など）をチェックする．また，基礎疾患として呼吸器感染症が疑われる場合は胸部単純X線検査を行う．診断確定のために皮膚生検を行い病理診断する．病理所見における病変の主座は角層直下の膿疱である．

▶4　鑑別診断は？

　急性汎発性膿疱性細菌疹（→関連疾患），角層下膿疱症（→44頁），疱疹状膿痂疹，膿疱性乾癬（→34頁）など．

▶5　治療は？　内服

　感染症によるものであれば，その治療を続けるが，あくまで対症療法となる．薬剤性であれば即刻被疑薬を中止する．紅皮症に関しては，ステロイドの全身投与となるが，感染症治療との兼ね合いもあり，必ず感染症内科に相談する．

▶6　患者説明は？

　本症は投与された薬剤が原因であるか，感染症そのものとなる．そのため，その鑑別を含めた治療が必要であり，入院可能な総合病院の受診を勧める．ただし，本症は再発することはさほど多くないので，薬剤性の場合には症状改善後に必ず被疑薬を同定する．

▶7　専門医へのコンサルトのコツ

　本症は，前述のように鑑別疾患が多く，すみやかに皮膚科医に紹介すべきである．また，症例によっては，感染症内科と連携が容易な総合病院に紹介したほうがよい．

TIPS!

- 全身が紅皮症になるとともに，表面に小さな無菌性膿疱が多発．
- 感染症や薬剤が原因．
- 鑑別疾患が多く，すみやかに皮膚科医に紹介する．

関連疾患

急性汎発性膿疱性細菌疹

　鑑別疾患である本症は，上気道感染に引き続き，体幹・下肢に紅暈を伴う小膿疱が短期間に多発し，関節痛を伴うことがある．また，血液検査でASLOが高値であることがある．疾患名が似通っており慣れるまでは紛らわしく，経験の少ない皮膚科医も急性汎発性発疹性膿疱症と混同してしまう場合がある．

感冒後，全身に生じた紅色皮疹上に多発した膿疱

発熱，倦怠感と突然現れた多発する紅斑

薬剤性過敏症症候群

こんな患者がアナタの前に！

49歳，女性．6週間前に三叉神経痛で治療を受けた．現在，その症状は落ち着いている．数日前より全身に紅色皮疹が出現，次第に新生増加し，また個々の皮疹も拡大した．昨日より全身倦怠感があり，軽度の発熱もある．以前は非ステロイド系消炎鎮痛薬を頓用していたが，ここ2週間は使用していない．

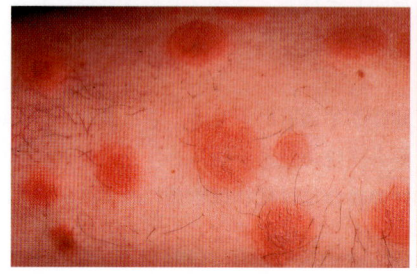
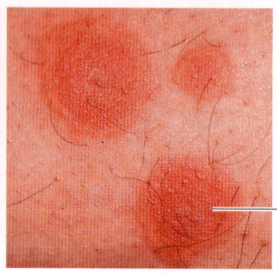

淡紅色調の多形紅斑　中央部はやや浮腫状にみえる

皮疹の特徴

診療プロセス

▶1　**患者から聴取すべきことは？**

詳細な服薬歴．感冒様症状の有無．全身倦怠感の有無．他院で行った臨床検査データ．

▶2　**この症例をどう解釈する？**

皮疹から薬疹やウイルス感染症を疑う場合が多いと思われるが，提示例では6週間前から治療を受けており，一般的な薬疹にしては発症が遅い．さらに，最近は非ステロイド系抗炎症薬の頓用も行っていない．しかし，薬剤性過敏症症候群としては典型的な経過である．

本症は，抗けいれん薬（カルバマゼピン，フェニトイン，フェノバルビタール，ゾニサミド），サラゾスルファピリジン，アロプリノール，メキシレチン，ジアフェニルスルホン（diaphenylsulfone；DDS），ミノサイクリンの内服後2〜6週後に発症する．初期は紅斑丘疹型や多形紅斑型を呈するが，次第に紅皮症化する．時に膿疱や紫斑を伴う．顔面は浮腫状となる．

発症にはウイルスの再活性化が関与しており，薬疹でありながら特殊な経過をとるのはこのためと考えられる．再活性化するウイルスは，主にヒトヘルペスウイルス

(HHV)-6であるが，これ以外にもHHV-7，CMV，EBウイルスが原因となりうる．

▶3　検査は？　　理学所見　血液検査　皮膚生検

まず，38℃を超える発熱やリンパ節腫脹の有無といった理学所見を確認する．さらに，血算，血液生化学的検査を行う．トランスアミナーゼの上昇や白血球増多，異型リンパ球，CRP高値をみる．好酸球増多は遅れて上昇する場合や増加がみられない場合もある．また，皮膚生検により病理所見を得る．表皮の海綿状態，リンパ球の表皮内浸潤像がみられる．

▶4　鑑別診断は？

ウイルス性発疹症，Stevens-Johnson症候群（→16頁），中毒性表皮壊死症（→18頁）など．

▶5　治療は？　　内服

薬疹であるので被疑薬を同定したのち，中止する．皮膚のみならず，全身症状も高度となるため，ステロイド全身投与が必要となる例が多い．

▶6　患者説明は？

被疑薬服用後，一定期間を経て発症するため，薬疹の自覚がないことが多い．疾患概念を説明し，被疑薬の同定と中止を進める必要がある．放置すると，中毒性表皮壊死症に至る場合もあるので，入院加療も考慮すべきであることを理解させる．

▶7　専門医へのコンサルトのコツ

可能な限り入院施設をもつ基幹病院に紹介すべきである．ウイルスの再活性化も調べなければならないので，クリニックレベルでは対応が難しい場合が多い．他の薬疹同様，被疑薬の同定が必要となる．再投与試験のリスクの問題から，ためらわず皮膚科医の診察を仰ぐべきである．

TIPS!

- 抗けいれん薬，サラゾスルファピリジン，アロプリノール，メキシレチン，DDS，ミノサイクリンの内服後2〜6週後に発症する薬疹．
- HHV-6などのウイルスの再活性化が関与．
- 可能な限り入院施設をもつ基幹病院に紹介する．

診断力アップ：薬剤性過敏症症候群の原因薬としてジェネラリストが知るべき薬剤

- カルバマゼピン（テグレトール®）
- バルプロ酸ナトリウム（デパケン®）
- フェニトイン（アレビアチン®）
- ゾニサミド（エクセグラン®）
- ラモトリギン（ラミクタール®）
- サラゾスルファピリジン（サラゾピリン®）
- ジアフェニルスルホン（レクチゾール®，プロトゲン®）
- メキシレチン（メキシチール®）
- ピロキシカム（バキソ®）
- ジルチアゼム塩酸塩（ヘルベッサー®）
- アロプリノール（ザイロリック®，アロシトール®）
- ミノサイクリン塩酸塩（ミノマイシン®）

発熱，倦怠感と突然現れた多発する紅斑

薬剤摂取後多発した紅斑

頻　度 ★★★
緊急度 ★★

Stevens-Johnson 症候群

こんな患者がアナタの前に！

49歳，女性．1週間前に感冒に罹患し，市販の感冒薬を内服した．しかし，症状が軽快しないため近医を受診し，抗菌薬を含む，数種の投薬を受けた．3日前より，全身に紅色の小さな皮疹が出現．次第に同様の皮疹が多発，新生してきたため来院した．

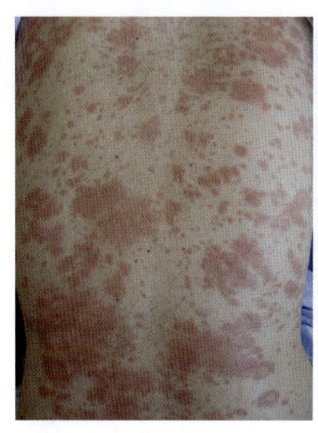
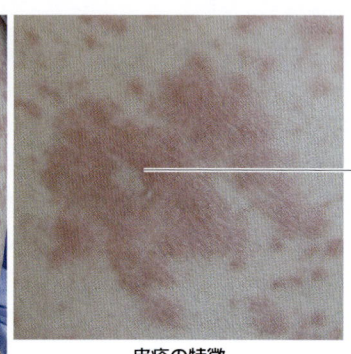

比較的大型から小型，不整形の淡紅色調の紅斑．癒合傾向が顕著．一部は浮腫性

皮疹の特徴

診療プロセス

▶1　患者から聴取すべきことは？

詳細な服薬歴（服薬手帳や処方された薬剤を持参させる）．感冒様症状の詳細．全身倦怠感の有無．他院で行った臨床検査データ．

▶2　この症例をどう解釈する？

皮疹は薬疹やウイルス感染症を強く示唆する所見である．実際の症例では，提示例のように多数の薬剤を内服している場合があり，被疑薬同定は慎重に行う．時に，複数の薬剤の組み合わせで薬疹が起こる場合もある．

Stevens-Johnson 症候群は，発熱とともに粘膜皮膚移行部に重度の粘膜疹と皮膚の紅斑・水疱・びらんを生ずる重症薬疹である．中毒性表皮壊死症と一連のスペクトルの疾患ととらえられている．粘膜疹は眼球結膜充血，口唇・口腔粘膜や外陰部の発赤・

びらんとしてみられる．口腔粘膜症状は必発である．皮膚に生ずる紅斑は類円形から不規則形，中央部が暗紫紅色，辺縁が淡紅色調を呈する紅斑で，しばしば中央部に水疱，びらんを有する．表皮剝離面積は10％以下で，中毒性表皮壊死症と鑑別する．

▶3　検査は？　　理学所見　血液検査　皮膚生検

まず，発熱やリンパ節腫脹といった理学所見の有無を確認する．さらに，血算，血液生化学的検査を行う．トランスアミナーゼの上昇や好酸球増多，CRP高値をみる．また，皮膚生検により病理所見を得る．真皮上層から中層，時に全層にわたって血管周囲のリンパ球浸潤とともに浮腫がみられる．組織球や好酸球を混ずることもある．

▶4　鑑別診断は？

ウイルス性発疹症，薬剤性過敏症症候群（→14頁），中毒性表皮壊死症（→18頁）など．

▶5　治療は？　　内服

薬疹なので被疑薬を同定したのち，中止する．なお，皮膚のみならず，全身症状も高度なため，ステロイド全身投与が必要な例が多い．

▶6　患者説明は？

粘膜症状が出ている場合には特に注意する．放置していれば，中毒性表皮壊死症に至る場合もあるので，入院加療も考慮すべきであることを理解させる．

▶7　専門医へのコンサルトのコツ

中毒性表皮壊死症に進行することから，可能な限り入院施設をもつ基幹病院に紹介すべきである．粘膜症状を有している場合には，眼科受診も必要なため，総合病院へ紹介するとよい．

TIPS!

- 発熱とともに粘膜皮膚移行部における重症の粘膜疹と皮膚の紅斑・水疱・びらんを生ずる重症薬疹．
- 中毒性表皮壊死症に移行する場合がある．
- 可能な限り入院施設をもつ基幹病院に紹介する．

関連疾患

分子標的薬による皮膚障害

EGFRチロシンキナーゼ阻害薬（イレッサ®，タルセバ®），抗EGFRモノクローナル抗体などの各種分子標的薬による治療で，従来の薬疹とは対応の異なる皮膚障害であり，最近増加している．痤瘡様皮疹や脂漏性皮膚炎，皮膚乾燥などが生ずる．本薬疹で重要なことは，原因薬剤は中止せずに対症療法を行うことであり，従来被疑薬中止が基本であった薬疹の対応方法を根本的に覆した．

薬剤摂取後全身に拡大し水疱を伴う紅斑

中毒性表皮壊死症

こんな患者がアナタの前に！

49歳，女性．2週間前に上気道炎に罹患し，複数の投薬を受けた．頭痛も伴ったため，家族がもっていた解熱薬を自己判断で内服した．5日前より，全身に紅色の小さな皮疹が出現．次第に同様の皮疹が多発，新生してきた．さらに，今朝になって全身が紅色となったため驚いて来院した．口渇感も伴っている．

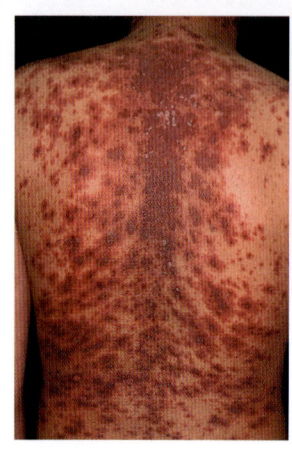
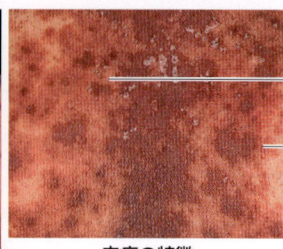

— 一部は水疱形成をみる

— 癒合傾向のある淡紅色調の紅斑．一部は紫斑，色素沈着となる

皮疹の特徴

診療プロセス

▶1　患者から聴取すべきことは？

詳細な服薬歴（服薬手帳や自己判断で服用した解熱薬を持参させる），全身倦怠感の有無，他院で行った臨床検査データ．

▶2　この症例をどう解釈する？

紅皮症の状態であり，重症であることは一目瞭然である．提示例のように多数の薬剤を内服している場合があり，被疑薬同定は慎重に行う．複数の薬剤の組み合わせで薬疹が起こる場合もある．本症は，ほぼ全身に及ぶ広範な紅斑，水疱，表皮剥離・びらんをきたす最重症型薬疹である．放置すると死に至ることがあり，また粘膜症状が高度な場合は失明に至る．本症には以下のタイプがある．

- びまん性紅斑進展型：突然有痛性紅斑が出現後，直ちに全身に拡大し水疱も生ず

る．Nikolsky 現象（一見正常な皮膚に刺激を与えることで水疱が誘発される現象）陽性．
- Stevens-Johnson 症候群型：Stevens-Johnson 症候群より進展した病変．表皮剝離面積が 10〜30％の場合を overlap Stevens-Johnson 症候群/中毒性表皮壊死症，30％を超えた場合を本症とする．中毒性表皮壊死症の大多数がこの型であり，眼科後遺症が問題になる．
- 多発性固定薬疹進展型：無数の固定薬疹が全身に多発した結果起こる病型．

▶3　検査は？　`理学所見` `血液検査` `皮膚生検`

まず，発熱やリンパ節腫脹といった理学所見の有無を確認する．さらに，血算，血液生化学的検査を行う．トランスアミナーゼの上昇や好酸球増多，CRP 高値をみる．また，皮膚生検により病理所見を得る．表皮は壊死に陥り，表皮基底層の空胞状変化がみられる．真皮上層には単核球を中心とした炎症細胞浸潤がみられる．

▶4　鑑別診断は？

ウイルス性発疹症，薬剤性過敏症症候群（→14頁），Stevens-Johnson 症候群（→16頁）など．

▶5　治療は？　`内服` `点滴`

薬疹なので被疑薬を同定したのち，中止する．ステロイド大量投与や免疫グロブリン大量投与が必要．集中治療室での加療を要する場合も多い．時に血漿交換を行う．

▶6　患者説明は？

最重症の薬疹であり，入院加療も考慮すべきことを理解させる．

▶7　専門医へのコンサルトのコツ

早急に治療しなければ死に至る場合もあることから，可能な限り入院施設をもつ基幹病院に紹介する．粘膜症状を有する場合には，眼科受診が必要なため，総合病院へ紹介するとよい．

TIPS!

- 薬疹やウイルス感染症から発症する紅皮症の状態であり，予後不良．
- Stevens-Johnson 症候群より進展した病変が多い．
- 治療は入院のうえ，ステロイド大量投与や免疫グロブリン大量投与が必要．

関連疾患

光線過敏型薬疹

摂取した薬剤に加え，紫外線が作用することで発症するタイプの薬疹．当然，非露光部に皮疹はみられない．全身に皮疹が出ないので患者が薬疹を疑わないことが多い．ピロキシカムなどが原因薬として有名である．

薬剤摂取後全身に拡大し水疱を伴う紅斑

夜間になると出現する瘙痒を伴う紅色皮疹

頻　度 ★★★★★
緊急度 ★

蕁麻疹

こんな患者がアナタの前に！

24歳，女性．2日前，夜に蚊に刺されたような紅色皮疹が出現．強い瘙痒を伴うという．しかし，翌日には皮疹は軽快し，全く元どおりになった．その夜，再び同様の皮疹が出現したため心配になり来院した．

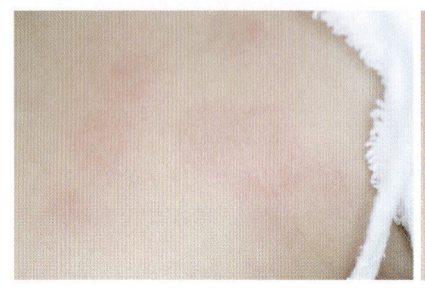
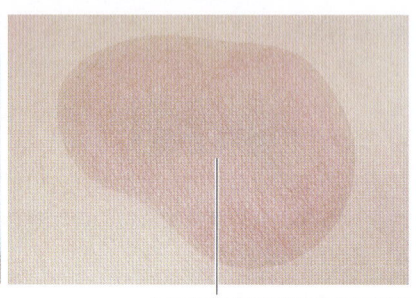

大小さまざまな淡紅色調の膨疹
皮疹の特徴

診療プロセス

▶1　患者から聴取すべきことは？

服薬歴．感冒など先行する感染症の有無．他のアレルギー性疾患（気管支喘息やアレルギー性鼻炎）合併の有無．全身症状の有無．

▶2　この症例をどう解釈する？

経過から蕁麻疹が強く疑われる．受診時に，無疹であることはよく経験する．しかし，最近では記録媒体の多様化と進化から，提示例のように皮疹の画像を提示する患者も多く，診断の助けとなる．蕁麻疹の本態は血管透過性亢進による血漿漏出である．発生機序はⅠ型アレルギーが有名だが，それだけではない．ヒスタミン，セロトニン，プロスタグランジンD_2などの血管透過性を亢進させる物質があれば，Ⅰ型アレルギーを介さなくても生じうる．

▶3　検査は？　臨床所見　血液検査

皮膚描記法が診断に有用である．皮膚描記法とは，機械的刺激の皮膚血管運動系の影響を把握するために行われる検査法である．先端が鈍な棒などで，正常皮膚をこす

ると隆起して膨疹がみられるものを隆起性皮膚描記症とよび，特に慢性蕁麻疹でみられることが多い（右写真）．好酸球数や血清IgE値など，血液検査は診断や治療の参考になるが，必須ではない．

▶4 鑑別診断は？
　アレルギー性接触皮膚炎，蕁麻疹様血管炎，薬疹など．

▶5 治療は？ 内服
　アナフィラキシーショックを起こしている場合は，気道確保や循環管理，アドレナリンやステロイドなど強力な治療を要する．通常の蕁麻疹では，抗アレルギー薬もしくは抗ヒスタミン薬内服を行う．

隆起性皮膚描記症

▶6 患者説明は？
　食物などの原因精査を求める患者も多いが，原因が明らかになるのは1割にも満たない．明らかにならなくともきちんと治療を継続するよう理解させる．

▶7 専門医へのコンサルトのコツ
　発症1か月以内を"急性蕁麻疹"，それ以降を"慢性蕁麻疹"と区別する．後者はかなり難治となるため，早めに皮膚科の受診を勧めたい．

TIPS!
- 蕁麻疹とは，血管透過性亢進による血漿漏出である．
- Ⅰ型アレルギー疾患ととらえがちであるが，ヒスタミン，セロトニン，プロスタグランジンD_2などの血管透過性を亢進させる物質があれば生じうる．
- 発症後早期に抗アレルギー薬などで治療することが肝要．

Advanced Study

蕁麻疹の分類

急性感染性蕁麻疹：ウイルス感染などによる蕁麻疹．抗アレルギー薬は無効なことが多い．
自己免疫性蕁麻疹：抗IgE自己抗体が出現する．難治性．
機械性蕁麻疹：圧迫部に一致して膨疹が出現．刺激後数分で出現し1〜2時間以内に消失．
寒冷蕁麻疹：寒冷による蕁麻疹．
接触蕁麻疹：接触することで膨疹が誘発される．
血管浮腫：深部に生ずる蕁麻疹．顔が腫れることがある．
コリン作動性蕁麻疹：膨疹は小型で，手掌足底には出現しない．

夜間になると出現する瘙痒を伴う紅色皮疹

高齢者の全身に生じた瘙痒を有する水疱

水疱性類天疱瘡

こんな患者がアナタの前に！

89歳，女性．1か月前より四肢に瘙痒を有する紅色皮疹が出現．放置していたところ，次第に水疱を形成するようになった．家族の判断で市販の絆創膏を貼付したところ，水疱は拡大した．往診依頼があり，診察に訪れた．

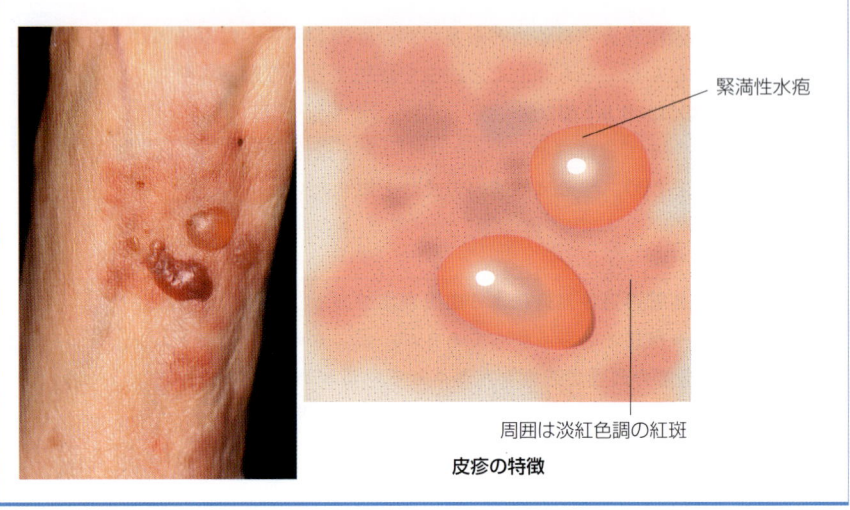

緊満性水疱
周囲は淡紅色調の紅斑
皮疹の特徴

診療プロセス

▶1　患者から聴取すべきことは？

全身症状（発熱，倦怠感）の有無．服薬歴．基礎疾患の有無．絆創膏の使用方法．瘙痒の程度．

▶2　この症例をどう解釈する？

高齢者の四肢を中心に生じた瘙痒を伴う水疱症である．典型的な症状であり，水疱性類天疱瘡を強く疑う．本症は，表皮と真皮を結合するいわゆる"糊"の役割をする基底膜の蛋白に対する抗体が産生されて起こる自己免疫疾患である．高齢者の上腕や大腿部，腋窩部，鼠径部，胸背部に瘙痒を有する紅斑および緊満性水疱，血疱が多発する．水疱は紅斑上に生ずることが多く，粘膜侵襲の頻度は低いのが特徴である．尋常性天疱瘡にみられる，健常部をこすると水疱を生ずる Nikolsky 現象は陰性である．

▶3　検査は？　血液検査　皮膚生検

　血液検査により抗BP180抗体価を測定する．さらに，皮膚生検を行い診断確定する．病理所見では，好酸球浸潤を伴う表皮下水疱がみられる．

▶4　鑑別診断は？

　尋常性天疱瘡（→関連疾患），後天性表皮水疱症など．

▶5　治療は？　内服　点滴

　時に他の自己免疫疾患を伴うことがあり，入院のうえ精査加療が必要である．治療はステロイドの全身投与が第一選択である．通常プレドニゾロン 0.5〜1.0 mg/kg/日で開始し，症状が改善したのち漸減し，可能な限り早期のステロイド離脱を図る．また，テトラサイクリンとニコチン酸アミド併用療法，DDS が有効な症例があり，高齢者では試みてもよい．これら治療に反応しない症例は，ステロイドパルス療法や免疫抑制薬投与，血漿交換療法などを行う．

▶6　患者説明は？

　放置していると，全身の水疱により全身状態が悪化することがあるため，すみやかに治療を開始する．絆創膏貼付など不適切な治療は，水疱を悪化させたり，感染を誘発したりすることが多い．高齢者に好発するため，在宅現場でみることが多い．

▶7　専門医へのコンサルトのコツ

　近年，血液検査でも診断可能になったが，病理診断が重要であるため積極的に皮膚科に紹介する．凍結生標本による蛍光抗体直接法を行う必要があるため，対応可能な施設に紹介するとよい．

TIPS!

- 高齢者の四肢を中心に生じる，瘙痒を伴う水疱症．
- 時に他の自己免疫疾患を伴うことがあり，入院のうえ精査加療が必要．
- 治療はステロイド全身投与が第一選択だが，テトラサイクリンとニコチン酸アミド併用療法が有効な場合もあり，高齢者では試みる価値がある．

関連疾患

尋常性天疱瘡

　尋常性天疱瘡の患者に認められる自己抗体は，デスモグレイン1かデスモグレイン3である．デスモグレインは，表皮細胞の接着に重要な役割を果しており，デスモグレイン1は主に皮膚に存在し，デスモグレイン3は主に粘膜（口腔，食道など）に存在する．このため，尋常性天疱瘡には，落葉状天疱瘡など，いくつかのサブタイプが存在する．尋常性天疱瘡患者は，一般に水疱性類天疱瘡患者に比べて若く，皮疹には瘙痒を伴わないことが多い．

アトピー性皮膚炎にみられる瘙痒を有する丘疹

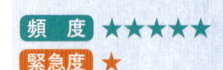

頻　度 ★★★★★
緊急度 ★

急性痒疹

こんな患者がアナタの前に！

　13歳，男性．アトピー性皮膚炎で現在皮膚科通院加療中．毎日保湿薬を外用しているという．5日前，特に誘因なく左下腿に瘙痒を伴う紅色皮疹が出現．掻破したところ，皮疹は次第に拡大した．旅行中であり，かかりつけの皮膚科受診が不可能なため来院した．

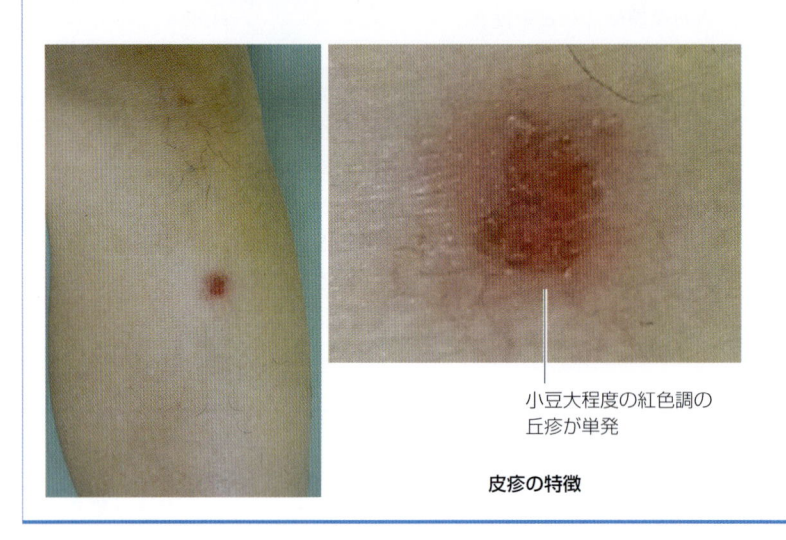

小豆大程度の紅色調の丘疹が単発

皮疹の特徴

診療プロセス

▶1　患者から聴取すべきことは？
　最近のアトピー性皮膚炎の状態．生活歴（特に皮疹出現時のスポーツや外出）．市販薬を含めた薬剤使用の有無．全身症状の有無．

▶2　この症例をどう解釈する？
　臨床経過から，急性痒疹を疑う．原因は，いわゆる"虫刺され"である．年少者に多くみられ，ストロフルスともよばれる．アトピー性皮膚炎でも痒疹型反応はみられるので鑑別を要するが，多発していない点や，周囲皮膚がよくコントロールされていることから，虫刺症などの外的要因を有する湿疹・皮膚炎群を疑うべきであろう．通常，急性痒疹は比較的小型の充実性丘疹や水疱としてみられるが，瘙痒が強い．個々

の皮疹は似たような形を呈し，比較的単調である．

▶3　検査は？　　皮膚生検

　診断に苦慮する場合には皮膚生検を行い病理診断する．真皮上層から中下層の血管周囲に単核球や好酸球，時に好中球からなる稠密な細胞浸潤がみられる．細胞浸潤は表面からの虫刺されを反映して，真皮上層では強く，下層では弱くなるのが特徴である．

▶4　鑑別診断は？

　アトピー性皮膚炎（→6頁），接触皮膚炎（→32頁），急性湿疹など．

▶5　治療は？　　外用　　内服

　ベリーストロングクラスの比較的強力なステロイド外用薬を用いる．急性痒疹の場合，外的要因が多数を占めるため，あえて強いレベルの外用薬を選択し，短期間で治療を終えるのがコツである．亜鉛華軟膏との重層療法も有用である．また，瘙痒を制御するために抗ヒスタミン薬投与を行う．慢性痒疹となった場合には，ステロイドのテープ剤なども有用である．

▶6　患者説明は？

　他者にうつらないことを理解させる．また，掻破により悪化するため，就寝時の手袋着用など生活指導も重要である．時に誤った知識から消毒を繰り返す患者がみられるが，二次感染防止のためには，消毒よりもこまめな洗浄を指導する．瘙痒が強い場合には，局所の冷却も有用である．

▶7　専門医へのコンサルトのコツ

　診断困難な場合は皮膚科医へ紹介する．適切なレベルのステロイド外用薬を使用するかはなかなか難しく，経験を要する．また，治療を続けても，著明な改善がみられない場合も皮膚科医に紹介する．

TIPS!

- 充実性丘疹や水疱として始まり，掻破により大型の皮疹になることがある．
- 強いレベルのステロイド外用薬を用いる．
- 掻破しないための工夫や，冷却など生活指導も重要．

関連疾患

多形慢性痒疹

　多形慢性痒疹は高齢者に好発する痒疹であり，激しい痛みを伴う．文字どおり皮疹は紅斑，丘疹，苔癬化局面と多彩である．治療抵抗性であることが多く，時に光線（紫外線）療法を選択する．

アトピー性皮膚炎にみられる瘙痒を有する丘疹

アトピー性皮膚炎患者に生じた瘙痒を伴う水疱

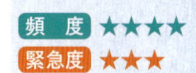

頻 度 ★★★★
緊急度 ★★★

伝染性膿痂疹

こんな患者がアナタの前に！

　43歳，女性．アトピー性皮膚炎で治療歴がある．現在は落ち着いている．5日前，特に誘因なく，左眉毛部に紅色皮疹が出現．瘙痒を伴い，皮疹には水疱の形成がみられた．掻破後，湿潤傾向がみられたので，自己判断で消毒をしていたが軽快しないため来院した．

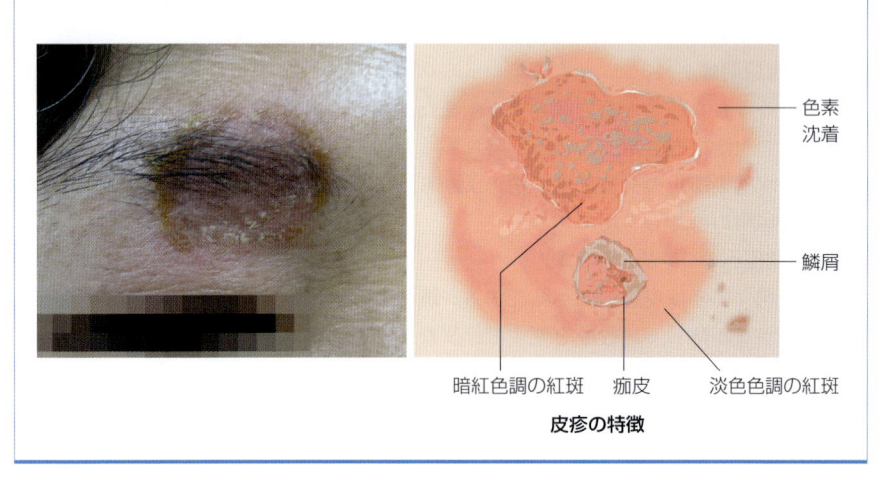

色素沈着
鱗屑
暗紅色調の紅斑　痂皮　淡色色調の紅斑

皮疹の特徴

診療プロセス

▶1　患者から聴取すべきことは？

　最近のアトピー性皮膚炎の状態．市販薬を含めた薬剤使用の有無．全身症状の有無．消毒後の皮膚症状の変化など．

▶2　この症例をどう解釈する？

　本症は，夏季に主に小児が罹患する皮膚表在性感染症である．しかし，成人においてもアトピー性皮膚炎など，ドライスキンにより皮膚バリア機能が破綻している場合には，種々の皮膚表在性感染症が生ずる場合がある．水疱の存在は，黄色ブドウ球菌が表皮剥脱毒素を産生することにより，表皮細胞が離解したことを示唆する．提示例では，患者が自己判断で消毒しているが，消毒薬による接触皮膚炎も鑑別に挙げられる．

▶3 検査は？ 〔細菌培養〕

臨床経過から，細菌感染を伴った湿疹病変であることが推定される．自己判断で消毒しているが，起炎菌推定のため，細菌培養は行っておきたい．

▶4 鑑別診断は？

接触皮膚炎（→32頁），急性湿疹など．

▶5 治療は？ 〔内服〕〔外用〕

抗菌薬の内服を行う．通常，経口セフェム系薬で十分である．そのうえで抗菌薬含有軟膏を1日数回塗布させる．早期治癒に導くためには，亜鉛華軟膏の重層療法を加えるとよい．また，瘙痒を制御するために抗ヒスタミン薬投与を行う．

▶6 患者説明は？ 〔うつる〕

伝染性膿痂疹の治療として，患部の洗浄は非常に重要である．石鹸を用い，流水で丹念に洗浄するように指導する．集団発生が多いので小児でも成人例でも水泳（プール浴）は治癒するまで禁止する．

▶7 専門医へのコンサルトのコツ

診断が困難な場合は皮膚科医に紹介する．患部へのステロイド外用薬の使用については，皮膚科医のなかでも是非が分かれており，必ずしも使用していけないことはない．しかし，外用療法の経験が少ない医師は，免疫抑制効果をもつステロイド外用薬は避けたほうが無難である．

TIPS!

- 細菌感染を伴った湿疹病変．
- 抗菌薬の内服・外用とともに，亜鉛華軟膏の重層療法を行う．
- 患部の洗浄が重要であり，石鹸を用い流水で十分洗浄するように指導する．

診断力アップ

皮疹でわかる起炎菌

伝染性膿痂疹は，その臨床像から水疱性膿痂疹と痂皮性膿痂疹に分けられる．前者は黄色ブドウ球菌によるものであり，放置するとブドウ球菌性皮膚剝脱症候群（staphylococcal scalded skin syndrome；SSSS）に進展することがあるため，要注意である．後者は溶血性レンサ球菌が起炎菌であるため治療にはペニシリン系抗菌薬を用いることが多い．皮膚科医には皮疹の形態から抗菌薬の選択までお見通しなのである．

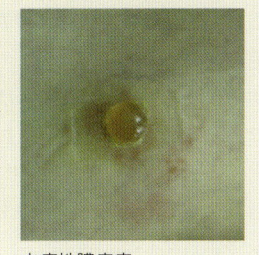

水疱性膿痂疹

アトピー性皮膚炎患者に生じた瘙痒を伴う水疱

特に誘因なく顔面に生じた皮疹

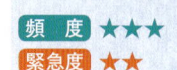

頻度 ★★★
緊急度 ★★

サルコイドーシス

こんな患者がアナタの前に！

38歳，女性．数か月前より特に誘因なく顔面に硬い小さな紅色の皮疹が出現．その後，同様の皮疹が多発し，顔面に拡大した．自覚症状はない．皮疹の治療を希望して来院した．

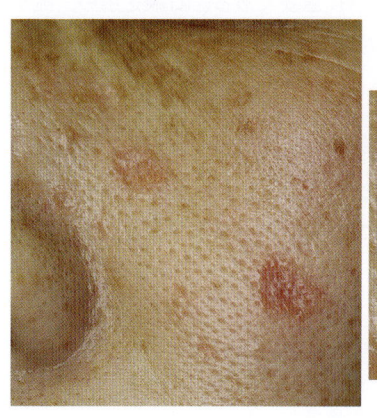

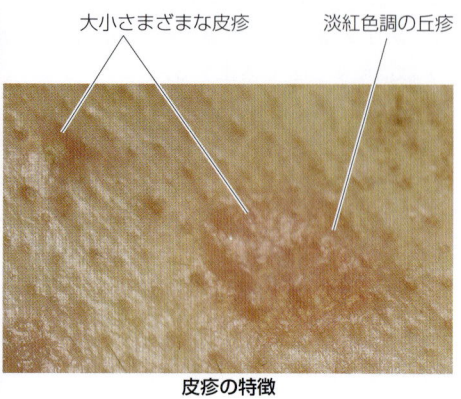

大小さまざまな皮疹　　淡紅色調の丘疹

皮疹の特徴

診療プロセス

▶1　患者から聴取すべきことは？

尋常性痤瘡を含む既往歴．投薬歴．健診時の胸部X線写真にて異常像の指摘の有無．

▶2　この症例をどう解釈する？

顔面に生じた，わずかに周囲より陥凹する紅斑である．サルコイドーシスの皮疹は多彩である．結節型は粟粒大から豌豆大までの紅色調を呈する結節で，表面に鱗屑や毛細血管拡張がみられる．顔面に好発するが，特に鼻周囲に多い．局面型は環状を呈することが多く，辺縁部は紅色で浸潤を触れ，軽度隆起する．一方中央部は正常色で，やや萎縮し鱗屑を付す場合がある．瘢痕浸潤型は外傷など，外力を受けた部位に生ずる瘢痕に一致して生じ，さまざまな臨床像を呈する．びまん浸潤型は凍瘡に似た暗紅色調のびまん性の腫脹で，時に鱗屑を付す．近年，発症に尋常性痤瘡との関連が示唆されている．

▶3 検査は？ 皮膚生検 血液検査

まず，血液検査を行い，サルコイドーシスでみられる所見（血清アンジオテンシン変換酵素高値，血清リゾチーム高値，高Ca血症）などを精査する．併せて肺の両側肺門リンパ節腫脹，ぶどう膜炎，ツベルクリン反応陰転化などを精査する．診断確定のためには皮膚生検による病理診断が必要である．病理所見では，真皮内に乾酪壊死を伴わない，類上皮細胞性肉芽腫の存在を確認する．

▶4 鑑別診断は？

顔面播種状粟粒性狼瘡（→関連疾患），環状弾性線維融解性巨細胞性肉芽腫，環状肉芽腫（→62頁）など．

▶5 治療は？ 外用 内服

まず，内臓病変があればその治療を行う．しかし，皮疹に関しては積極的な全身療法は必要なく，ステロイド外用が行われる．近年，テトラサイクリン系抗菌薬の有効性が知られている．

▶6 患者説明は？

原因不明の類上皮細胞性肉芽腫疾患であり，全身症状に応じた治療が必要であることを理解させ，定期的な精査の必要性を強調する．しかし，皮膚のみの場合（皮膚サルコイドと称する）予後は良好であり，治療も外用療法などが選択されるため，過度な心配をしないよう伝える．

▶7 専門医へのコンサルトのコツ

臨床像が多彩であるため，皮膚科医でも臨床症状から診断を確定することは困難であり，病理診断が必須である．また，多臓器の精査が必要なため，可能な限り基幹病院に紹介する．

TIPS!

- さまざまな皮疹を呈するため，病理診断が必要な疾患．
- 皮疹のみの場合には，ステロイド外用を選択．
- 皮疹から診断された場合，多臓器の精査が必要なため，基幹病院を紹介．

関連疾患　　**顔面播種状粟粒性狼瘡**（lupus miliaris disseminatus faciei；LMDF）

顔面，特に眼瞼周囲から頬部に，通常，粟粒大の淡紅色から黄色調の充実性丘疹が多発する．膿疱を伴い，時に小瘢痕がみられる．さらに，眼瞼縁では，数個が融合して，小豆大までの肉芽腫様外観を呈することがある．発症機序は，従来の結核感染説は否定され，毛包脂腺成分への肉芽腫性反応と考えられている．

特に誘因なく顔面に生じた皮疹

若い男性の手掌に生じた角化性紅色皮疹

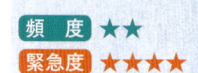

頻　度 ★★
緊急度 ★★★★

梅毒

こんな患者がアナタの前に！

　27歳，男性．2週間前より両手掌の表面に鱗屑を伴う小型の紅色皮疹が出現．また，体幹にも小型の淡紅色調の皮疹が多発している．瘙痒はないという．治療目的で来院した．

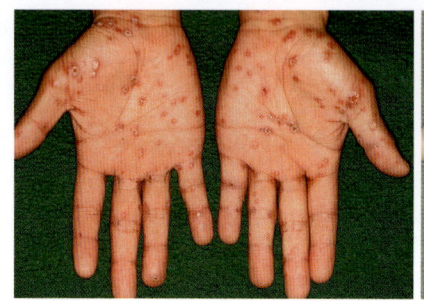

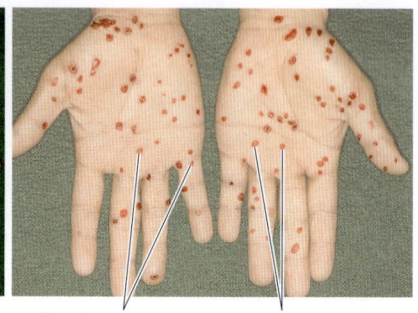

同様の皮疹が多発　　小型の境界明瞭な淡紅色調の紅斑．表面に鱗屑を付す
皮疹の特徴

診療プロセス

▶1　患者から聴取すべきことは？

　他の皮膚症状の有無（過去に陰部に皮疹が出現していないかなど），発熱などの全身症状の有無，性感染症の感染機会の有無，パートナーの同様症状の有無．

▶2　この症例をどう解釈する？

　提示例の皮疹は梅毒に典型的な症状である．手掌の皮疹は乾癬に似る．梅毒は，梅毒 *Treponema* による感染症で，梅毒 *Treponema* は性交やその類似行為により皮膚および粘膜の小さな傷から感染する．

- 第1期梅毒：感染局所での病変であり，血行性に全身に散布される．
- 第2期梅毒：感染後3か月経過すると，後述するさまざまな皮膚症状を呈する．この時期の皮疹の把握が重要である．
- 第3期梅毒：未治療のまま3年程度経過すると結節性梅毒やゴム腫がみられる．
- 第4期梅毒：その後10年経過すると循環器系などに影響を及ぼす．

第2期梅毒では皮膚や粘膜に以下の①，②，④のような特有な発疹がみられる．最初に現れる①梅毒性バラ疹は，爪甲大以下の淡紅色斑であり，患者本人が自覚しない場合も多い．これが数週間で消失後，最も高頻度にみられる②丘疹性梅毒が出現する．②の皮膚表現型は多彩であり，その理解が診断に重要である．③梅毒性乾癬は，手掌，足底に生ずる比較的厚い鱗屑を付す扁平な局面である．乾癬に類似し，皮疹存在部位が特徴的である．④扁平コンジローマは，肛囲，外陰部，腋窩部などに生ずる浸軟する乳頭腫様の丘疹である．急速に拡大し，時にびらんや潰瘍を呈する．丘疹に梅毒 Treponema 多量に存在するため感染源としても注意が必要である．⑤膿疱性梅毒は，特に免疫不全患者など，全身状態が不良な場合に生ずることが多い．⑥梅毒性脱毛症は，側頭部，後頭部に円形から楕円形の不完全脱毛斑が多発し，虫食い状に見えるものと，側頭部がびまん性に脱毛するものがある．⑦爪梅毒は爪甲が肥厚，混濁，脆弱化するとともに，爪囲に紅斑，腫脹，びらんを生じる．まれな所見である．進行すると爪下膿瘍や潰瘍を形成する．⑧梅毒性粘膜疹は軟口蓋後縁が潮紅し，その後，乳白色調の斑がみられる．自覚症状に欠けることが多い反面，梅毒 Treponema が多量に存在するため感染源となる．

▶3 検査は？ 血液検査

　ほとんどの場合，臨床所見により診断可能だが，確定診断のために，血液検査（STS, TPHA）を行う．最近ではHIV感染者に併発することが多く，可能な限りHIV感染の有無を調べるべきである．

▶4 鑑別診断は？

　尋常性乾癬（→10頁）など．

▶5 治療は？ 内服

　ペニシリン系抗菌薬全身投与を行う．第1期で2〜4週間．第2期で4〜8週間を目安とする．

▶6 患者説明は？ うつる

　性感染症であることを理解させる．第2期梅毒で来院する患者が多いため，それまでに感染機会のあるパートナーにも注意を促す．

▶7 専門医へのコンサルトのコツ

　第2期梅毒は感染後3か月から数年間続く．その間，さまざまな皮疹が出没を繰り返し瘙痒はないのが特徴である．この時期の皮疹の把握が重要であるため，すみやかに皮膚科医にコンサルトする．

TIPS!

- 梅毒 Treponema による性感染症．パートナーに同症がないか必ず確認．
- 多彩な皮疹が時期により出没．自然消褪する皮膚症状もあるので注意．
- 治療はペニシリン系抗菌薬．

若い男性の手掌に生じた角化性紅色皮疹

口唇に生じた小水疱

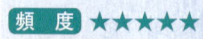

頻度 ★★★★★
緊急度 ★

接触皮膚炎

こんな患者がアナタの前に！

34歳，女性．2日前より上口唇に違和感を自覚．放置していたところ，小さな水疱が生じたため来院した．

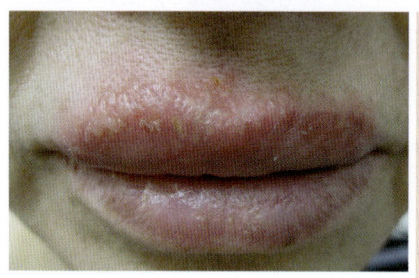

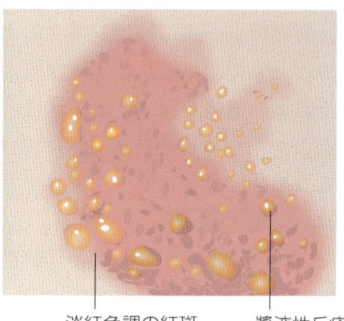

淡紅色調の紅斑　　漿液性丘疹
皮疹の特徴

診療プロセス

▶1　患者から聴取すべきことは？

　自覚症状の詳細（ピリピリ感など）．同様症状の既往．体調の変化，感冒症状先行の有無．口紅やリップクリーム変更の有無．かぶれの原因と思われるエピソードの有無．

▶2　この症例をどう解釈する？

　口唇に水疱が生じており，口唇ヘルペスと診断しがちであるが，小水疱が多発している点を見逃してはならない．小水疱が多発する場合は接触皮膚炎を絶えず念頭におく必要がある．接触皮膚炎の診断において，漿液性丘疹とよばれる多発する小水疱は診断的価値が高い．また，提示例には疼痛の記載がないが，必ず確認すべきである．かぶれる原因に心あたりがないか，丁寧に確認したい．なお，口唇ヘルペスの場合は，痂皮化したのちに受診する患者も少なくない．

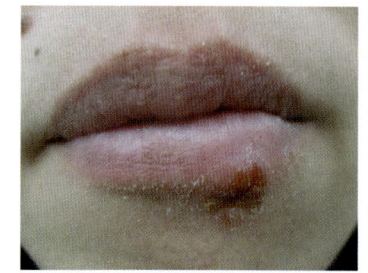

口唇ヘルペス

▶3 　検査は？　Tzanck試験　パッチテスト

口唇に生ずる水疱はまず口唇ヘルペスが考えられるが，接触皮膚炎も水疱が多発することがあり鑑別困難な場合がある．この場合にはTzanck試験（→80頁）を行うことで鑑別ができる．また，原因検索には被疑物質を用いたパッチテストを行う．ただし，接触皮膚炎は必ずしも遅延型アレルギー反応のみで起こるわけではなく，一次刺激でも起こるため，パッチテストが陰性だからといって，被疑物質ではないと断定すべきではない．

▶4 　鑑別診断は？

口唇ヘルペス，固定薬疹（→48頁）など．

▶5 　治療は？　外用

まず接触皮膚炎の原因を明らかにする．口紅やリップクリーム，食物はもちろん，歯磨き粉やうがい薬など，疑うべきものは多岐にわたる．原因が想定されたらパッチテストで原因究明を行う．特定できれば，今後使用禁止とする．治療はステロイド外用を行うが，過度に強いレベルの外用薬を使用してはならない．

▶6 　患者説明は？

かぶれであることを理解させ，原因の検索，同定を行うように指導する．初期の皮膚炎では小水疱がみられるが，口唇ヘルペスとは病態が異なり，うつる疾患ではないことを理解させる．

▶7 　専門医へのコンサルトのコツ

口唇ヘルペスと鑑別できない場合には皮膚科医に紹介したい．また，接触皮膚炎の場合でも，原因検索にはパッチテストが必要なので，精査を依頼する．

TIPS!

- 口唇に水疱が生じたからといって，即口唇ヘルペスと考えてはならない．皮疹をアセスメントし，正しい診断を導き出すよう努める．
- 接触皮膚炎は漿液性丘疹が特徴的な皮疹．小水疱が多発する場合には本症を想定する．
- 治療はステロイド外用で行うが，原因検索も同時に進める．

診断力アップ　金属アレルギー

「私，金属アレルギーです」と主張する外来患者は少なくない．一般に，装飾品などの金属が触れることのみを原因と考える向きが多い．しかし，金属アレルギー自体は，金属が溶解し，イオンとなった状態で皮膚や粘膜に存在する担体蛋白と結合することにより完全抗原となる．そのため，日常生活にありふれた意外なものが原因となることがある．化粧品や革製品，一部食品にも金属は含有されており，ひと口に金属アレルギーといっても，その原因は多岐にわたる．

全身に多発する膿疱と紅皮症

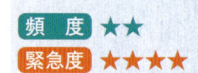

頻　度 ★★
緊急度 ★★★★

膿疱性乾癬

こんな患者がアナタの前に！

55歳，男性．20年前より尋常性乾癬で治療を受けていた．しかし，軽快増悪を繰り返すため，治療を自己中断していた．最近，家人が乾癬に効果があるという民間療法の外用薬を購入．それを使用して治療していた．全身が紅色になり，次第に膿のような皮疹ができ，さらに全身倦怠感も生じたため来院した．

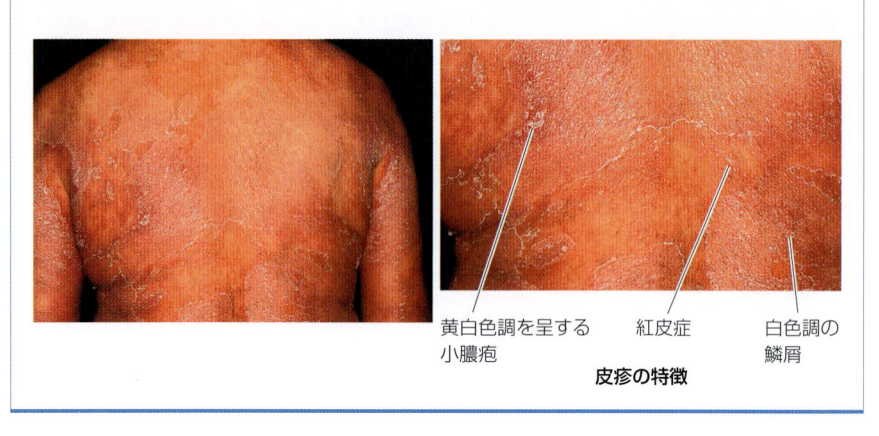

黄白色調を呈する小膿疱　　紅皮症　　白色調の鱗屑

皮疹の特徴

診療プロセス

▶1　患者から聴取すべきことは？

乾癬の治療歴．先行する感染症の有無．喫煙，飲酒の程度．全身倦怠感の有無．

▶2　この症例をどう解釈する？

尋常性乾癬の治療を行わず放置し，詳細不明の外用薬を使用している．コントロール不良な尋常性乾癬に対し，不適切にステロイド投与を行うと，提示例のように膿疱化をきたすことがあり注意を要する．

本症は発熱や全身倦怠感とともに急速に全身が潮紅し，無菌性小膿疱が多発する．その後，皮疹は紅斑辺縁に環状鱗屑を残す．時に粘膜症状を有する．尋常性乾癬が先行する場合とそうでない場合がある．

▶3　検査は？　血液検査　皮膚生検

臨床所見から尋常性乾癬から進展した膿疱性乾癬を考える．確定診断のために皮膚生検を行い病理診断する．表皮内にはKogoj海綿状膿疱とよばれる微小膿瘍が存在し

特徴的である．また，血沈や CRP などの炎症性パラメータを把握する．

▶ **4 鑑別診断は？**

疱疹状膿痂疹，カンジダ症，表皮細胞間 IgA 皮膚症，角層下膿疱症，急性汎発性発疹性膿疱症（→ 12 頁），急性汎発性膿疱性細菌疹（→ 13 頁），好酸球性膿疱性毛包炎（→ 45 頁）など．

▶ **5 治療は？** 内服 外用 点滴

急性期には入院のうえ，全身管理を行い，シクロスポリン，エトレチナート内服を行う．乾癬治療では，ステロイド全身投与は膿疱化を促すことがあり，通常行わないが，本症急性期には必要な場合もある．また，近年では本症に保険適用を有する抗 TNFα 抗体のインフリキシマブや抗 IL-17A 抗体のセクキヌマブの使用例が増えており有効性が高い．このほか，外用療法として活性型ビタミン D_3 軟膏を用いる．

▶ **6 患者説明は？**

悪化因子として，感染症や機械的刺激が有名だが，それ以外にも薬剤や精神的ストレスなどさまざまな要因が増悪因子となりうる．また，提示例のごとく尋常性乾癬に続発する例も多く，外用療法のアドヒアランスの悪さから，治療を放棄する患者が少なくない．

▶ **7 専門医へのコンサルトのコツ**

治療法の進歩により，患者自らが放置した重症例でない限り，コントロール可能となった疾患である．しかし，膿疱出現を繰り返す例や，再発重症化例については予後良好とはいえず，乾癬治療に精通した皮膚科医のもとで治療を継続する．

TIPS!
- 発熱や全身倦怠感出現とともに急速に全身が潮紅し，無菌性小膿疱が多発する．
- 乾癬の先行がみられる場合とそうでない場合がある．
- 生物学的製剤により，重症例でもコントロールできるようになった．

診断力アップ

膿疱性乾癬の診断基準

①発熱あるいは全身倦怠感などの全身症状を伴う．
②全身または広範囲の潮紅皮膚面に無菌性小膿疱が多発し，時に融合し膿海を形成する．
③病理で Kogoj 海綿状膿疱を特徴とする好中球性角層下膿疱を証明する．
④上記①～③の臨床的，組織学的所見が繰り返し生じる．

以上①～④を満たす場合を膿疱性乾癬（汎発型）（確実例）と診断する．
主要項目②と③を満たす場合を疑い例と診断する．

全身に多発する膿疱と紅皮症

若い女性に出現した紅色皮疹

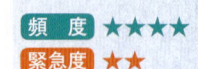

頻　度 ★★★★
緊急度 ★★

Microsporum canis 感染症

こんな患者がアナタの前に！

　32歳，女性．1か月前に実家に帰省したのち，顔面に紅色皮疹が出現．軽度の瘙痒がある．放置していたところ，次第に顔面，頸部，上背部に同様の皮疹が新生し，拡大してきたという．市販薬を使用したが一向に軽快しないとのことで来院した．

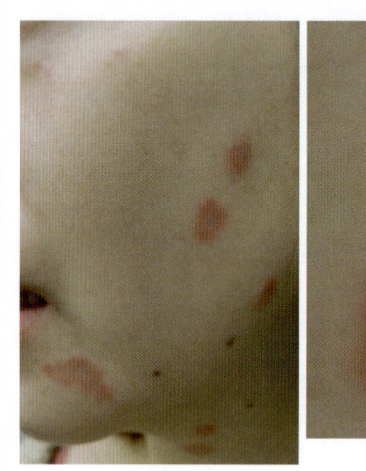

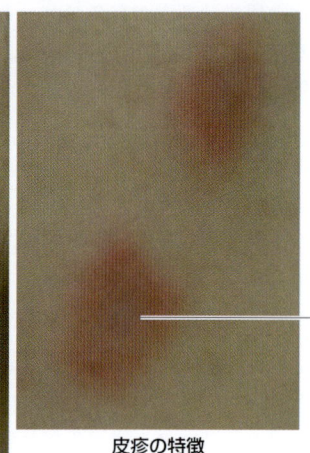

紅色調を呈する環状紅斑．周囲にはわずかに鱗屑を付す

皮疹の特徴

診療プロセス

▶1　患者から聴取すべきことは？

　家族内同症の有無．生活歴（柔道やレスリングなどを行っているか）．ペット飼育歴．基礎疾患の有無．自己治療の詳細．

▶2　この症例をどう解釈する？

　慣れていなければ，臨床所見から湿疹・皮膚炎群を考え，ステロイド外用薬を使用してしまいそうである．しかし，そうすると症状は著しく増悪する．重要なのは皮疹が環状を呈し，中心治癒傾向がある点である．環状紅斑はさまざまな皮膚疾患でみられるが，表在性皮膚真菌感染症においても，重要な所見である．すなわち真菌が感染すると，角層が外側に移行するため，皮疹は環状に拡大し，中心治癒傾向が生ずる．

本症の特徴は，猫飼育者（提示例では帰省先で飼育していた）や，柔道・レスリングなど皮膚接触が多いスポーツ愛好者の露出部に，比較的小型の環状紅斑が多発することである．*M. canis* は当初ペルシャ猫から検出されたが，最近では他種にもみられる．

▶ 3 　検査は？ `KOH` `真菌培養`

KOH 法（→ 229 頁）による真菌検鏡にて真菌要素を確認する．場合によっては鱗屑片を用いた Sabouraud ブドウ糖寒天培地やポテトデキストロース寒天培地による真菌培養を行う．

▶ 4 　鑑別診断は？

遠心性環状紅斑，丘疹性環状紅斑，Sjögren 症候群（→ 8 頁）など．

▶ 5 　治療は？ `外用` `内服`

抗真菌薬内服による治療が第一である．最近は外用薬も有用性が高く，継続使用により短期間で効果が得られることも多いが，本症は皮疹が多発するため，確実性に鑑み内服療法が選択されることが多い．同時に，家族はもちろんペットの治療も重要である．

▶ 6 　患者説明は？ `うつる`

ペットやスポーツ仲間から感染することが多いので，皮膚科を受診し，適切な治療を受けるよう伝える．ペットに関しては，獣医への受診を促す．

▶ 7 　専門医へのコンサルトのコツ

診断には真菌検鏡が必要なため，安易に抗真菌薬を投与することは厳に慎むべきである．無論，ステロイド外用薬を使用した場合，症状は増悪する．

TIPS!

- ペット飼育者や，スポーツ愛好者の露出部に，小型の環状紅斑が多発する．
- 容易に感染するため，家族，ペットを含めた治療が必要．
- 確定診断なしに不用意な投薬は厳に慎む．

スキルアップ　真菌培養

皮疹部より採取した鱗屑，毛，膿汁や生検により得た組織片などの試料を培地上に接種し，25℃の孵卵器で 3〜4 週間培養して，コロニーの発育状況（発育速度，形態，色調）を観察し菌種を同定する．主として用いられる培地として Sabouraud ブドウ糖寒天培地（雑真菌を抑制するために，これにシクロヘキシミドやクロラムフェニコールなどを添加する場合もある）やポテトデキストロース寒天培地，水野・高田培地がある．

若い女性に出現した紅色皮疹

突然全身に多発した卵円形の紅色皮疹

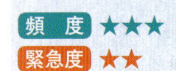

頻　度 ★★★
緊急度 ★★

Gibert 薔薇色粃糠疹

こんな患者がアナタの前に！

24歳，女性．数日前より体幹を中心に，小型の紅色皮疹が出現．瘙痒は時に感じる程度で，強くはないという．そののち皮疹は新生を続け，多発したため心配になり来院した．

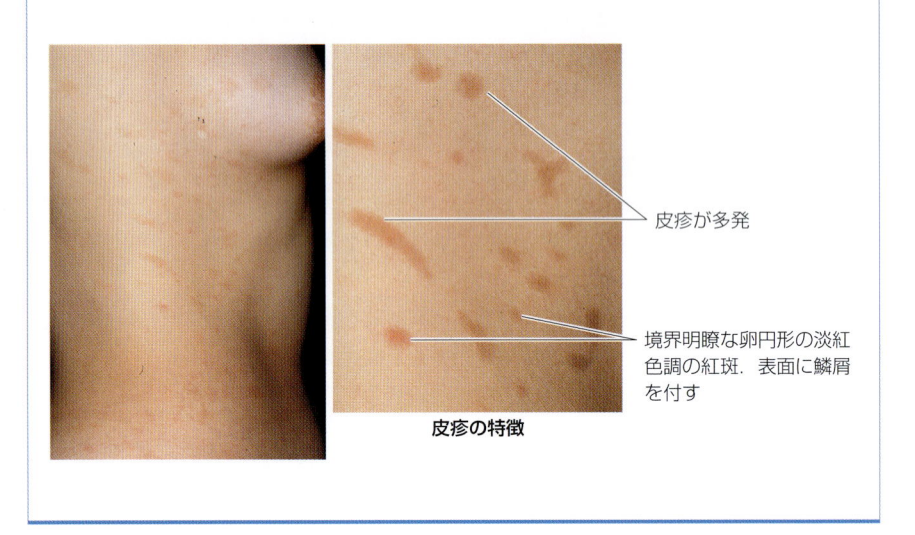

皮疹が多発

境界明瞭な卵円形の淡紅色調の紅斑．表面に鱗屑を付す

皮疹の特徴

診療プロセス

▶1　患者から聴取すべきことは？

先行病変（大きな湿疹はなかったか），先行感染症の有無．服薬歴．

▶2　この症例をどう解釈する？

本症は，10〜30歳代に好発する．初発疹出現ののち，約10日後に全身に小紅斑が多発する．すなわち，先行病変の把握が重要となるが，約30％では初発疹を欠くため，必ずしも明らかになる例ばかりではない．初発疹は比較的大型で，卵円形の紅斑である．環状を呈し辺縁部に鱗屑を付す（襟飾状，通称ヘラルドパッチ）．その後，急激に体幹，四肢近位を中心に小型の楕円形で，わずかに鱗屑を付す紅斑が多発する．この紅斑の長軸は皮膚割線（Langer割線）に一致し，全体としてクリスマスツリー様とよばれる分布をとる．頭部や手掌足底にはみられない．皮疹の把握と，その分布の観察が診断に重要である．

▶3　検査は？　血液検査

　皮疹の形状把握とともに，詳細な問診により診断すべきである．特に臨床検査や皮膚生検は必要ない．先行する感染症を調べる場合には，血算や一般生化学的所見を確認する．

▶4　鑑別診断は？

　多形滲出性紅斑，ウイルス性発疹症など．

▶5　治療は？　内服　外用

　通常3〜12週間で自然治癒するが，瘙痒などを訴える例では抗アレルギー薬内服を行う．また，外用療法は必須ではないものの，瘙痒を有する例や，表面の鱗屑が気になる患者では行ってもよい．

▶6　患者説明は？

　近年ヒトヘルペスウイルス6型，7型の関与が指摘されているが，詳細はいまだ不明である．また，自然治癒が期待される疾患であるため，過度に心配させないように配慮する．

▶7　専門医へのコンサルトのコツ

　本症はクリスマスツリー様とよばれる特異な皮疹の形態と分布をとる．皮膚科医であれば，典型的な症例から，非定型的な症例まで経験しているので，診断に迷った場合は皮膚科医に紹介すればよい．また，安易に本症と診断する誤診例も散見されるので注意したい．

TIPS!

- ヘラルドパッチとよばれる初発疹出現ののち，全身に小紅斑が多発．
- 紅斑の長軸は皮膚割線（Langer割線）に一致．クリスマスツリー様とよばれる．
- 自然治癒が期待できる．
- ヘルペスウイルスの再活性化が本症発症に関与するとの報告があるが，詳細は不明．

スキルアップ　抗アレルギー薬

　皮膚疾患の治療においては，抗アレルギー薬が多用される．本薬の定義は抗ヒスタミン作用を有しながら，あわせてレセプターレベルで肥満細胞からのケミカルメディエーター遊離を阻害する薬剤であるといえる．いわゆる抗ヒスタミン薬と異なり，血液脳関門を通過しにくいため，中枢抑制作用が起こりにくい．そのため皮膚アレルギー性疾患で広く用いられる．なお，国際的には抗アレルギー薬は抗ヒスタミン薬に包括され，特に区別されていない．皮膚科領域では，"Gibert 薔薇色粃糠疹"のごとく，一般医に馴染みのない病名もあり，薬剤の適応病名に入っていないものもある．処方の際には十分に注意したい．

1 発赤がみられる疾患

突然全身に多発した卵円形の紅色皮疹

顔面に生じた鱗屑を付す大型の皮疹

頻度 ★★★
緊急度 ★★★★

円板状エリテマトーデス
（discoid lupus erythematosus；DLE）

こんな患者がアナタの前に！

27歳，男性．4か月前より顔面に類円形で暗赤色から紫紅色調を呈する鱗屑を付す紅斑が多発．自覚症状はなく，生来健康である．整容的に気にしており，来院した．

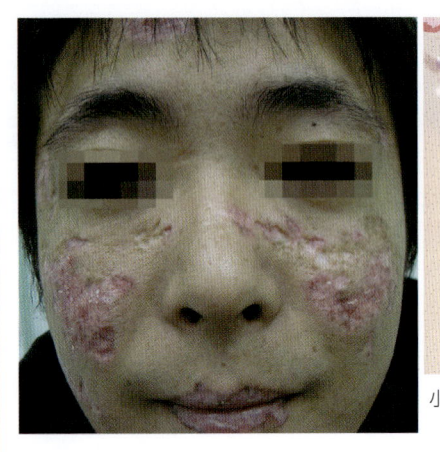

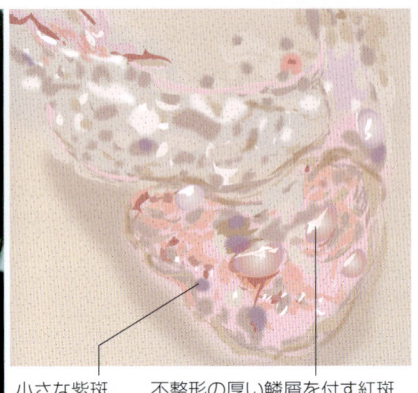

小さな紫斑　　不整形の厚い鱗屑を付す紅斑

皮疹の特徴

診療プロセス

▶1　患者から聴取すべきことは？

全身症状（関節痛や発熱，倦怠感），光線過敏の有無．服薬歴．全身性エリテマトーデス（SLE）を含む膠原病の家族歴．

▶2　この症例をどう解釈する？

本症は，通常顔面を中心とした頭頸部に発症する．皮疹は円形から類円形，暗赤色から紫紅色調を呈する鱗屑を付した境界明瞭な紅斑で，浸潤を触れる．皮疹は概ね中央部が萎縮性で，時に周囲より陥凹する．鱗屑を剥がすと，毛包内に蓄積した角層が角状にみられることがあり，診断の助けとなる．皮疹を把握できれば，本症を疑うことはさほど難しくない．なお，円板状エリテマトーデスは，SLEにみられる皮疹名として用いられる場合と，皮膚限局型エリテマトーデスの病名として用いられる場合があるため，皮膚科医以外には混乱する場合が多い．

▶3 検査は？ 血液検査 皮膚生検

本症をみた場合には，SLE の有無を，抗核抗体などの血液検査により確認する．本症の診断は病理組織学的に行う．病変の主座は真皮上層の脈管付属器周囲を中心とする稠密な炎症細胞浸潤である．角層は毛包内角栓を伴う正角化による肥厚がみられる．表皮は菲薄化し，基底層には液状変性がみられる．

▶4 鑑別診断は？

尋常性狼瘡，深在性エリテマトーデス（→ 190 頁），亜急性皮膚エリテマトーデス，扁平苔癬（→ 60 頁），サルコイドーシス（→ 28 頁），皮膚リンパ球浸潤症など．

▶5 治療は？ 内服

軽症例ではステロイド外用が第一選択である．内服療法では，ジアフェニルスルホン（DDS）が比較的副作用もなく，有効性が高い．

▶6 患者説明は？

皮膚症状のみの場合，生命予後は良好であり，過度な心配は無用であることを伝える．しかし SLE へ移行する場合もあることから，定期的な受診と精査が必要な点を理解させる．また，遮光指導と寒冷回避は必須である．

▶7 専門医へのコンサルトのコツ

無加療で放置すると，萎縮性瘢痕，色素沈着や脱失などの不可逆性変化を呈する．早期診断・治療で，症状を進行させないことが重要である．本症を疑った場合には，積極的に皮膚科医に紹介すべきであるが，膠原病診療を得意とする医師であれば，SLE の精査を行いつつ紹介するのもよい．

TIPS!

- 顔面を中心とする頭頸部に発症する円形から類円形，暗赤色から紫紅色調を呈する鱗屑を付す境界明瞭な紅斑であり，浸潤を触れる．
- SLE における皮疹名をさす場合と，全身症状を伴わない皮膚エリテマトーデスをさす場合があり混同してはならない．
- 病理診断が必須であり，積極的に皮膚科医に診断を仰ぐべき．

診断力アップ

wide spread DLE

DLE が頭頸部以外の身体各部にも多発する場合，これを播種状 DLE（wDLE：wide spread DLE）とよぶ．個々の皮疹は DLE そのものである．ただし，血液検査で抗核抗体などが検出される場合があり，常に SLE の有無を念頭におきフォローアップする必要がある．

カタル症状後に出現した口腔内の白色皮疹

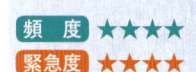

頻　度 ★★★★
緊急度 ★★★★

麻疹

こんな患者がアナタの前に！

8歳，女児．3日前より発熱，全身倦怠感とともに，鼻汁などカタル症状がみられる．昨日からは咳も出てきた．今朝，母親が口腔内に皮疹があることに気が付き来院した．

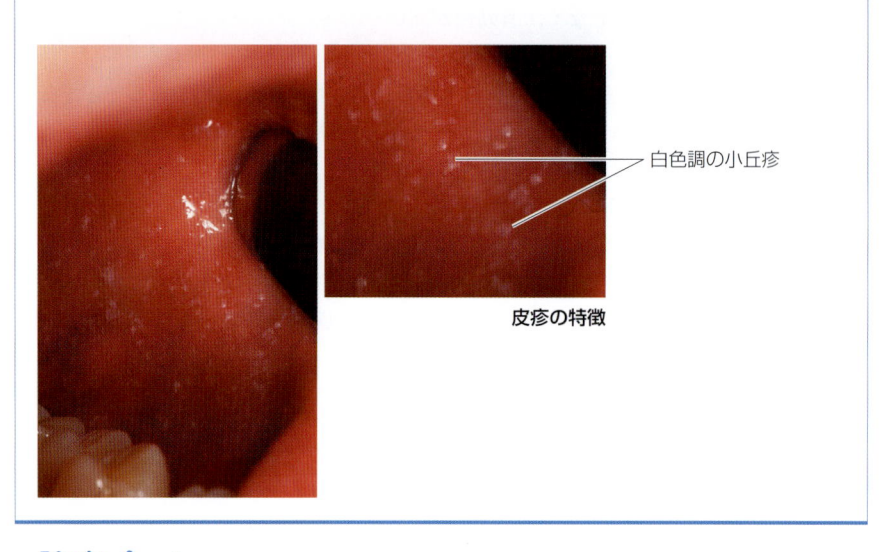

白色調の小丘疹

皮疹の特徴

診療プロセス

▶1　患者から聴取すべきことは？

麻疹ワクチン接種歴．周囲に同症の有無．

▶2　この症例をどう解釈する？

口腔粘膜に Koplik 斑がみられており診断は容易である．Koplik 斑は頬粘膜の大臼歯に対する部位にみられる小さな白斑であり，周囲に紅暈を伴う．麻疹のほとんどの患者でみられるため診断的価値が高い．Koplik 斑が生じたのちいったん解熱傾向がみられるが，カタル症状の増強とともに再び発熱，同時期に全身に皮疹が現れる．皮疹は耳後部や頬部に始まって体幹に及び，最終的には四肢に及ぶ．帽子針頭大の小紅斑として始まるが，急速に融合して，比較的大きな紅斑となり，健常面を網状に残す．皮疹消褪後は色素沈着を残す．

▶3 検査は？ 血液検査

　臨床的に麻疹が容易に疑われるため，関連する血液検査を行う．血算では白血球減少とリンパ球増多，一過性の肝機能障害がみられる．また，麻疹抗体価上昇がみられる．

▶4 鑑別診断は？

　口腔内カンジダ症，風疹など．

▶5 治療は？ 内服 点滴

　対症療法を行う．安静，補液とともに，γグロブリン投与や二次感染防止のために抗菌薬投与が行われる．

▶6 患者説明は？ うつる

　本症はヒトからヒトへの飛沫核感染や接触感染などさまざまな経路で感染する．きわめて感染力の高い疾患であり，わが国では通常春から夏にかけて流行する．予後は比較的良好であり，終生免疫を獲得する．解熱後3日以上経つと飛沫感染の危険性がなくなるので，登園・登校を許可する．しかし，麻疹肺炎などをきたすこともあり，注意を促す．

　また1,000例に1例程度の割合で脳炎を合併する．脳炎は発疹出現後2〜6日頃に発症する．患者の約6割は完全に回復するが，中枢神経系の後遺症（精神発達遅滞，けいれん，行動異常，神経聾，片麻痺，対麻痺）が残る場合がある．また，致死率は約15％であり注意すべきである．

▶7 専門医へのコンサルトのコツ

　皮疹から診断が困難な場合には皮膚科医に紹介する．

TIPS!

- Koplik斑は麻疹のほとんどの患者でみられるため診断的価値が高い．
- 一度解熱したのち，発熱とともに皮疹が出現．皮疹は急速に融合して，大きな紅斑となり，健常面を網状に残す．
- 解熱後3日以上で飛沫感染の危険性がなくなる．

診断力アップ

Forschheimer 斑

　風疹でみられる粘膜疹である．風疹は，経気道感染により，2〜3週間の潜伏期ののち，軽度の発熱を伴う前駆期が1〜2日間続く．その後皮疹が出現し，3日間続く．この際，口腔内に毛細血管拡張とともに，口蓋に点状出血を生じる．これはForschheimer斑とよばれ，診断に重要な所見である．また，風疹では，後頭部，耳後部などのリンパ節腫脹が出現する．

カタル症状後に出現した口腔内の白色皮疹

中年女性の間擦部に生じた破れやすい小膿疱

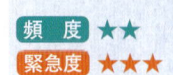

頻 度 ★★
緊急度 ★★★

角層下膿疱症

こんな患者がアナタの前に！

49歳，女性．1週間前より間擦部に淡い単紅色調の紅暈を有する破れやすい小膿疱が多発．自覚症状は特にない．細菌感染と考え，市販の抗菌薬含有軟膏を塗布したが軽快しなかった．その後，周囲に鱗屑を付す褐色調の色素沈着が出現したため，心配になり来院した．

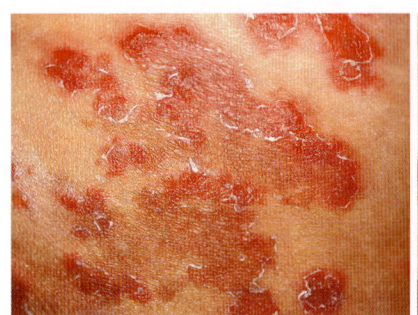

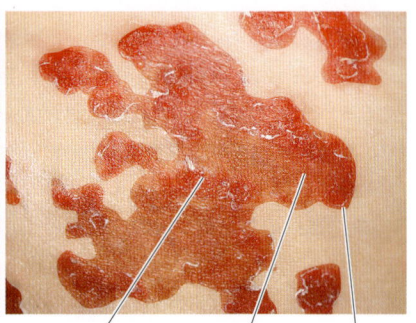

黄白色調を呈する小膿疱　　不整形の紅斑　　周囲の膜様鱗屑

皮疹の特徴

診療プロセス

▶1 患者から聴取すべきことは？

過去に同様症状出現の有無．全身症状の有無．服薬歴（特に抗菌薬は必ず確認）．

▶2 この症例をどう解釈する？

特に誘因なく，全身に膿疱が多発しており，色素沈着している．角層下膿疱症は間擦部に淡い単紅色調の紅暈を有する小膿疱が多発し，全体として蛇行状に配列する．小膿疱は弛緩性できわめて破れやすいのが特徴である．破れたものは薄い膜様の鱗屑または痂皮を形成する．周囲には鱗屑を付す褐色調の色素沈着がみられる．粘膜に皮疹は生じない．本症の原因は不明である．

▶3 検査は？ 皮膚生検 血液検査

　特徴的な臨床所見から本症を疑うことが可能である．診断には皮膚生検による病理診断が必要である．病変の主座は角層直下の膿疱である．また周囲には角層肥厚と軽度の表皮突起の延長を特徴とするいわゆる乾癬型反応がみられる．血液検査は，非特異的な所見となるが全身の炎症を反映する検査項目（血算，血液一般生化学的所見，CRP，血沈など）をチェックする．また，IgA，IgG 高値がみられることもあり，骨髄腫を伴う場合がある．

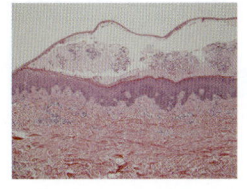

病理組織学的所見（膿疱部）

▶4 鑑別診断は？

　疱疹状膿痂疹，カンジダ症，表皮細胞間 IgA 皮膚症，膿疱性乾癬（→34頁），急性汎発性発疹性膿疱症（→12頁），急性汎発性膿疱性細菌疹（→13頁），好酸球性膿疱性毛包炎（→関連疾患）など．

▶5 治療は？ 内服 外用 光線

　ミノサイクリンや DDS 内服が選択される．またステロイド外用や光線（紫外線）療法も選択される．

▶6 患者説明は？

　自覚症状や全身症状を欠くため，ある程度皮疹が拡大してから受診することが多い．骨髄腫などの基礎疾患が存在する場合があるため，精査の必要性を理解させる．

▶7 専門医へのコンサルトのコツ

　急性汎発性発疹性膿疱症など鑑別すべき疾患が多く，鑑別には病理診断が必要である．すみやかに皮膚科医に紹介する．

TIPS!

- 間擦部に，淡い単紅色調の紅暈を有する弛緩性できわめて破れやすい小膿疱が多発．皮疹は全体として蛇行状に配列．
- 基礎疾患として，骨髄腫が存在する場合がある．
- 鑑別疾患が多く，すみやかに皮膚科医に紹介すべき．

関連疾患

好酸球性膿疱性毛包炎

　本症は顔面に好発し，毛包一致性膿疱が遠心性に拡大し，その後中心治癒により辺縁に膿疱を有する紅斑を形成する．色素沈着を残して軽快する．脂漏を有する場合が多く，20歳代の男性に好発する．近年後天性免疫不全症候群（AIDS）との合併が報告され，免疫異常が発症に関与すると考えられている．皮表脂質に好酸球走化性が発症メカニズムの1つとして推定されている．インドメタシン内服が著効を呈するため，診断的治療として選択される場合も少なくない．

小児にみられる顔面の小型紅色結節

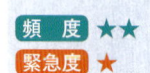

頻　度 ★★
緊急度 ★

スポロトリコーシス

こんな患者がアナタの前に！

8歳，女児．2週間前より右下眼瞼直下に小さな紅色皮疹が出現．屋外で遊ぶことが多く，両親は虫刺症と考え市販薬を塗布していた．しかし改善しないため，近くの小児科を受診．やはり虫刺症と診断され，ステロイド外用薬を処方されて，1日2回外用していた．

一時，皮疹は縮小傾向を呈したが，治癒せず，その後，皮疹はかえって増大した．再度，小児科を受診したところ，抗菌内服薬を処方されたが，内服4日目でも不変なため，来院した．

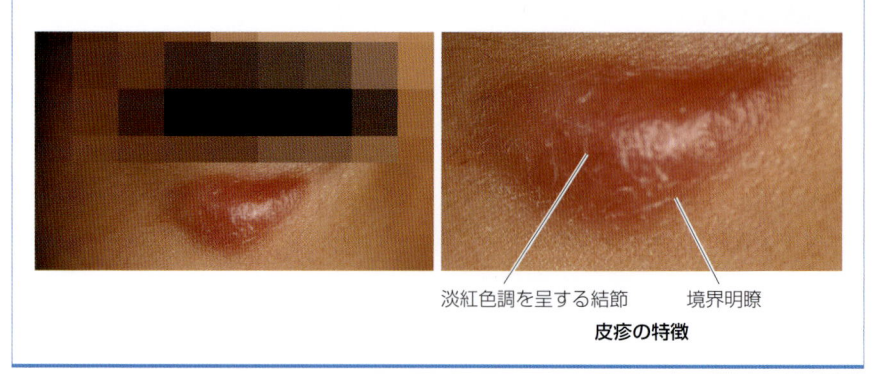

淡紅色調を呈する結節　　境界明瞭
皮疹の特徴

診療プロセス

▶1　患者から聴取すべきことは？

土との接触，眼瞼周囲の搔破の有無．

▶2　この症例をどう解釈する？

本症は，*Sporothrix schenckii* を含む土壌から，菌が擦過傷や棘などの小外傷を介して真皮内に侵入・増殖することで生ずる．皮疹は紅色小結節で，増大すると中央部が自潰し，浅い潰瘍となる．しかし，初期は紅色の浸潤を有する丘疹で始まることから，患者自身が虫刺症と訴える場合があるので鵜呑みにしてはならない．成人では，前腕や手背に生ずることが多い．小児は土が付着した手で眼瞼周囲を頻回に触る場合があるので同部に皮疹が生ずることがある．また，ステロイド外用や，抗菌薬内服で改善がみられない点も大きな診断の助けとなる．

▶3　検査は？　真菌培養　皮膚生検

　皮膚生検による病理検査と組織片を用いた Sabouraud ブドウ糖寒天培地やポテトデキストロース寒天培地による真菌培養を行い Sporothrix schenckii を分離し確認する．また，スポロトリキン反応も本症診断の助けとなる．

▶4　鑑別診断は？

　非結核性抗酸菌感染症，慢性膿皮症，伝染性膿痂疹（→ 26 頁），異物肉芽腫（→ 144 頁），円板状エリテマトーデス（→ 40 頁），血管拡張性肉芽腫など．

▶5　治療は？　内服　外科切除

　ヨウ化カリウム内服が第一選択である．作用機序は明らかではないが，経験的に半ば確立されており有効性が高い．また，抗真菌薬内服も行われるが，効果は劣る．このほか，温熱療法や固定型であれば外科切除も検討される．

▶6　患者説明は？

　特殊な真菌感染症であり，診断を確定したうえで適切な治療を行うべきであることを理解させる．水虫と異なり，深在性の真菌感染症であるので，外用療法では治癒が期待できないことを十分説明する．

▶7　専門医へのコンサルトのコツ

　診断には病理所見に加え，真菌培養により Sporothrix schenckii を分離することが必要なため，安易に抗真菌薬を投与することは厳に慎み，早期に紹介する．

TIPS!

- 虫刺症の治療で増悪する場合は本症を疑い，病歴を詳細に確認する．
- スポロトリコーシスは時に非典型的な臨床像を呈することを理解し，積極的に病理検査や培養同定を試みる．
- 土との接触の有無を必ず聴取．

Advanced Study：スポロトリコーシスの多彩な臨床像　皮膚科医でも診断は難しい？

　スポロトリコーシスとは，Sporothrix schenckii が真皮内に侵入し増殖する深在性皮膚真菌症である．温帯から熱帯の高温多湿の地域に多く発症し，地域差がある．わが国では，九州北部や北関東に好発し，東北北部から北海道ではきわめてまれである．①皮疹が単発する限局型（固定型）と，②リンパ管の走行に沿って皮疹が飛び石状に多発するリンパ管型，③全身に皮下結節が多発する播種型に分けられる．このうち①の場合，早期に診断がつかなくても経過を追うことで，徐々に本症に特徴的な所見が形成される．また，②では，リンパ流に一致して順に結節が生じた場合，本症を疑う重要な所見となる．しかし，顔面のリンパ流は複雑であり，病変が多発した小児例では，②か自家接種か判断に迷う症例も多い．③はまれである．

小児にみられる顔面の小型紅色結節

持続する口周囲の色素斑

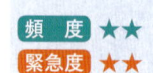

頻度 ★★
緊急度 ★★

固定薬疹

こんな患者がアナタの前に！

17歳，女性．6か月前より特に誘因なく，口の周りが黒くなってきたという．自覚症状はない．時に，同部が赤くなることがあるが，数日すると，黒に戻るとのこと．口唇ヘルペスと思い，自己判断で市販薬（詳細不明）を使用していたが改善しないため来院した．ひどい生理痛で悩んでいる以外に重篤な既往歴は特にない．

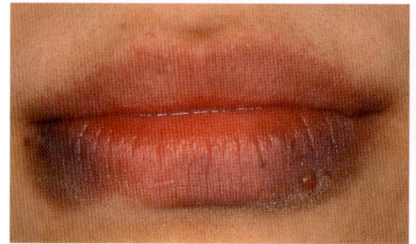

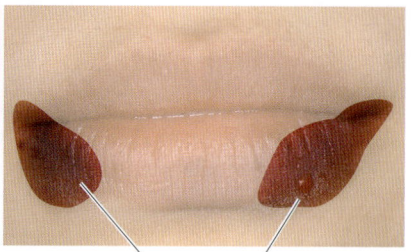

下口唇両側にみられる，境界不明瞭な色素沈着

皮疹の特徴

診療プロセス

▶1 患者から聴取すべきことは？

使用した薬剤の詳細．服薬歴．生理痛改善のために非ステロイド系消炎鎮痛薬などを頓用していないか，さらに，その際に皮疹の変化がみられないかを確認する．

▶2 この症例をどう解釈する？

粘膜部および粘膜移行部に生じた色素沈着である．多発しており，時に赤く変化する所見が重要であろう．生理痛があることから，服薬歴の聴取が重要である．患者は，医療機関で処方された薬剤にのみ注意が向いてしまいがちであるため，OTC医薬品を含めた服薬歴の聴取が重要である．提示例では，患者が口唇ヘルペスと誤認しているが，口唇ヘルペスでは多くの場合，疼痛などの自覚症状を伴うため，その確認が診断の助けとなる．

▶3 検査は？ 　臨床所見　再投与試験　パッチテスト

　診断に有用な臨床検査はない．再投与試験をするのが確実である．このほか，皮疹部におけるパッチテストは診断に有用である．

▶4 鑑別診断は？

　接触性皮膚炎（→32頁）口角炎，口唇ヘルペス（→32頁），アトピー性皮膚炎（→6頁）など．

▶5 治療は？ 　外用

　固定薬疹であることから，被疑薬を同定したのち，中止する．炎症後色素沈着に有用な外用薬はない．まだ炎症が残っているときであれば対症療法としてステロイド外用薬を用いてもよい．

▶6 患者説明は？

　患者本人に薬疹の自覚がないことが多いので，疾患概念を説明し，被疑薬を同定し，中止する必要がある．放置していれば，色素沈着が進み，整容的に問題が生ずることも伝えておく．

▶7 専門医へのコンサルトのコツ

　他の薬疹同様，被疑薬の同定が必要となる．再投与試験はもちろんであるが，パッチテストも皮膚科医への依頼が必須となる．ただし，口唇部のみに皮疹が生じた場合はパッチテストはかなり困難である．本症は重篤な薬疹ではないため，時にステロイド外用薬などを使い続けている症例に出くわすが，治療で軽快しない場合には，ためらわずに皮膚科医の診察を仰ぐべきであろう．

TIPS!

- 特定の薬剤を摂取するたびに同一部位に皮膚症状を繰り返すタイプの薬疹．
- 粘膜皮膚移行部に好発．内服後，紅斑となり，その後色素沈着する．
- 患者は色素沈着を訴えることが多い．若い女性では非ステロイド系消炎鎮痛薬の定期的な内服による発症も多く，問診が重要．

診断力アップ：OTC医薬品による固定薬疹

　わが国ではOTC化が推進されており，さまざまな市販薬による薬疹を経験するようになった．なかでも，感冒薬は従来から市販薬が多く，一般市民の使用頻度もかなり高いため，よく遭遇するものと思われる．

　近年，解熱鎮痛薬に含まれるアリルイソプロピルアセチル尿素による固定薬疹の報告が多い．鎮静目的で配合されており，多様な製品が市販されている．このほか，テトラサイクリン系薬品や食品でも起きることがあり，注意が必要である．

持続する口周囲の色素斑

顔面に生じた軽度鱗屑を付す紅斑

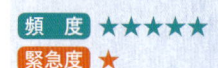

頻度 ★★★★★
緊急度 ★

脂漏性皮膚炎

こんな患者がアナタの前に！

44歳，男性．オーストラリア人．11年前より顔面に紅色皮疹が出現．軽度の痒みがあるという．頭部には，表面からフケのような白色の皮が多数付着している．湿疹と思い，自国で市販されているステロイド外用薬を使用していた．最近，来日したが，日本ではその外用薬が手に入らないという訴えで来院した．なお，同様の皮疹は陰部にもみられ，これまで同じ外用薬を使用していたという．

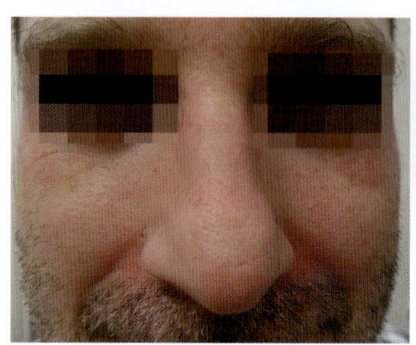

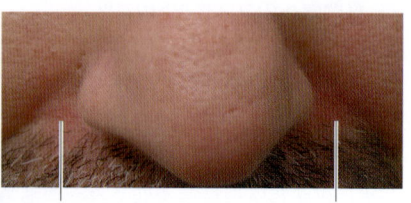

脂漏部にみられる境界不明瞭な紅斑　　表面に細かな鱗屑を付着

皮疹の特徴

診療プロセス

▶1　患者から聴取すべきことは？

瘙痒の有無（慢性湿疹や接触皮膚炎に比較し，瘙痒は軽度なことが多い）．被髪頭部の症状（フケの多寡，間擦部の皮疹の有無）．いわゆる「脂症ですか？」という質問に対する答えは，評価に個人差があるので鵜呑みにできない．

▶2　この症例をどう解釈する？

中年男性で，皮疹が脂漏部位に一致していることから，まず本症を疑う．問題は，正しい診断を受けずに，OTC外用薬を使用している点であろう．治療の基本は抗真菌薬としたい．陰部にも同様の外用薬を使用しており，ステロイド外用薬のレベルを確認し，適切な強さの外用薬を指導することが重要である．

▶ **3 検査は？** 臨床所見 ダーモスコピー

あくまで臨床所見から診断する．ただし，頭，顔，背中，腋窩部，股間など脂漏部位に生じた尋常性乾癬は，その臨床像が脂漏性皮膚炎に酷似する場合がある．両疾患の鑑別には，ダーモスコピーによる観察が有用である．

▶ **4 鑑別診断は？**

慢性湿疹，尋常性乾癬（→10頁），アトピー性皮膚炎（→6頁），カンジダ症など．

▶ **5 治療は？** 外用

ケトコナゾール外用が主体となる．皮膚常在酵母菌である *Malassezia* 属が関与すると考えられており，洗顔を含めた生活指導が重要となる．通常，抗真菌薬の内服は行わない．また，瘙痒が強い患者では，一定期間ステロイド外用療法を行うが，顔面や陰部などは吸収がよいため，弱いレベルを選択することが肝要である．

▶ **6 患者説明は？**

生活習慣改善が重要である旨を理解させる．すなわち，洗顔と抗真菌薬の継続使用が重要であることを強調する．また，頭部の本症はいわゆるフケ症となるため，患者のQOLを大きく低下させることに注意する．

▶ **7 専門医へのコンサルトのコツ**

乳幼児に生ずることもあり，診断に迷う場合には紹介すべきである．乳幼児の場合，時にアトピー性皮膚炎と誤診され，両親が過度に心配することもある．また成人患者ではパーキンソン病やAIDS患者にみられることがあり注意が必要である．

TIPS!

- 発症には皮膚常在酵母菌である *Malassezia* 属が関与．
- 抗真菌薬による治療のほか，洗顔方法などトータルでの生活指導が重要．
- 乳幼児に発症する型と成人型があり，さらに尋常性乾癬と鑑別が困難な場合がある．

スキルアップ　手軽な抗真菌薬入りシャンプー＆リンス

コラージュ®フルフルネクストシャンプー＆リンスは，真菌に対しミコナゾール硝酸塩を配合したシャンプーとリンスである．フケ・痒みおよび脂漏性皮膚炎，頭部湿疹患者の清潔保持に有用性が高い．一般に外用療法はアドヒアランスが悪く，患者はなかなかきちんと行わない．このような場合，洗髪で手軽にケアできる製品は大変便利である．最近は男性用にトニックタイプも発売され，幅広いニーズに対応可能となった．コラージュ®フルフルネクストシャンプー＆リンスとも，200 mLが1,700円前後で手に入る．

顔面に生じた軽度鱗屑を付す紅斑

高齢者の顔面に生じた瘙痒を伴わない湿疹様病変

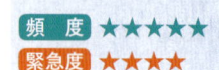

頻　度 ★★★★★
緊急度 ★★★★

日光角化症

こんな患者がアナタの前に！

77歳，男性．時期は不明であるが，頬部に家族いわく"湿疹のような病変"が出現．特に自覚症状がなく放置していたところ，次第にかさぶたのようなものが付着するようになり，ある程度時間が経つと自然に脱落した．しかし，かさぶたのようなものは再び厚くなり，皮疹は次第に拡大した．家族が湿疹の治療を希望して来院した．

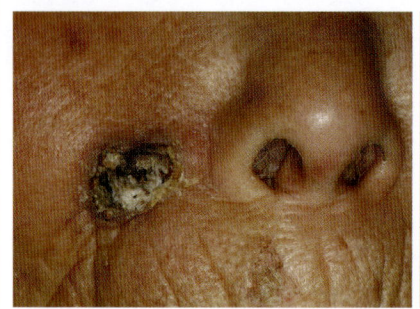

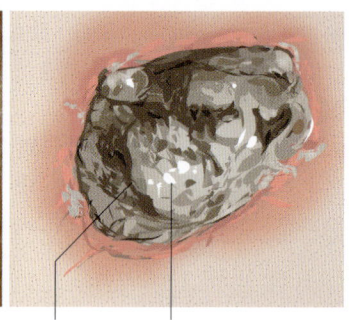

角化傾向を有する　　紅斑上に生じた灰白色調の厚い鱗屑
皮疹の特徴

診療プロセス

▶1　患者から聴取すべきことは？

先行病変の有無．光線曝露歴．外傷ややけどの有無．服薬歴．自覚症状の有無は慎重に聴取したい．

▶2　この症例をどう解釈する？

紅斑上に鱗屑を付着しており，見慣れていなければ湿疹・皮膚炎と誤診してしまう．自覚症状がない点は大きな鑑別点である．また，表面の鱗屑に着目する必要がある．湿疹ではこのような臨床像にはならない．提示例は理解しやすいようにきわめて厚い鱗屑を付着した例を選択したが，通常は薄い鱗屑である例も多い．角化傾向が強い点（つまり厚い鱗屑を付しているということ）は，悪性腫瘍を疑うべきである．本症は臨床所見が湿疹・皮膚炎に類似するため，患者は軽症と考えて受診する場合が多い．顔

面に好発するため，家族に指摘される機会は多いものの，市販薬などで対処されがちである．

▶3　検査は？　　皮膚生検

本症をみた場合，皮膚生検を行い，病理診断が必要である．病理所見は，表皮基底層に軽度核異型を有する角化細胞がみられるものの，あくまで前癌病変であり，真皮内への浸潤はみられない．通常，紫外線による真皮のダメージ（日光弾性線維症）がみられる．

▶4　鑑別診断は？

慢性湿疹，有棘細胞癌（→142頁）など．

▶5　治療は？　　外科切除　　局所療法

以前は外科切除が第一選択であったが，イミキモド外用が日光角化症に保険適用になり有効性が高い．ただし，必ず病理診断のうえ用いるべきである．

▶6　患者説明は？

ほとんどの患者は，悪性腫瘍と思わず，難治性の湿疹と考えて受診する．このため疾患概念を十分に理解させるとともに，まず病理診断をつけるための皮膚生検の同意をとることが第一である．

▶7　専門医へのコンサルトのコツ

皮膚科医であれば，本症を疑うのは比較的容易である．自覚症状のない湿疹病変をみた場合，積極的に皮膚科医へ紹介する．

TIPS!

- 本症を疑う目を養うことが重要．露光部の湿疹に類似する病変には注意．
- 病理診断を確定したのち，可能な限り外科切除を行う．
- 外用療法が適応となり，治療がより簡便にできるようになった．

Advanced Study

高齢者の皮膚

高齢者の皮膚においては，表皮の菲薄化と表皮突起の平坦化，真皮乳頭層の毛細血管係蹄の消失が観察される．この変化は高齢者では軽微な外力により，容易に表皮剥離が起こる事実からも推察できる．また，皮脂分泌の減少，セラミドや天然保湿因子の減少が起こり，バリア機能が低下する．一方，真皮の老化には，①生理的老化（chronological ageing）と，②光老化（photoaging）の2つのメカニズムが存在する．①では，真皮は全体として萎縮し，コラーゲンおよび細胞外基質のプロテオグリカンも減少する．また，弾性線維も減少もしくは変性する．一方，②ではコラーゲンの変性，血管壁の肥厚，プロテオグリカンや弾性線維の増加，不規則な斑状沈着，軽度の血管周囲性の炎症細胞浸潤がみられる．また，ヒアルロン酸などの細胞外基質も減少する．細胞レベルにおいても，線維芽細胞を培養した場合，高齢者由来では増殖能が低下する．

下腿のちょっと不思議な皮膚潰瘍

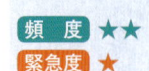

頻度 ★★
緊急度 ★

バザン硬結性紅斑

こんな患者がアナタの前に！

54歳，女性．数年前より高血圧で内服治療中．4か月前より，特に誘因なく左側の下腿屈側にやや盛り上がる硬い紅色の皮疹に気が付いた．特に自覚症状を伴わないため放置していたところ，次第に拡大し，さらに表面は硬くなった．かかりつけ医を受診し，抗菌薬内服による治療を受けたところ，皮疹は消褪した．しかし，その後同様の皮疹が右側下腿屈側に出現し，続いて両側下腿に多発した．本日潰瘍を形成したため心配になり救急外来を受診した．

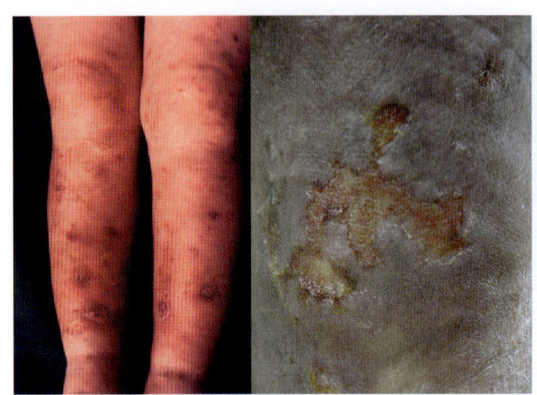

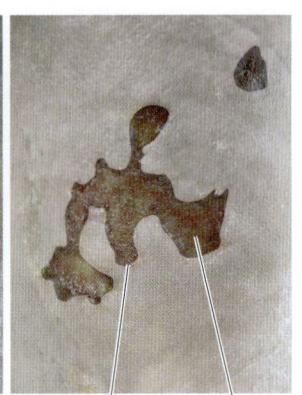

不整形の皮膚潰瘍　　黄白色調の潰瘍面

皮疹の特徴

診療プロセス

▶1　患者から聴取すべきことは？

結核の既往．結核患者との接触の有無．

▶2　この症例をどう解釈する？

立ち仕事をしているということから慢性静脈不全，また，抗菌薬が奏効している（ように見える）ことから蜂窩織炎ととらえる読者が多いかと思われるが，間違いである．蜂窩織炎であれば自発痛や圧痛などの自覚症状を伴うはずであり，左右対称性に

多発することはまれである．臨床症状をみると，左右対側性に鶏卵大までの紅斑が多発しており，潰瘍は辺縁不整で浅く，二次的に自潰した所見である．さまざまな鑑別疾患を念頭におく必要があるが，提示例では結核の関与を疑うスキルが求められる．

▶3　検査は？　皮膚生検　血液検査

皮膚生検による病理検査と PCR 法による結核菌の検出．胸部単純 X 線検査，CT 検査や骨シンチグラフィ，ツベルクリン反応，クォンティフェロン® TB-2G．

▶4　鑑別診断は？

結節性紅斑，うっ滞性脂肪織炎，血栓性静脈炎，Behçet 病（→ 222 頁），Weber-Christian 病など．

▶5　治療は？　内服　外用

結核が原因の場合，イソニアジドなどによる結核の治療．局所はステロイド外用薬などの局所療法を行う．

▶6　患者説明は？

通常の循環不全による皮膚潰瘍ではなく，結核の関与が考えられる．まずは皮膚科を受診し，皮膚の病理検査とともに結核感染の有無を調べたほうがよい．結果によって治療法が大きく異なるため，必ず翌日には総合病院の皮膚科受診を勧める．

▶7　専門医へのコンサルトのコツ

診断には病理所見が重要である．そのため，炎症を抑えるようなステロイド外用薬などを漫然と使用したあとに紹介すると診断を困難にする．

TIPS!

- 下腿に多発する自覚症状を伴わない暗赤色から紫紅色調の浸潤性紅斑．
- 潰瘍を形成するが，自然に治癒する．しかし，出没を繰り返す．
- 結核の既往と結核患者との接触の有無を必ず聴取．

Advanced Study

バザン硬結性紅斑の原因は？

現在では，結核菌またはその代謝産物に対するアレルギー反応によって生じる結核疹との考えが一般的であるが，歴史的には結核との関係を否定する説との間で長い期間論争がなされてきた．結核の関与については，バザン硬結性紅斑の皮疹部から結核菌が検出されたとする報告がなされると，結核疹としても疑問が呈された．そののち polymerase chain reaction（PCR）法が臨床応用されるようになると，バザン硬結性紅斑から得られた皮膚片では高率に結核菌陽性となることが示され，近年では再び結核疹説が支持されるようになった．

若い女性の手掌に生じた湿疹病変

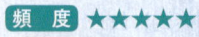

頻　度　★★★★★
緊急度　★

手湿疹

こんな患者がアナタの前に！

　29歳，女性．飲食業．4年前に現在の職に就いてから，手荒れがひどくなった．瘙痒も強い．市販のハンドクリームを使用しているが一向に改善しない．3か月前より，市販のステロイド外用薬を使用しているものの，一向に改善しないため来院した．

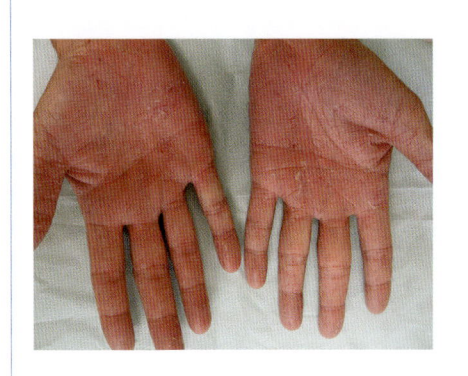

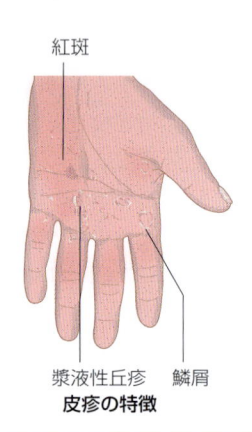

紅斑
漿液性丘疹　鱗屑
皮疹の特徴

診療プロセス

▶1　患者から聴取すべきことは？

　使用している洗剤，ハンドクリーム，ステロイド外用薬の詳細．他部位の同様の皮疹の有無．金属アレルギーの有無．

▶2　この症例をどう解釈する？

　手掌に紅斑，丘疹，鱗屑など多数の皮疹が存在している．瘙痒を有しており，湿疹病変であることは明らかである．湿疹とはあくまで診断名であり，湿疹三角形とよばれる3要素を満たしていることで診断する．すなわち①瘙痒，②点状状態，③多様性である．漿液性丘疹や充実性丘疹といった多彩な小型の皮疹が同時に存在し，瘙痒を伴う臨床像が重要である．

　難治性の手湿疹はその原因として金属アレルギーが関与する場合がある．これは，金属による全身性接触皮膚炎において，手掌および足底は角層が厚いという解剖組織

56

学的特性から，汗管に金属がトラップされ，湿疹変化が起きていることが推定される．実際に金属が手掌に接触して生ずるわけではないことに注意する．

▶3　検査は？　臨床所見　パッチテスト

臨床所見から診断可能．手湿疹は難治性であるが，時に原因を有する場合があり，原因同定と除去の試みは継続して行う．患者が日常使用している化粧品などを可能な限り持参させ，パッチテストを行う．また，上述の通り金属アレルギーが原因となる場合があることが明らかとなっており，金属パッチテストを行うとよい．

▶4　鑑別診断は？

汗疱，疥癬（→204頁），進行性指掌角皮症など．

▶5　治療は？　外用

ステロイド外用を行う．この場合，過度に強いレベルのステロイド外用薬を使用してはならない．ハンドクリーム塗布の励行によるバリア機能の保持は重要である．またパッチテストで原因が同定された場合は，当該品を今後使用禁止とする．金属アレルギーでは歯科金属が原因となる場合があるので必要に応じて，歯科と連携し金属除去を行う．

▶6　患者説明は？

原因がわかる可能性があることを理解させ，原因の検索を行うように指導する．また，平素からのスキンケアが重要である点を理解させ，こまめなハンドクリーム塗布を指導する．

▶7　専門医へのコンサルトのコツ

原因検索にパッチテストが必要なため，精査を依頼する．ハンドクリームなどによるスキンケア指導も依頼するとよい．

TIPS!

- 湿疹とは，①瘙痒，②点状状態，③多様性の3要素を満たすもの．
- 金属アレルギーが関与する場合がある．
- 治療はステロイド外用だが，同時にこまめなハンドクリーム塗布を勧める．

スキルアップ　ハンドクリーム

ハンドクリームはOTC薬として多数の製品が市販されており，患者の嗜好により選択してよい．医療機関では，皮脂欠乏症に保険適用を有する外用薬を用いる．ヘパリン類似物質含有外用薬や尿素軟膏などがよい適応となる．また，白色ワセリンも安価であり十分有効であるが，べたつくため患者が積極的に使用しない場合も多い．

中年男性に生じた足底の潮紅

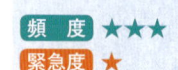

頻　度 ★★★
緊急度 ★

毛孔性紅色粃糠疹

こんな患者がアナタの前に！

51歳，男性．数年前より足底が一様に赤くなったという．その後，びまん性に潮紅した．また，四肢伸側には小型の淡紅色調を呈する丘疹が多発し，膝蓋では癒合している．自覚症状はない．新聞で掌蹠膿疱症の記事を読み来院した．

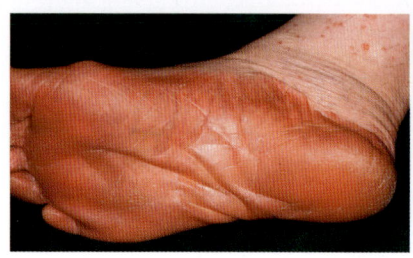

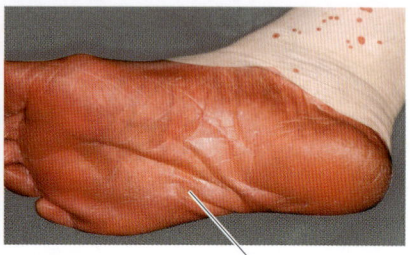

皮疹の特徴　　　足底のびまん性潮紅

診療プロセス

▶1　患者から聴取すべきことは？
　先行する感染症の有無．他部位(特に被髪頭部)の皮疹の有無．市販薬を含めた服薬歴．

▶2　この症例をどう解釈する？
　提示例は，手掌足底のびまん性潮紅とともに，四肢伸側に小型の淡紅色調の丘疹が多発している．この特徴的な臨床像から本症を疑う．毛孔性紅色粃糠疹は，手指背，四肢伸側，関節屈側に粟粒大程度の淡紅色調を呈する丘疹が多発する．頂点は尖状で時に毛孔角栓を有する．肘頭や膝蓋では癒合し，境界明瞭，不整形を呈する紅褐色調の乾癬様の外観（おろし金様と称される）を呈する．被髪頭部では粃糠状鱗屑と時に脱毛がみられる．また，爪甲は肥厚して黄褐色調となる．

▶3　検査は？　皮膚生検
　診断には，病理所見が必須である．病変の主座は表皮であり，角質肥厚と表皮肥厚および表皮突起の棍棒状延長，真皮の乳頭腫症，真皮乳頭層と乳頭下層の脈管周囲性の炎症細胞浸潤がみられる．

▶4　鑑別診断は？
　掌蹠角化症，尋常性乾癬（→10頁），掌蹠膿疱症（→184頁），薬疹（→48頁）など．

▶5 治療は？ 内服 外用

　治療はエトレチナート内服もしくは活性型ビタミン D_3（→スキルアップ）や尿素軟膏の外用である．ただし，エトレチナートは副作用に催奇形性があるため，妊娠可能年齢の患者には，男女とも慎重に投与しなければならない．また，自然軽快例も少なからずみられる．

▶6 患者説明は？

　小児では常染色体優性遺伝であり難治性である．このため，必ず両親を含めた家族歴を聴取し，可能な限り家族の受診を促す．一方，成人では感染症などに続発することが多く，予後良好な点を理解させる．

▶7 専門医へのコンサルトのコツ

　病理診断が必要となる．また，エトレチナート内服など専門的な治療を要する場合が多く，皮膚科医へ紹介すべきである．

TIPS!

- 手指背，四肢伸側，関節屈側に粟粒大程度の淡紅色調を呈する丘疹が多発．手掌足底はびまん性に潮紅する．
- エトレチナート内服が奏効．
- 小児では常染色体優性遺伝であり難治．成人では感染症などに続発し，予後良好．

スキルアップ　活性型ビタミン D_3 外用薬

　活性型ビタミン D_3 外用薬は，表皮が異常に増殖する疾患である乾癬治療において第一選択として広く使用されている．さらに，使用経験が蓄積されるにつれ，本薬は尋常性白斑などの難治性皮膚疾患にも有効性を発揮することが明らかとなった．保険適用外使用という問題は残るものの，未知なる可能性を秘めた薬剤である．

Advanced Study　急速に明らかになった尋常性乾癬の病態生理

　炎症性角化症の代表である尋常性乾癬の本態は"免疫担当細胞からの各種刺激により表皮のターンオーバーが亢進した状態"といえる．その結果，皮疹は厚い鱗屑を付す紅斑という特有の形態を呈する．病理組織学的には，過角化を伴う表皮肥厚とともに，好中球の表皮内浸潤が観察される．乾癬は多因子遺伝性皮膚疾患と考えられており，遺伝的要素（第6染色体短腕の主要組織適合性抗原複合体に位置する疾患感受性遺伝子が重要）に加え，後天的な環境因子が発症に重要である．免疫学的側面としては樹状細胞やT細胞が乾癬発症に関わっており，なかでも最近 Th17 細胞の関与が注目を集めている．

中年男性に生じた足底の潮紅

長期に生じている口唇の皮疹

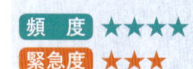

頻度 ★★★★
緊急度 ★★★

扁平苔癬

こんな患者がアナタの前に！

48歳，女性．5か月前より下口唇の皮膚が剝けることに気付いた．口紅など化粧品は変更していない．次第に皮疹が拡大し，最近では食物がしみるようになってきたため外用薬が欲しいと来院した．

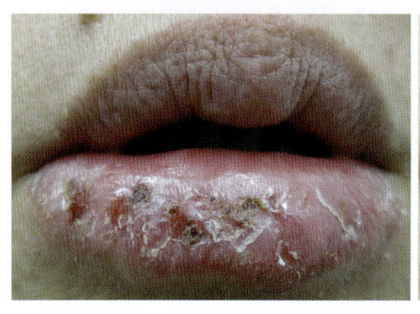

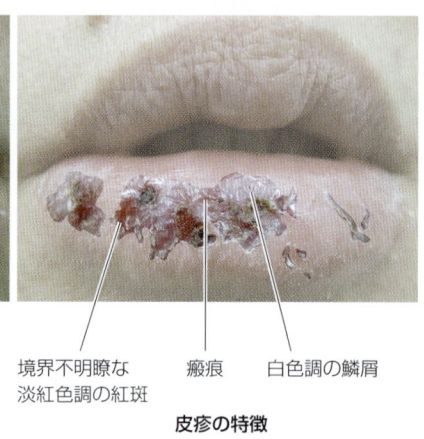

境界不明瞭な淡紅色調の紅斑 　瘢痕　 白色調の鱗屑

皮疹の特徴

診療プロセス

▶1　患者から聴取すべきことは？

より正確な発症時期．服薬歴．生活歴．口腔粘膜や他部位の同様の皮疹の有無．

▶2　この症例をどう解釈する？

扁平苔癬では，主として四肢伸側に扁平に隆起し，中央部がわずかに陥凹する紫紅褐色調から淡紅褐色調の紅斑が多発する．通常瘙痒を伴う．また粘膜，爪にも皮疹が生ずる．皮疹にオリーブ油を滴下して観察すると表面に白色線条（Wickham線条）がみられ，診断的価値が高い．提示例のように，口唇にみられることもあり，常に本症を念頭におく．薬疹による扁平苔癬は臨床像では鑑別不可能であり，詳細な服薬歴の聴取とともに，病理所見を参考にする．

60

▶3 検査は？ 〔皮膚生検〕

本症は特徴的な病理所見をとるので，診断には必ず皮膚生検を行う．病変の主座は表皮直下の真皮上層に存在する，帯状の稠密な炎症細胞浸潤である（右写真）．苔癬型反応とよばれ，本症診断の決め手となる．また，薬剤による本症を疑う場合には，リンパ球幼若化試験や血算，血液一般生化学的所見をチェックする．また，C型肝炎に伴って生ずる場合もあるため，精査したい．

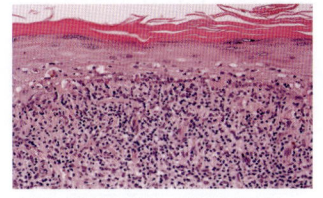

病理組織学的所見（苔癬型反応）

▶4 鑑別診断は？

環状肉芽腫（→62頁），環状弾性線維融解性巨細胞性肉芽腫，サルコイドーシス（→28頁），円板状エリテマトーデス（→40頁），有棘細胞癌（→142頁）など．

▶5 治療は？ 〔外用〕〔内服〕

ステロイド外用，場合によっては内服．またタクロリムス外用の有用性が高い．内服では抗真菌薬であるグリセオフルビンの有用性が知られていたが，最近製造中止され，使用は難しい．このほかシクロスポリン内服も有用である．

▶6 患者説明は？

薬剤で生ずることもあるので，市販薬やサプリメントなどを含めた服薬歴を確認する．また，再発を繰り返すこともあるので治療継続を促す．

▶7 専門医へのコンサルトのコツ

病理所見が診断に重要なので，可能な限り無加療で皮膚科に紹介するのがよい．他疾患に対して全身療法を行っている場合には，薬剤名を紹介状に記載するとよい．

TIPS!
- 主として四肢伸側に扁平に隆起する紫紅褐色調から淡紅褐色調の紅斑が多発．
- 薬剤により惹起されることがあり，注意が必要．
- 診断は病理所見によるので，無加療ですみやかに皮膚科に紹介するとよい．

Advanced Study

扁平苔癬の原因

原因となる薬剤として，サイアザイド系利尿薬，β遮断薬，ACE阻害薬，金製剤，非ステロイド系消炎鎮痛薬，スルホニルウレア，抗菌薬，抗マラリア薬，クロレラなどが有名である．また，本症の原因としてC型肝炎ウイルスや金属アレルギーの関与が指摘されており，精査すべきである．このように，本症をみた場合には，精査すべき疾患が多々あるため疾患概念を理解し，丁寧に診療を進めるべきである．時に，湿疹として原因検索もなく長期に治療されている場合があり，患者の不利益となっている．

中年女性の手背に生じた環状皮疹

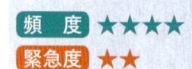

頻　度 ★★★★
緊急度 ★★

環状肉芽腫

こんな患者がアナタの前に！

　56歳，女性．数か月前より手背に小さな淡紅色の丘疹が出現．その後，同様の皮疹が新生し，次第に環状に配列して，全体として堤防状に隆起する皮疹となった．特に外傷などの誘因はない．

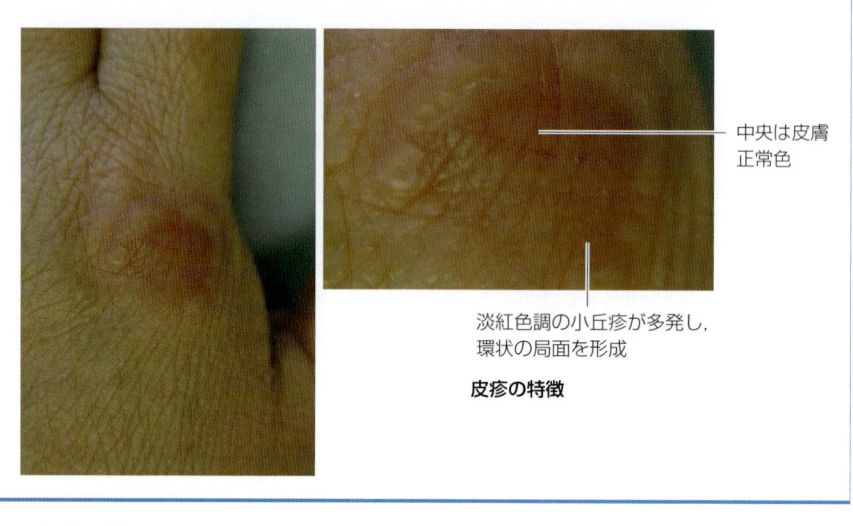

中央は皮膚正常色

淡紅色調の小丘疹が多発し，環状の局面を形成

皮疹の特徴

診療プロセス

▶1　患者から聴取すべきことは？

　先行する外的刺激の有無．糖尿病の有無．市販外用薬使用の有無．

▶2　この症例をどう解釈する？

　環状肉芽腫は特徴的な臨床像を呈し，臨床的に限局型，播種型，穿孔型，皮下型，紅斑型などに分けられる．皮疹は，丘疹ないしは小さな結節が生じたのち，遠心性に拡大する．最終的には，丘疹が環状に配列して堤防状に隆起する．色調は淡紅色から淡褐色調を呈するが，皮膚常色の場合もある．本症は多数を経験しなければ，判断することは難しい．重要なのは視診だけでなく触診であり，周囲の丘疹部が比較的硬く触れることを確認することが重要である．

62

▶3　検査は？　皮膚生検　血液検査

　基礎疾患として糖尿病がみられる場合があり，その精査が重要となる．診断確定のためには皮膚生検を行い病理診断する．病理所見では，表皮に著変はなく，病変の主座は真皮である．上層から中層にかけて単核球を中心とした炎症細胞が変性した膠原線維を取り囲む肉芽腫性病変である．

▶4　鑑別診断は？

　サルコイドーシス（→ 28 頁），脂肪類壊死症，環状扁平苔癬，環状弾性線維融解性巨細胞性肉芽腫など．

▶5　治療は？　外用

　基礎疾患があればまずその治療を行う．皮疹にはステロイド外用や光線（紫外線）療法が行われる．難治な場合，ステロイド外用薬を塗布したのち，ポリエチレン薄膜で覆うことで吸収を亢進させる密封療法を行ってもよい．また，自然治癒が期待できる疾患である．

▶6　患者説明は？

　基礎疾患として糖尿病が挙げられるが，糖尿病の場合，環状肉芽腫は播種型となることが多い．本症が多発している場合には，十分な注意が必要である．

▶7　専門医へのコンサルトのコツ

　臨床像が特異的であり，慣れれば診断は容易であるが，迷う場合には積極的に皮膚科医にコンサルトする．また，難治の場合，光線（紫外線）療法を行うため，対応可能な施設に紹介するとよい．

TIPS!

- 丘疹ないしは小さな結節が生じたのち，遠心性に拡大し，丘疹が環状に配列して堤防状に隆起する．
- 基礎疾患として糖尿病が存在することがある．
- 自然治癒も期待されるが，光線（紫外線）療法が選択される場合もある．

Advanced Study

肉芽腫とは

　肉芽腫は，病理組織学的に単球およびマクロファージが異物などを取り囲む像を示す．浸潤細胞は，単球およびマクロファージに発現する CD68 陽性細胞である．あくまで組織学的用語であり，臨床症状をさす用語と混同してはならない．皮膚潰瘍などで形成される肉芽とは意味を異にすることに注意する．

成人女性に生じたしもやけ

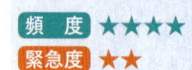

頻　度 ★★★★
緊急度 ★★

凍瘡

こんな患者がアナタの前に！

57歳，女性．毎年冬になると手指が紅色になり，時に紫色になるという．瘙痒や疼痛を自覚することもある．市販のしもやけの薬を用いているが軽快せず来院した．

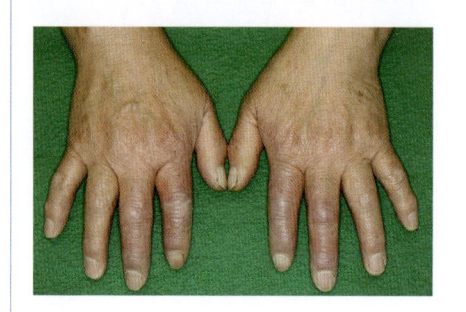

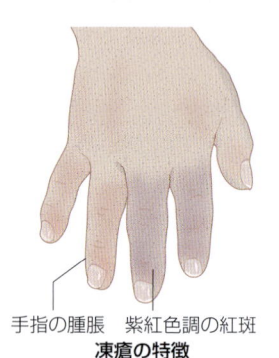

手指の腫脹　紫紅色調の紅斑
凍瘡の特徴

診療プロセス

▶1 患者から聴取すべきことは？

より正確な発症時期．治療歴．生活歴（特に寒冷曝露の頻度や仕事内容）．関節痛などの全身症状の有無．

▶2 この症例をどう解釈する？

寒冷に曝露され，循環障害が起こりやすい末梢部，つまり耳介，頰部，鼻尖部，指趾尖部に好発する．皮疹は概ね2型に分類される．指節もしくは足趾全体が紫藍色調でうっ血性に腫脹するT型（柿樽型）と，小指頭大以下の暗紫紅色調を呈する滲出性紅斑もしくは丘疹が多発ないしは散在するM型（多形紅斑型）である．これに加えて両者が混在するMT型や手指全体がびまん性に発赤，腫脹するアクロチアノーゼ型をサブタイプとする考えもある．皮疹は時に水疱やびらんをきたすこともあるが，深い潰瘍になることはまれで，通常は瘢痕を残さず治癒する．自覚症状としては瘙痒感があり，温まると増強する．凍瘡は寒波の到来とともに出現するが，春になると出現しなくなる．

▶3　検査は？　皮膚生検

　凍瘡に特異的な検査所見はないが，後述する疾患との鑑別で検査が必要となる．また，凍瘡の治療効果を評価する目的でサーモグラフィは簡便かつ有用な手段である．凍瘡で皮膚生検を施行することは少ないと思われるが，他疾患との鑑別のために必要となることがある．所見としては，表皮は変化がみられず真皮乳頭層に脈管の拡張と間質性浮腫がみられ，しばしば浮腫は高度となる．

▶4　鑑別診断は？

　凍瘡様ループス（→66頁），Sjögren症候群（→8頁），SLE（→212頁）などの膠原病関連疾患，多形滲出性紅斑など．

▶5　治療は？　外用　内服

　トコフェロール酢酸エステル軟膏やヘパリン類似物質含有軟膏などの凍瘡治療用軟膏を外用する．また，炎症症状の強い部位にはステロイド外用薬が有効である．びらん面には抗菌薬含有軟膏を用いるが，古典的な亜鉛華単軟膏を厚く塗布する方法も有効である．また，症状が高度な場合や，毎年繰り返す場合，トコフェロール酢酸エステルを内服させるのもよい．漢方薬（当帰四逆加呉茱萸生姜湯や人参養栄湯など）も有効であるとされる．マッサージや温熱療法も有効である．

▶6　患者説明は？

　何より寒冷回避と保温が大切である．小児に対しては両親の理解を得ることが大切である．屋内での保温はもちろん，屋外で活動する際には手袋や厚手の靴下を装着させ，カイロの使用を勧める．小型の使い捨てカイロは，ポケットや靴底にも入れることができ，有用である．また耳あてやマスクの着用も有効である．凍瘡は学童に好発し，重症例では冬季の屋外での体育授業を制限する必要もある．学校側の理解が乏しい場合には，医療者側から積極的に助言するべきであろう．

▶7　専門医へのコンサルトのコツ

　臨床所見が凍瘡様であっても，実はその背景に膠原病などの思わぬ基礎疾患が潜んでいる場合が少なくない．診断に迷う場合には，必ず皮膚科医に紹介する．

TIPS!

- 臨床症状から，紫藍色調でうっ血性に腫脹するT型（柿樽型）と，小指頭大以下の暗紫紅色調を呈する滲出性紅斑もしくは丘疹が多発ないしは散在するM型（多形紅斑型）が存在する．
- 寒冷回避と保温が重要．小児においては両親の理解を得ることが大切．
- 時に膠原病などとの鑑別が必要．

成人女性に生じたしもやけ？

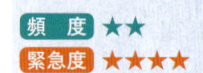

頻度 ★★
緊急度 ★★★★

凍瘡様ループス

こんな患者がアナタの前に！

49歳，女性．数年前より手指が紅色になり，時に紫色になる．症状は寒冷時顕著になるが，夏季でも同様にみられることがある．また，瘙痒や疼痛を自覚することもある．市販のしもやけの薬を用いているが軽快せず来院した．

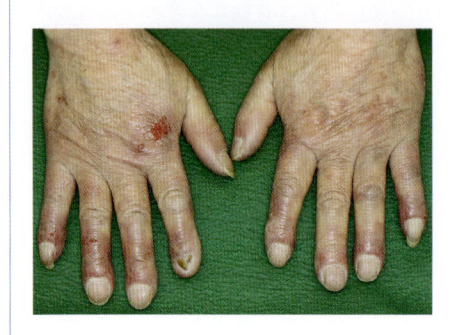

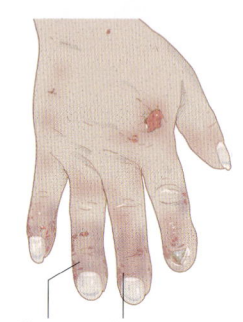

手指の腫脹　紫紅色調の紅斑
凍瘡様ループスの特徴

診療プロセス

▶1　患者から聴取すべきことは？

より正確な発症時期．服薬歴．生活歴（特に寒冷曝露の頻度や仕事内容）．関節痛や乾燥症状などの全身症状の有無．家族内同症の有無．

▶2　この症例をどう解釈する？

凍瘡にきわめて類似するが，提示例では年間を通して症状がみられており，凍瘡様ループスを考える必要がある．臨床像は凍瘡に類似するが，病理組織学的には円板状エリテマトーデスに類似し，エリテマトーデスの皮膚症状の1つとしてとらえられている．臨床症状は浮腫性紅斑で始まり，その後中心部の萎縮とともに角化・鱗屑がみられるようになる．凍瘡との鑑別においては，この角化・鱗屑がポイントであり，凍瘡では角化することはまれである．また，びらんや浅い潰瘍を形成し，萎縮性瘢痕や色素沈着として治癒する．これらも凍瘡との重要な鑑別点である．凍瘡と本症はともに冬季に発症して増悪するが，本症が凍瘡と異なる点は中年女性に好発する点である．また時に他部位にエリテマトーデスの皮疹を伴い，凍瘡との鑑別に有用である．

▶3　検査は？　血液検査　皮膚生検

　膠原病などの自己免疫疾患の有無を確認するため，通常の血算，血液像や血液一般生化学的検査に加え，抗核抗体や抗 ENA 抗体の有無，赤沈，蛋白分画やクリオグロブリンをチェックする．病理所見は，角質増殖および表皮基底細胞層の液状変性または表皮の不規則な肥厚，表皮内および真皮乳頭層の浮腫と脈管の拡大がみられる．皮膚エリテマトーデスにみられる所見である．

▶4　鑑別診断は？

　凍瘡（→64 頁，鑑別診断については，下記の診断力アップを参照），Sjögren 症候群（→8 頁），SLE（→212 頁）などの膠原病関連疾患，多形滲出性紅斑など．

▶5　治療は？　外用　内服

　凍瘡と同様に寒冷刺激を避けるよう指導する．そのうえでステロイドの外用や内服，また血管拡張作用を有する薬剤（プロスタグランジン製剤や抗血小板薬など）を内服させる．

▶6　患者説明は？

　凍瘡にみえるが，膠原病など基礎疾患の精査が重要であることを理解させる．そのうえで，寒冷回避と保温を指導する．

▶7　専門医へのコンサルトのコツ

　臨床所見が凍瘡様であっても，実はその背景に膠原病など思わぬ基礎疾患が潜んでいる場合も少なくない．診断には皮膚生検による病理所見が重要であるので皮膚科医にコンサルトする．

TIPS!

- 冬季に中年女性に生じることが多い角化傾向を有する凍瘡様皮疹．中心部が萎縮性瘢痕になっているか観察する．
- 病理所見での凍瘡との鑑別のポイントは，表皮の変化の有無．
- 膠原病などの基礎疾患の有無を精査．

診断力アップ　　　　凍瘡との鑑別のポイント

以下の 6 項目が有用である．
① 寒冷刺激が先行していない．
② 冬季のみならず，通年性に皮疹が出現する．
③ 成人期以降に突然発症している．
④ 凍瘡として非定型的な臨床像を呈している．
⑤ 瘢痕が多発している．
⑥ 関節痛，発熱，乾燥症状など全身症状を伴っている．

中年女性の手指に生じた湿疹様病変

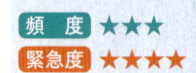

頻度 ★★★
緊急度 ★★★★

皮膚筋炎

こんな患者がアナタの前に！

54歳，女性．数年前より手背に皮疹があったが，軽度の瘙痒があったため，手荒れと思い市販のハンドクリームを使用していた．それに加えて最近は，手に持っていたものを不意に落としてしまうことがあるという．手背の皮膚症状と関係があるかが心配になり来院した．

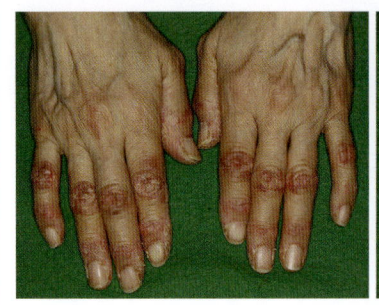

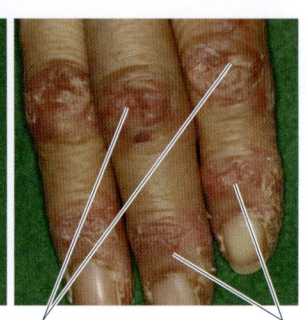

角化性紅斑
（淡紅色調の紅斑上に白色調の鱗屑を付着）

爪囲紅斑

皮疹の特徴

診療プロセス

▶1　患者から聴取すべきことは？

全身症状（関節痛や発熱，倦怠感，筋肉痛）の詳細．服薬歴．呼吸器症状，光線過敏症の有無．

▶2　この症例をどう解釈する？

手背の皮疹は Gottron 徴候である．皮膚筋炎では以下に挙げる多数の皮膚症状がみられるので，それぞれの有無をチェックする．

- Gottron 徴候：指関節もしくは指背面の角化性紅斑．丘疹は Gottron 丘疹とよばれる．指腹にできる逆 Gottron 徴候もある．
- ヘリオトロープ疹：両上眼瞼周囲の淡紫紅色調の浮腫性紅斑．
- 多形皮膚萎縮（ポイキロデルマ）：本症晩期にみられる色素沈着，色素脱失，毛細血管拡張が混在する局面．

- 爪囲紅斑と爪上皮出血：両手指の3本以上にみられれば膠原病を疑う．
- 爪囲さか剝け様角化，搔破性皮膚炎様紅斑：瘙痒による搔破で生じる紅斑．
- メカニックスハンド：手指側面に好発する，機械工の手のように光沢のある皮疹．
- 皮膚潰瘍：肘・膝などの関節突出部に好発．

ほかにも，網状皮斑，顔面紅斑，石灰沈着（小児例に特徴的）など多彩である．

▶3　検査は？　血液検査　皮膚生検

　膠原病精査を行う．抗核抗体，抗アミノアシルtRNA合成酵素抗体の有無をチェックする．さらに，胸部単純X線検査やCTで間質性肺炎の有無を確認し，動脈血ガス分析を行う．また，筋電図検査も行う．皮膚筋炎では，内臓悪性腫瘍を合併することが多いため，その精査も併せて行う．また，皮膚生検および筋生検を行い，病理所見を得る．病理所見では，表皮真皮境界部の液状変性と真皮血管付属器周囲の単核球を中心とした炎症細胞浸潤がみられる．

▶4　鑑別診断は？

　多発性筋炎，SLE（→212頁），菌状息肉症（→104頁）など．

▶5　治療は？　内服　点滴

　ステロイドや免疫抑制薬の全身投与を行う．また，難治例に対してはγグロブリン大量静注療法を行う．また，皮疹に対しては，ステロイドや免疫抑制薬外用を行う．

▶6　患者説明は？

　皮膚筋炎は，間質性肺炎や内臓悪性腫瘍を伴うことがあるため，可能な限り入院して精査するべきである．また，皮疹が先行し，筋症状が遅れて出ることもあるので，皮膚症状だけでも定期的な精査が必要である点を十分理解させる．

▶7　専門医へのコンサルトのコツ

　多彩な皮膚症状が診断の根拠となるので，皮膚症状に関しては治療せず，皮膚科医にコンサルトすべきである．

TIPS!

- 多彩な皮膚症状がみられる．特にGottron徴候，ヘリオトロープ疹，多形皮膚萎縮は出現頻度が高く重要．
- 皮膚生検のみならず，筋生検を行い，病理所見を確認．
- 皮疹に対しては，ステロイドや免疫抑制薬外用が有用な場合がある．

Advanced Study

amyopathic dermatomyositis

　皮膚筋炎に典型的な皮膚症状を呈するが，筋症状がみられないタイプのことである．予後が悪い場合があるため，注意が必要である．

中年女性の手指に生じた湿疹様病変

下腿に生じた小さな紫斑および褐色皮疹

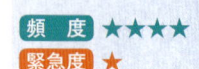

頻　度 ★★★★
緊急度 ★

慢性色素性紫斑

こんな患者がアナタの前に！

　44歳，女性．7か月前より下腿に小さな紅色皮疹が出現．皮疹は拡大し，一部は褐色調になった．その後，次第に皮疹の色調は薄くなってきたという．しかし，同様の皮疹が出没を繰り返しているという．新聞で，紫斑病の記事を読み心配になり来院した．

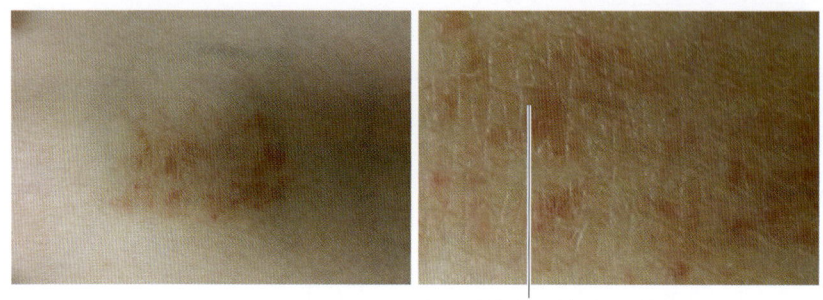

小さな紫紅色から褐色調の色素斑
皮疹の特徴

診療プロセス

▶1　患者から聴取すべきことは？

　全身症状の有無．先行感染症の有無．服薬歴．生活状況（立ち仕事の有無など）．

▶2　この症例をどう解釈する？

　本症はありふれた皮膚疾患であり，患者数は多いものの，紫斑が生ずるために紫斑病などを心配して受診する患者が少なくない．提示例ではきわめて小さな紫斑とともに，色素沈着がみられている．IgA血管炎（Henoch-Schönlein紫斑病，→関連疾患）の場合には，もう少し大きな紫斑が下肢全体に多発し，真皮における炎症症状を反映して浸潤を触れる場合が多い．本症は，臨床症状により主に①Schamberg病，②Majocchi血管拡張性環状紫斑，③紫斑性色素性苔癬様皮膚炎の3型に分けられる．いずれも皮疹の形態により分類するが，発症機序は大差がないため，最近では慢性色素性紫斑として包括される場合が多い．

▶3 検査は？ 臨床所見

臨床症状から診断可能である．特に臨床検査や皮膚生検は必須ではない．しかし，診断に迷う場合には病理診断する．所見としては，真皮上層に血管周囲性の単核球を主体とする炎症細胞浸潤とともに出血がみられる．

▶4 鑑別診断は？

IgA血管炎（→関連疾患），うっ血性紫斑，老人性紫斑など．

▶5 治療は？ 外用 内服

血管強化薬内服を行う．また，瘙痒がみられる場合にはステロイド外用を行う．症例によっては病巣感染が関与する場合がある．

▶6 患者説明は？

症状が慢性，長期に及ぶため患者は内臓血管に同様の変化が起きているのではないかと心配することが多い．あくまで皮膚真皮の毛細血管レベルでの病変であることを理解させ，過度な心配をしないよう伝える．患者が立ち仕事の多い職業の場合には，安静加療も重要な治療法であることを認識させる．

▶7 専門医へのコンサルトのコツ

紫斑や色素沈着の形態がバラエティーに富み，また時に瘙痒などを有する場合があるため，診断に迷う症例も多い．皮膚科医であれば，典型的な症例から非定型的な症例まで経験しているので，診断に迷った場合は紹介すればよい．また，安易に本症と診断する誤診例も散見されるので注意したい．

TIPS!

- 下腿に好発するきわめて小さな紫斑と色素沈着が主体．
- 臨床症状により大きく3型に分けられるが，最近は包括されることが多い．
- 血管強化薬内服が適応となるが，慢性に経過する症例が多い．

関連疾患

IgA血管炎

Henoch-Schönlein紫斑病は最近，その病態を反映してIgA血管炎とよばれる．本症の誘因は，細菌・ウイルス感染，薬剤，妊娠，悪性腫瘍などと考えられている．皮疹は，鮮紅色→紫紅色→褐色と変化する．関節症状や消化器症状を伴うことがあり注意が必要であるが，診断には紫斑部の皮膚生検による病理所見が有用であり，凍結生標本を用いた蛍光抗体直接法により真皮上層の血管周囲におけるIgAの沈着を証明する．

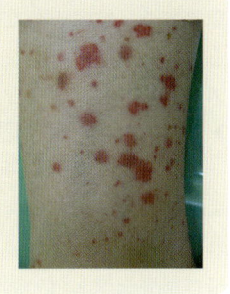

下腿に生じた小さな紫斑および褐色皮疹

突然生じた頬の潮紅

頻　度 ★★★★★
緊急度 ★★★★

丹毒

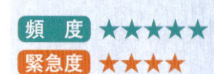

こんな患者がアナタの前に！

26歳，男性．今朝より右頬部の全体が紅色に腫脹してきた．また，軽度の悪寒と発熱がある．外傷の既往は特にない．

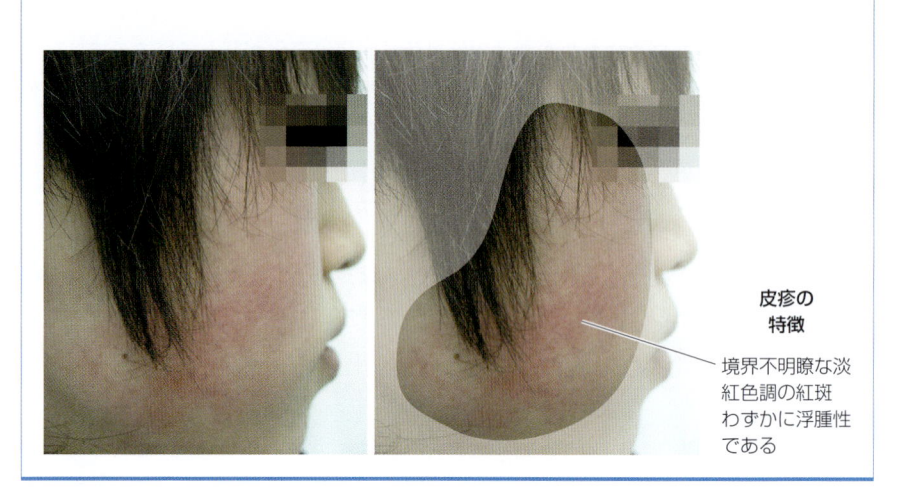

皮疹の特徴
境界不明瞭な淡紅色調の紅斑
わずかに浮腫性である

診療プロセス

▶1　患者から聴取すべきことは？
　同様症状の既往．糖尿病などの基礎疾患の有無．顔面・頸部の手術歴．

▶2　この症例をどう解釈する？
　突然生じた熱感を伴う皮膚の腫脹であり，丹毒を疑う．丹毒の好発部位は顔面と下腿であり，特に十分な抗菌薬の投与が行われなかった場合など再発性になることがある．局所の循環不全を伴う場合があり，手術歴を必ず聴取する．また，糖尿病患者やステロイド使用者など免疫不全状態で起こることが多く，その点も確認する．

▶3　検査は？　血液検査　皮膚生検
　急性の炎症徴候がみられており，血算やCRP，肝機能（トランスアミナーゼなど），および腎機能（クレアチニンなど）をチェックする．尿検査も行う．もし，びらん面があれば，細菌培養を行い，起炎菌を明らかにしたいが通常は難しい．診断が不明な場合には皮膚生検を行い病理組織学的に検討する．所見としては，真皮の高度な浮腫とと

もに脈管の拡張と好中球浸潤がみられる．

▶ 4　鑑別診断は？

蜂窩織炎，接触皮膚炎（→ 32 頁），急性湿疹など．

▶ 5　治療は？　内服　点滴

A 群 β 溶血性レンサ球菌が原因であることが多く，ペニシリンもしくはセフェム系抗菌薬を選択し，長期投与する．時に黄色ブドウ球菌が起炎菌となる．この場合には，セフェム系抗菌薬を選択する．腎炎を併発することがあり注意を要する．また，局所治療として抗菌作用のある外用薬を用いる場合があるが，経口もしくは経静脈的に抗菌薬が十分投与されていれば必須ではない．むしろ局所冷却のほうが患者の自覚症状を軽減できる場合がある．

▶ 6　患者説明は？　うつる

適切に治療しなければ，全身症状をきたす．また上述したごとく，腎炎を併発することがあり注意を要する．不適切な治療では習慣性丹毒となるリスクがあり，きちんと受診することを指導し，経過観察の重要性を理解させる．

▶ 7　専門医へのコンサルトのコツ

診断困難な場合に皮膚科医受診を促す．習慣性の場合，患者が本症を訴えることもある．この場合には耐性菌誘導に注意しながら，抗菌薬投与を行う．

TIPS!

- 顔面と下腿に好発する熱感を伴う浮腫性紅斑．
- 不適切な治療により，習慣性となる場合がある．
- ペニシリンもしくはセフェム系抗菌薬を長期投与．腎炎発症の有無をチェック．

関連疾患　丹毒様癌

癌の皮膚転移により，境界明瞭な紅斑となり丹毒様外観を呈する．癌性リンパ管炎を伴う．乳癌に多くみられる．

診断力アップ　蜂窩織炎と丹毒

両疾患とも皮膚を病変の主座とする細菌感染症であり，区別が困難な場合も多い．以前は起炎菌により分けられていた．すなわち蜂窩織炎がブドウ球菌，丹毒が溶連菌とする考え方である．しかし臨床現場において，初診時に起炎菌を推定するのは不可能であり，伝染性膿痂疹のごとく皮疹がクリアカットに分かれるものでもない．近年の考え方は，病変の主座の組織学的部位による分類であり，蜂窩織炎は皮下脂肪組織，丹毒は真皮とする考え方が一般的である．

突然生じた頬の潮紅

下腿に急速に拡大する紅色腫脹

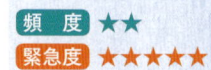

頻　度 ★★
緊急度 ★★★★★

壊死性筋膜炎

こんな患者がアナタの前に！

52歳，男性．糖尿病だが，通院は不定期だという．昨日より右足趾に違和感がある．次第に紅色に変化し，熱感とともに痛みが出現．夕刻には明らかな腫脹がみられ，さらに痛みは強くなった．昨夜は一睡もできなかったという．本日，抗菌薬を処方してもらいたいと来院した．

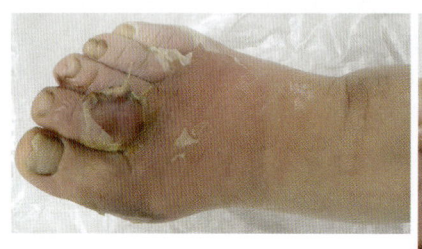

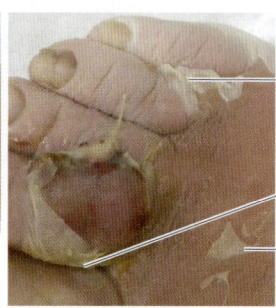

- 浸軟した鱗屑
- 浸軟した局面
- 紅色から暗紅色調の著明な腫脹

皮疹の特徴

診療プロセス

▶1 患者から聴取すべきことは？

糖尿病の治療状況やコントロールの状態．服薬歴．白癬の有無．生活歴（安全靴などの着用の有無）．

▶2 この症例をどう解釈する？

糖尿病の基礎疾患をもつ患者に急速に進んだ皮膚感染症である．全体として紅色に腫脹し，局所に熱感があり，痛みが激しい．痛みは睡眠が障害されるほどであり，一般に悪寒戦慄や発熱など全身症状を伴うことが多い．早期に外科的デブリドマンを行うとともに，抗菌薬の大量投与を行うべきである．糖尿病患者は時に病識がなく，このような重症感染症であっても，しばらく経過観察し，投薬のみを求める場合がある．放置すると多臓器不全で死に至ることがあるので要注意である．なお，原因は不明な場合が多いが，外傷や白癬が原因となる場合もあり，観察が必要である．

▶3　検査は？　血液検査　細菌培養　画像診断

　提示例では，診断がわからなくとも救急対応が必要であることは経験的に理解できよう．まず，肝機能（血算やCRP，トランスアミナーゼなど），凝固系に加え，血糖値を測定する．また，必ず細菌培養を行い，起炎菌を明らかにする．糖尿病患者では嫌気性菌であることが多い．症状が高度な場合，単純X線検査やCT，MRIで病変範囲や深度，ガス貯留の有無の精査を行う．

▶4　鑑別診断は？

　蜂窩織炎（鑑別困難な場合もあるが，壊死性筋膜炎は提示例のように紫斑や血疱の存在が特徴的），ガス壊疽など．

▶5　治療は？　外科治療　点滴　内服

　外科的デブリドマンが必須である．広域に行う．さらに，広域スペクトラムを有する抗菌薬を大量に投与する．治療が遅れると予後不良である．

▶6　患者説明は？　うつる△

　病識がない患者には，適切に治療を行わなければ予後がきわめて不良である点を理解させる．さらに，早期の外科的処置が必要であり，入院のうえ，抗菌薬による治療が必要なことを納得させる．なお，軽快した際には，基礎疾患の合併症の怖さなど，病識を向上させるための教育を関係科と合同で行うべきである．

▶7　専門医へのコンサルトのコツ

　とにかく早期に紹介する．外科的処置に長け，入院設備をもつ総合病院の皮膚科に紹介する．抗菌薬のみを処方して，翌日に受診を促すなどは，言語道断である．

TIPS!

- 放置してはならない感染症．基礎疾患を有する患者に多い．
- 早期の外科的デブリドマンと抗菌薬の大量投与が必要．
- 臨床検査とともに，画像所見によりガス壊疽などを鑑別する．

診断力アップ

糖尿病患者のフットケア

　糖尿病患者では，白癬が本症の原因になることが少なくない．病識のない患者では，白癬を放置することが多い．糖尿病患者では，このほか胼胝や鶏眼なども本症の原因となることがあり，フットケアはきわめて重要である．写真は提示例の趾間の所見．白癬がみられた．

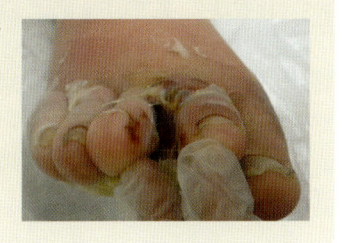

下腿に急速に拡大する紅色腫脹　　75

中年女性の前胸部に生じた紅色皮疹

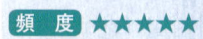

頻　度 ★★★★★
緊急度 ★

老人性血管腫

こんな患者がアナタの前に！

33歳，女性．2年前より前胸部に紅色皮疹が出現．自覚症状は特にない．次第に拡大したため来院した．整容的に治療を希望している．

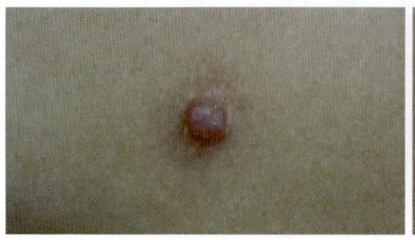

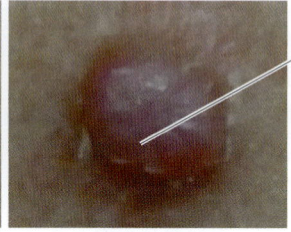

紅色調の小結節
境界明瞭で周囲にわずかに紅斑を有する

皮疹の特徴

診療プロセス

▶ 1　患者から聴取すべきことは？

先行病変の有無．違和感を含めた自覚症状の有無．他部位の同様の皮膚病変の有無．

▶ 2　この症例をどう解釈する？

前胸部に生じた赤色調の腫瘍である．よく観察すると，結節周囲に毛細血管の拡張像がみられることから，血管性腫瘍であることがわかる．念のため触診し，拍動の有無を確認する．提示例は，比較的若い患者であるが，老人性血管腫は中年以降に体幹にみられることが多い豌豆大までの結節であり，矛盾しない．cherry hemangioma ともよばれ，中年の患者には「老人性血管腫」ではあまりに響きがよくないので，こちらを提示するようにしている．なお，加齢に伴い，次第に多発する．

▶ 3　検査は？　臨床所見　ダーモスコピー

臨床所見でほぼ診断がつく疾患である．鑑別が難しい場合には，ダーモスコピーで真皮における毛細血管の増加を確認するとよい．確定診断は皮膚生検のうえ病理診断を行う．ただし，提示例のように皮疹が小さい場合には，診断をかねて全摘してしまうのもよい．病理組織学的には真皮内に多数の血管内皮細胞の増殖とともに，毛細血管の拡張像がみられる．

▶ 4　鑑別診断は？

単純性血管腫，単発性被角血管腫など．

▶ 5　治療は？　外科切除　レーザー

病理診断を求める場合は，皮膚生検もしくは全摘する．しかし，患者が病理診断を求めず，かつ整容的な満足を得たい場合はレーザー治療を選択する．隆起している場合には，凍結療法や炭酸ガスレーザーを用いて，ある程度腫瘍を平坦化させてから色素レーザーを用いてもよい．色素レーザーを用いることで，腫瘍は平坦化し，表面の青色調変化も次第に薄くなる．

▶ 6　患者説明は？

皮膚の老化に伴う変化である．まず血管性の良性腫瘍であることを理解させる．放置しても差し支えはないが，次第に多発新生することもあり注意が必要である．また，レーザー治療を行う場合は，回数を重ねることで効果が得られる場合も多く，あらかじめこの点を十分に理解させる．さらに，ほとんどの場合に自費診療となる点についても言及しておきたい．

▶ 7　専門医へのコンサルトのコツ

緊急を要する疾患ではないが，POEMS症候群（→ Advanced Study）でも多発する血管腫がみられるため，その点を鑑別すべきである．悪性を強く心配する患者では，病理検査が可能な施設を紹介する．また，整容面を重視する患者の場合，可能であればレーザー機器を完備した施設を紹介するとよい．ただし，レーザー治療の適応はレーザー担当医の判断にゆだねるべきであり，「レーザーで簡単にきれいになります！」などと過剰な期待をもたせるのは慎むべきである．

TIPS!

- 体幹に多発する血管性腫瘍であり，臨床所見の把握が重要．
- 病理診断が必要な場合，皮疹が小型であれば診断をかねて全摘する．
- 色素レーザーが有効な場合がある．

Advanced Study

POEMS症候群

POEMSとは，多発性神経炎（polyneuropathy），臓器腫大（organomegaly），内分泌異常（endocrinopathy），M蛋白（M-protein），皮膚症状（skin changes）の頭文字からなる疾患である．血清中の血管内皮増殖因子（vascular endothelial growth factor；VEGF）が異常高値となっていることが明らかとなっており，皮膚表面に単純性血管腫が多発することも理解できる．皮膚症状は，単純性血管腫のほか色素沈着，剛毛など多彩である．血清VEGFはほぼ全例で高値を示し，診断に有用である．

全身に生じた紅暈を有する小水疱

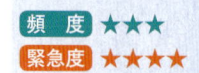

頻　度 ★★★
緊急度 ★★★★

水痘

こんな患者がアナタの前に！

24歳，男性．フィリピン人．2日前より発熱とともに全身倦怠感が出現．感冒と思い，特に医療機関などを受診することなく，通常どおり労働していたという．昨夜から全身に皮疹が出現してきたため来院した．

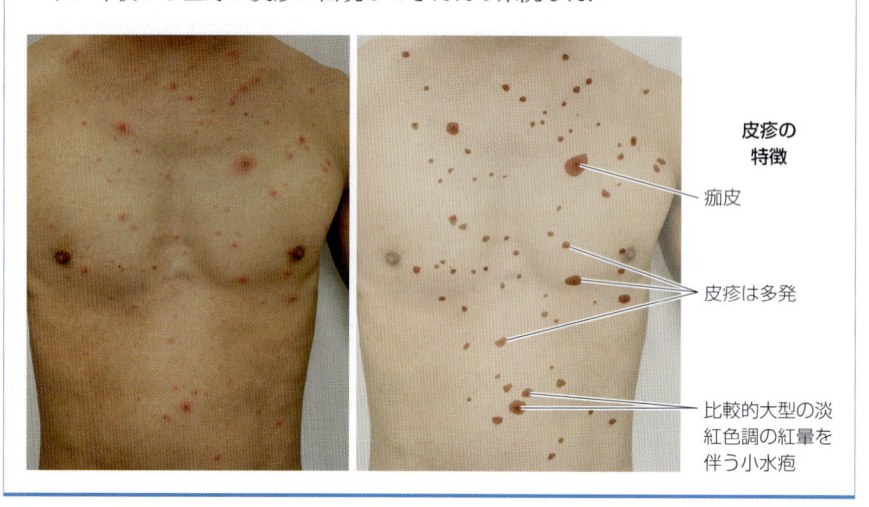

皮疹の特徴
- 痂皮
- 皮疹は多発
- 比較的大型の淡紅色調の紅暈を伴う小水疱

診療プロセス

▶1　患者から聴取すべきことは？

水痘罹患歴の有無．家族や同僚の水痘発症の有無．服薬歴など．

▶2　この症例をどう解釈する？

紅暈を伴う小水疱が全身に播種状に多発しており，この臨床像から本症を疑うことができる．全身の感冒様症状がみられることも本症に合致する．リンパ節腫脹の有無も触診で確認する．空気感染，飛沫感染，接触感染により広がり，その潜伏期間は，感染から2週間程度である．発熱後，紅斑が出現し，水疱，膿疱を経て痂皮となる．一部は重症化する．特に提示例のような成人例では注意が必要である．

▶3　検査は？　`Tzanck 試験` `血液検査`

臨床所見から水痘が疑われる．しかし，成人例であることが診断を躊躇させる．このような場合，帯状疱疹と同様に診断確定のためにTzanck試験（→80頁）を行う．そ

のほか，全身状態を把握するために，血算，血液一般生化学的検査とともに，CRPや血沈を測定する．ウイルス学的診断には，血清学的に診断する方法と水痘ウイルス（VZV）を直接検出する方法があるが，一般的には抗体値をみることが多い．抗VZV-IgM抗体と抗水痘IgG抗体を測定する．一般にウイルス感染では急性期IgM抗体が陽性となるが，水痘では初感染時，0～1病日では血清中に抗VZV-IgM抗体も抗VZV-IgG抗体も検出されない．その後，2～3病日で両者が陽性になる．一方，ワクチン歴がある水痘感染例では，0～1病日では抗VZV-IgM抗体は陰性，抗VZV-IgG抗体は陽性となる．

▶4　鑑別診断は？

接触皮膚炎（→32頁），カポジ水痘様発疹症，ウイルス性発疹症など．

▶5　治療は？　内服　点滴

抗ウイルス薬全身投与を選択する．バラシクロビル塩酸塩は有効性が高く，可能な限り発症早期から治療を始めることが肝要である．本症の予防としては水痘の免疫がなく，水痘ワクチン接種が可能な場合，罹患者に接触後3日以内に接種が勧められる．罹患者に接触後早期に接種すると軽症化が期待される．水痘免疫がない妊婦や免疫不全者など接種が不可能な場合は，接触後96時間以内のγグロブリン投与が勧められる．

▶6　患者説明は？　うつる

VZVはきわめて感染力が強い．水痘罹患歴のない若年者には容易に感染するため注意が必要である．また，水痘患者は，水疱出現後少なくとも5日以上経過し，すべての水疱が痂皮化するまでは登園・登校停止とする．

▶7　専門医へのコンサルトのコツ

診断が困難である場合（接触皮膚炎と迷う場合）や，水疱が全身にみられる場合には早急に紹介すべきである．

TIPS!

- 皮疹の把握が重要．特徴的な中心臍窩（→80頁）を見逃さない．
- 抗ウイルス薬を用い，早期に治療を開始．ワクチン接種も考慮．
- すべての水疱が痂皮化するまで登園・登校は停止．

スキルアップ　水痘の外用療法

水痘や帯状疱疹の際，皮疹部にどのような外用薬を塗布すべきかに，一定の見解はない．全身療法が行われている場合には，抗ウイルス外用薬を使用しなくても治癒にはほぼ差がない．多くは二次感染防止のため，抗菌薬含有外用薬が使用される傾向にある．最近ではあまり使われないが，古典的な軟膏として"カチリ"がある．これはフェノール・亜鉛華リニメントであり，瘙痒が抑えられるほか，酸化亜鉛の働きで皮疹が比較的きれいに治癒する．筆者は好んで使用している．

全身に生じた紅暈を有する小水疱

片側胸部に生じた疼痛を有する小水疱

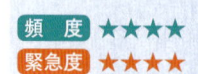

頻度 ★★★★
緊急度 ★★★★

帯状疱疹

こんな患者がアナタの前に！

56歳，女性．2日前より前胸部に違和感が出現．その後，同部に小さな紅色の皮疹が出現．さらに今朝になって水疱が出現したため来院した．強烈な痛みを伴っている．

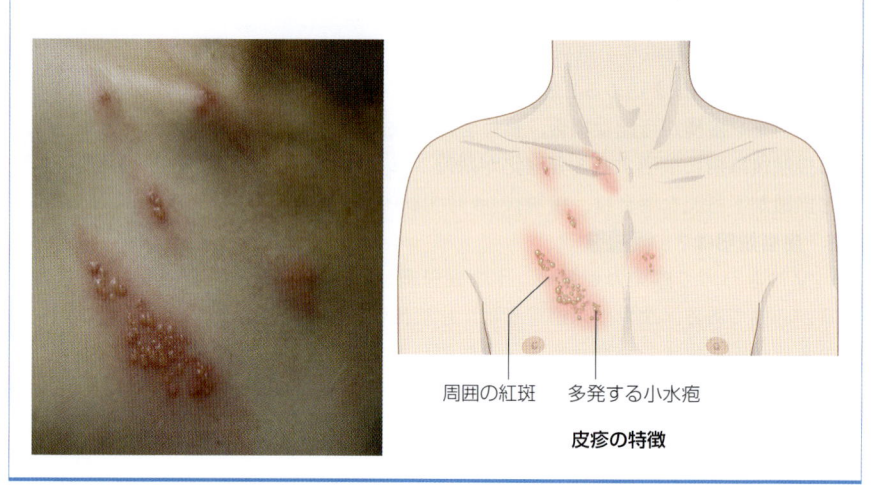

周囲の紅斑　多発する小水疱

皮疹の特徴

診療プロセス

▶1 患者から聴取すべきことは？

水痘罹患歴，先行する感染症の有無．最近の体調の変化．痛みの程度．

▶2 この症例をどう解釈する？

紅暈を伴う小水疱が多発し，全体として片側に帯状に出現している．この臨床像から本症を疑うことができる．さらに疼痛の存在は本症に合致する所見である．小水疱を詳細に観察すると，中心部が窪んでおり中心臍窩とよばれる所見がみられる．ウイルス性発疹症に特徴的な所見であり，見逃してはならない．なお，水疱が全身に汎発している場合には患者の免疫低下が懸念されるため，入院精査が望ましい．

▶3 検査は？　Tzanck 試験

臨床的に帯状疱疹が疑われるが，診断確定のためには Tzanck 試験を行う．Tzanck 試験は以下の手順で行う．まず，水疱蓋を除去し，水疱底をスライドグラス表面に押

し付け，風乾固定する．その後ギムザ液に浸し1分間静置する．ギムザ液を洗い流し，顕微鏡下で観察して，ウイルス性巨細胞の有無を確認する．この検査法は本症の診断に大いに役立つ．

▶ 4　鑑別診断は？

接触皮膚炎（→32頁），カポジ水痘様発疹症など．

▶ 5　治療は？ 内服 外用

抗ウイルス薬内服を選択する．バラシクロビル塩酸塩やファムシクロビルは有効性が高く，可能な限り発症早期から治療を始めることが肝要である．治療開始が遅れると帯状疱疹後神経痛発症の可能性が高くなることが知られている．抗ウイルス薬は，全身投与が行われていれば，特に外用する必要はない．外用薬は，抗菌薬含有外用薬や亜鉛華軟膏などが選択されるが，筆者は古典的なフェノール・亜鉛華リニメント（通称"カチリ"）の使用も有効性が高いと考えている．

▶ 6　患者説明は？ うつる

以前罹患した水痘が原因であることを説明する．水痘と聞くと，終生免疫が得られると誤解する患者が少なくないので，丁寧に説明したい．また，水痘に罹患していない人にはうつる可能性があることを理解させる．水疱が膿疱化した時点で感染の心配はなくなる．また，発症早期を除き，局所は温めると疼痛が緩和するため，入浴を推奨する．

▶ 7　専門医へのコンサルトのコツ

診断が困難な場合（接触皮膚炎と迷う場合）や，水疱が全身にみられる場合には早急に紹介すべきである．

TIPS!

- 皮疹の把握が重要．ウイルス性発疹症に特徴的な中心臍窩を見逃さない．
- 抗ウイルス薬を用い，早期に治療を開始．帯状疱疹後神経痛を残さないためにも重要．
- 全身に水疱が多発している場合は，免疫低下を念頭におき，精査する．

診断力アップ：帯状疱疹後神経痛

帯状疱疹後神経痛は，比較的高齢者に多く，長期化する例も少なからず存在する．患者のQOLを大きく損なう原因となる．最近ではプレガバリンやトラマドール塩酸塩など優れた薬剤が登場し，治療の選択肢が増えた．それでも有効性が得られない場合は，麻酔科に紹介し神経ブロックを考慮してもらうべきである．なお，急性期の疼痛対策にはアセトアミノフェン内服を行う．

若い女性に生じた外陰部潰瘍

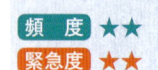

|頻　度| ★★
|緊急度| ★★

急性陰門潰瘍（Lipschütz 潰瘍）

こんな患者がアナタの前に！

22歳，女性．2週間前より外陰部に潰瘍が出現．疼痛が激しい．ヘルペスと思い，市販の外用薬で治療していたが，全く変化がみられなかった．インターネットで Behçet 病の情報を見て心配になり来院した．

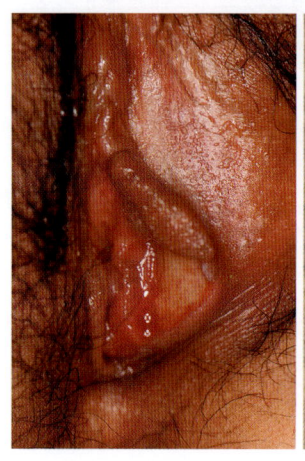

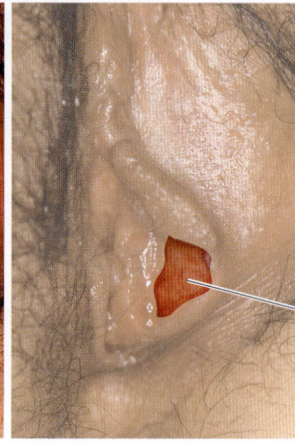

皮疹の特徴
境界不明瞭な黄白色調を呈する潰瘍

診療プロセス

▶1 **患者から聴取すべきことは？**

より正確な発症時期．頭痛や全身倦怠感の有無．自覚症状の程度．市販薬の詳細．

▶2 **この症例をどう解釈する？**

本症は，若い女性の陰部に好発する潰瘍である．Lipschütz 潰瘍ともよばれる．発症要因は感染症や不全型 Behçet 病などの説があり，いまだ議論がある．

通常，発熱や倦怠感などの全身症状が出現したのち，小陰唇，時に大陰唇に紅斑を伴った疼痛を有する潰瘍が生ずる．潰瘍は単発もしくは数個で潰瘍底は比較的深い．リンパ節腫脹を伴うことがある．

▶3 **検査は？** 血液検査

Behçet 病との鑑別のため，血液検査を行う．好中球増加や CRP 上昇，血沈亢進，フィブリノゲン増加，補体上昇の有無に加え，HLA-B51 をチェックする．無論，血

液検査で特異的にBehçet病と鑑別できるわけではなく，総合的に判断する．本症の病理所見は，粘膜下における単核球を中心とした炎症細胞浸潤であり，血管炎を伴わない非特異的変化である．

▶ **4　鑑別診断は？**

Behçet病（→222頁），性器ヘルペス（→84頁），梅毒（→30頁），軟性下疳など．

▶ **5　治療は？** 内服

一般に予後は良好で自然治癒が期待できるが，ステロイド内服が必要となる症例もある．

▶ **6　患者説明は？**

Behçet病は，陰部症状のほかに皮膚症状や眼症状がみられることを理解させる．また，たとえ他の皮膚症状がなくとも，定期的な受診が重要なことを理解させる．

▶ **7　専門医へのコンサルトのコツ**

発症要因については，当初 *Bacillus crassuss*（*Döderlein's lactobacillus*）が原因であるとされたが，その後の報告ではEpstein-BarrウイルスやHIV感染の関与の報告があり，さらに最近ではインフルエンザA感染例の報告がある．その一方で，長い経過中に潰瘍が出没を繰り返し，病変部における好中球増多がみられる，いわゆるneutrophilic dermatitisの範疇に入る例が報告され，Behçet病との関連も指摘されている．実際に本症を不全型Behçet病ととらえる考えは古くから存在し，今なお議論が続いている．現時点では，感染由来のものからBehçet病に近いものまでを包括した概念ととらえ，それぞれの症例で十分な原因検索を行うことが重要である．すなわち，本症に遭遇した際にはBehçet病を念頭においた精査とともに，梅毒，軟性下疳，単純ヘルペスなど，外陰部に潰瘍を生ずる性感染症を除外することが重要であり，皮膚科医の診断を仰ぎたい．

TIPS!

- 若い女性の外陰部に生ずる有痛性の潰瘍．
- Behçet病との異同が問題となる．他の皮膚症状や眼症状の有無などを精査．
- 自然治癒が期待できるが，時にステロイド内服が必要な症例もある．

関連疾患

女性外陰部の接触皮膚炎

外陰部においても接触皮膚炎は好発する．女性では，衣類や生理用品が原因となる場合が多く，市販薬で加療したために難治化することもある．市販薬については特に，女性の外陰部用OTC軟膏はテレビコマーシャルが行われており，その手軽さからも使用頻度は高いと思われる．時にそれらの薬剤による接触皮膚炎患者を経験する．また，男性では外陰部に脂漏性皮膚炎も好発することに注意する．

若い男性の陰茎に生じた小水疱

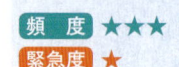

頻度 ★★★
緊急度 ★

性器ヘルペス（単純疱疹）

こんな患者がアナタの前に！

28歳，男性．1週間前より陰茎に小さな水疱が出現．疼痛が激しい．自己判断で市販のステロイド外用薬を使用したが軽快せず，次第に水疱は破裂し，びらんとなった．

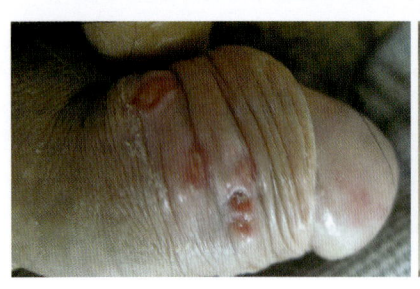

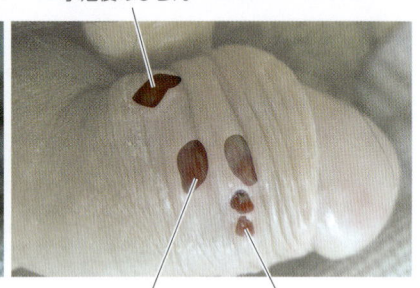

水疱後のびらん
水疱周囲の軽度の紅斑　小水疱

皮疹の特徴

診療プロセス

▶1　患者から聴取すべきことは？

より正確な発症時期．性行為など感染機会の有無．パートナーの同様症状の有無．

▶2　この症例をどう解釈する？

代表的な外陰部ウイルス感染症であり，皮膚科のほかに泌尿器科や婦人科を受診する患者が多い．初感染の場合，感染から7日以内に，局所の違和感や熱感を自覚する．その後亀頭，包皮，大陰唇，小陰唇，腟粘膜に紅斑に，続いて小水疱，びらんが生じる．水疱周囲の紅暈は，帯状疱疹に比較して軽度であることが多い．自発痛を有し，それを主訴に患者が受診する場合も多い．時にリンパ節腫脹や仙骨神経が侵されることにより排尿障害を生ずることもある．一方，再発病変は知覚神経節に潜伏する単純ヘルペスウイルスの再活性化により惹起される．臨床症状はほぼ初発時と同様である．再発の場合，自覚症状は初感染に比較して軽度である．また，提示例のごとく患者が羞恥心から発症初期に受診しない場合も多く，びらんや潰瘍もしくは痂皮の状態になってから受診することが少なくない．

▶3　検査は？　 Tzanck試験

　臨床的に単純性疱疹が容易に疑われるが，診断確定のためには Tzanck 試験（→ 80 頁）を行う．ただし，提示例のごとく既に発症後時間が経過し，びらんになったものではウイルス性巨細胞の検出は困難な場合も多い．

▶4　鑑別診断は？

　接触皮膚炎（→ 32 頁），梅毒（→ 30 頁），軟性下疳，家族性慢性良性天疱瘡（→関連疾患）など．

▶5　治療は？　 内服

　抗ウイルス薬内服を選択する．バラシクロビル塩酸塩やファムシクロビルは有効性が高く，可能な限り発症早期から治療を始めることが肝要である．なお，再発病変の場合には 1 年間の根治療法も保険適用となる．

▶6　患者説明は？　 うつる

　性感染症であることを理解させ，パートナーの同症の有無を確認する．なお，近年患者はインターネットなどで多くの情報を得たうえで受診することが多い．口唇ヘルペスと性器ヘルペスを混同している場合があり，口唇ヘルペス患者が性感染症であると悩みに悩んだり，性器ヘルペス患者の病識が乏しいために感染源となっているであろうことが容易に想像できる場合がある．病因を正しく理解させることが肝要である．

▶7　専門医へのコンサルトのコツ

　診断困難な場合（接触皮膚炎と迷う場合）や，水疱が全身にみられる場合には早急に紹介すべきである．なお，本症は 5 類感染症である．

TIPS!

- 性感染症の一種であり，外陰部に有痛性の小水疱がみられる．
- Tzanck 試験が確定診断に有用．
- バラシクロビル塩酸塩やファムシクロビル内服が著効し，再発病変には長期投与も可能．

関連疾患

家族性慢性良性天疱瘡
familial benign chronic phemphigus（Hailey-Hailey 病）

　外陰部に小水疱がみられる疾患として，家族性慢性良性天疱瘡がある．青年期から発症する常染色体優性遺伝の角化異常症である．細胞内カルシウムポンプをコードする *ATP2C1* 遺伝子の変異により生ずる（Darier 病は *ATP2A2* 遺伝子の変異である）．臨床症状は，項部，腋窩部，鼠径部，陰股部，肛囲に好発する瘙痒を伴う紅斑で，表面に小水疱が集簇する．水疱は破れてびらんとなり，その後痂皮を形成し，膿痂疹に似る場合がある．中心治癒傾向を示すこともあり，その場合，皮疹は環状となる．最終的には色素沈着を残して治癒し，瘢痕形成はない．ただし皮疹は出没を繰り返す．

若い男性の陰茎に生じた小水疱

乳幼児の肛門周囲に生じた紅斑

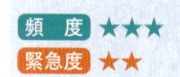

頻度 ★★★
緊急度 ★★

肛囲溶連菌感染症

こんな患者がアナタの前に！

1歳，女児．1か月前より肛門周囲に紅色皮疹が出現．おむつかぶれと思い，市販薬を外用していたが軽快しなかった．薬局で相談したところカビではないかと言われ，市販の抗真菌外用薬を用いたが，皮疹はさらに拡大したため来院した．

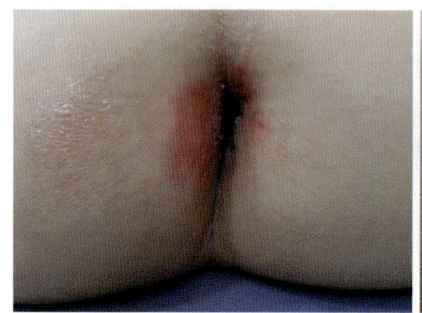

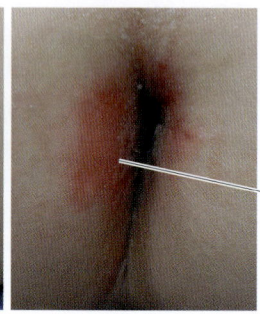

肛囲の境界不明瞭な淡紅色〜紅色調の紅斑

皮疹の特徴

診療プロセス

▶1 患者から聴取すべきことは？

先行病変の有無．他部位の同様の皮膚病変の有無．市販薬の詳細．おむつの種類．患児の栄養状態．

▶2 この症例をどう解釈する？

乳幼児の肛囲に生じた紅斑である．多くの鑑別疾患が存在するが，さまざまな治療で軽快しないことからある程度特殊な疾患を想定する必要がある．溶連菌感染症は肛囲や外陰部，四肢末端や口周囲に丘疹，小水疱，膿疱を伴う紅斑を生ずる．なかでも肛囲溶連菌感染症は，生後半年から学童期にみられ，肛門を中心に鮮紅色から暗赤色調を呈する境界明瞭な紅斑で，比較的男児に多い．時に鱗屑を付し，びらんや出血を伴うことがある．また，排便後疼痛を訴えることが多い．このため便秘になる場合もある．瘙痒を伴い，伝染性膿痂疹を伴うこともある．原因は小外傷に続発するA群β

溶血性レンサ球菌による感染症である．その後びらんとなり，痂皮，鱗屑を伴う．
　鑑別疾患である亜鉛欠乏症候群では，全例に脱毛がみられ，爪変形を伴う．

▶3　検査は？　臨床所見　真菌検査

　臨床所見でいくつかの鑑別を行わなければならない．臨床所見をきちんと把握し，まず接触皮膚炎や乳児分芽菌性紅斑を否定する．乳児分芽菌性紅斑否定のためには，KOH 法による真菌検査を行う．さらに，栄養状態から亜鉛欠乏症候群を鑑別する．

▶4　鑑別診断は？

　おむつ皮膚炎（→ 88 頁），乳児分芽菌性紅斑（→関連疾患），亜鉛欠乏症候群など．

▶5　治療は？　外用　内服

　まず，局所の洗浄とともに，十分に乾燥状態を保つことが重要である．抗菌薬含有軟膏を使用するとともに，亜鉛華軟膏などによる重層療法を行う．短期間抗菌薬を内服させる場合もある．

▶6　患者説明は？

　小児のおむつ部には種々の皮膚障害が生ずる．自己判断せず，必ず医療機関を受診するよう伝える．さらに，保清法はもちろん，スキンケアについての十分な指導も重要である．

▶7　専門医へのコンサルトのコツ

　表在性真菌症などを鑑別しなければならないので，可能な限り無加療で皮膚科医に紹介する．抗真菌薬を不用意に処方すると，真菌が検出されない場合がある．無論，不用意なステロイド外用薬の投与は論外である！

TIPS!

- 乳幼児の肛囲や外陰部，四肢末端や口周囲に丘疹，小水疱，膿疱を伴う紅斑を生ずる．
- 種々の鑑別疾患が存在．
- 原疾患の治療はもちろん，スキンケア指導も行う．

関連疾患　乳児分芽菌性紅斑

　カンジダによる表在性真菌症である．カンジダは紅斑，鱗屑を主体とし，これに小水疱や膿疱を混ずるが，鱗屑が薄く軟らかいことが特徴である．診断は KOH 法により仮性菌糸を確認することによる．乳児分芽菌性紅斑は，肛囲および陰股部に境界明瞭な紅斑および乾いた鱗屑を付す乾燥型（Beck 型）と，小水疱や小膿疱が混在する湿潤型（Ibrahim 型）としてみられる．おむつ使用や，おむつ皮膚炎に対して外用されるステロイドによって誘発されるため，おむつがとれたあとの年齢では急速に減少する．

乳幼児の肛門周囲に生じた紅斑

乳児のおむつ部の紅斑

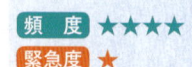

頻　度 ★★★★
緊急度 ★

おむつ皮膚炎

こんな患者がアナタの前に！

　6か月，女児．3週間前よりおむつに触れる部分がただれるようになった．おむつかぶれと思い，市販のステロイド外用薬を使用したが，一向に改善しなかった．このため，カンジダ症ではないかと思い，自己判断で市販の抗真菌外用薬を使用したが，それでも改善しないため，来院した．

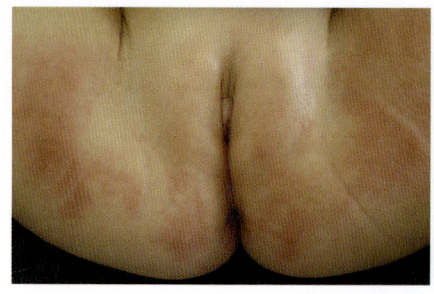

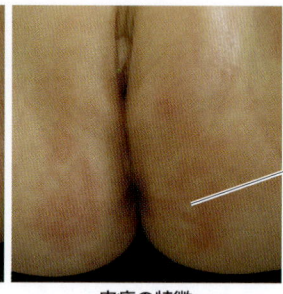

おむつ部にみられる境界不明瞭な淡紅色調の紅斑

皮疹の特徴

診療プロセス

▶1　患者から聴取すべきことは？

　紙おむつの種類やその変更の有無．使用した外用薬の詳細．日頃の保清方法と回数．便の回数と性状．

▶2　この症例をどう解釈する？

　おむつ皮膚炎はありふれた皮膚疾患であるが，患者の保護者が自己判断で市販薬を外用している場合が少なくない．ステロイドと抗真菌薬の両者を使用していると，カンジダ症であっても真菌検査で陰性となることがあり，診断に苦慮する．真菌症は無治療の場合，中心治癒傾向がみられることが多いので，紅斑の周辺部を主体として，小水疱や小膿疱がみられることが多い．なお，カンジダ症においては，皮膚病変部でケモカインの働きにより好中球が誘導されることが特徴であり，膿疱の存在は本症を疑う根拠となる．また，症状が強い場合には腸性肢端皮膚炎を考えねばならない．腸性肢端皮膚炎では血中亜鉛濃度を測定する．

▶3 検査は？ 真菌検査

抗真菌薬を外用しているため，陽性にならないかもしれないが，必ず真菌検査を行うべきである．

▶4 鑑別診断は？

肛囲溶連菌感染症（→ 86 頁），カンジダ症，接触皮膚炎（→ 32 頁），腸性肢端皮膚炎など．

▶5 治療は？ 外用

腸性肢端皮膚炎が鑑別できたら，局所の保清を促す．おむつ皮膚炎や接触皮膚炎であればステロイド外用薬を，カンジダ症であれば抗真菌薬を用いて治療する．また，時に使用している紙おむつにかぶれていることがあり，その場合には使用を中止し，他製品への変更を促す．

▶6 患者説明は？

おむつ皮膚炎の場合，適切な保清と外用薬の使用法を十分理解させる．カンジダ症ではびらんがみられることが多いので，カンジダ症に有用性がある軟膏基剤の外用抗真菌薬を用いるとよい．また，外陰部はステロイド外用薬の吸収が格段によい部位であるため，強力な薬剤の長期使用は慎むべきである．洗浄する際は，ゴシゴシ洗ってはならず，よく泡立てた石鹸を用いて愛護的に洗うようにする．

▶7 専門医へのコンサルトのコツ

表在性真菌症との鑑別が重要である．皮膚科に紹介する前に，抗真菌薬を外用させてはならない．

TIPS!

- おむつ皮膚炎の場合，カンジダ症や腸性肢端皮膚炎との鑑別が重要．
- ステロイド外用薬と抗真菌薬の同時使用は，皮膚科医による診断を困難にする．
- 薬剤の適切な使用はもちろん，洗浄方法や紙おむつの選択法など，生活指導が求められる．

ちょっと脱線　ステロイド外用薬と抗真菌外用薬の混合使用

以前，筆者の愛犬ウィン（チワワ♀）の毛が多量に抜ける事態に陥った．皮膚科医である筆者が有するのはヒト向けの医師免許であるので，神妙に獣医に連れていった．すると獣医は恐るべきことに「ステロイドと抗真菌薬，そして抗菌薬を混ぜた軟膏を出しましょう．どれかが効きますよ」と言い放った．人間でかような診療を行えば，その後「治らない！」との訴えとともに，非難を受けることになる．皮膚科医としては看過できるものではない！ 筆者は憤慨し，身分を明らかにしたうえで，獣医に意見した．まるで水戸黄門のような心境であった．

乳児のおむつ部の紅斑

高齢者の陰茎に生じた紅色皮疹

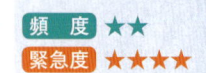

頻　度 ★★
緊急度 ★★★★

Queyrat 紅色肥厚症

こんな患者がアナタの前に！

　66歳，男性．9か月前より陰茎に紅色皮疹が出現．自覚症状はない．特に気にしていなかったが，次第に皮疹は拡大し，最近になって表面が湿潤を呈したため来院した．

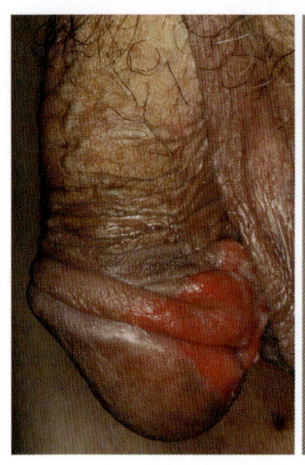

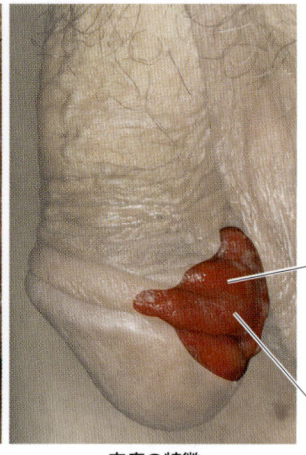

表面は軽度湿潤性

周囲よりわずかに
隆起する紅色局面

皮疹の特徴

診療プロセス

▶1　患者から聴取すべきことは？
　自覚症状の有無は慎重に聴取したい．これ以外の先行病変の有無．外傷ややけどの有無．服薬歴．

▶2　この症例をどう解釈する？
　粘膜ないし粘膜移行部に生ずる Bowen 病であり，外陰部，特に亀頭や陰門に生ずる．臨床症状は，境界明瞭で全体として円形から不整形を呈する紅褐色斑であり，部分的に過角化を伴う．表面に鱗屑，痂皮を付着し，一部にびらんを伴い，ビロード状を呈することも多い．湿疹病変ではないので，通常瘙痒はみられない．以前は発症原因としてヒ素が考えられていたが，最近ではヒト乳頭腫ウイルス（HPV：human papillo-

mavirus）の関与も指摘されている．

▶3　検査は？　皮膚生検　ダーモスコピー

　臨床所見が湿疹・皮膚炎に類似するため，患者は軽症と考えて受診する場合が多い．本症を疑う場合は病理診断が必要となる．所見としては核異型の強い異型角化細胞が密に増殖し，異常角化細胞，異常核分裂像がみられる．多核巨細胞（clumping cell）の存在は本症を示唆する重要な所見である．また，ダーモスコピーも診断に有用であり，多数の dotted vessels と glomerular vessels がみられる．

▶4　鑑別診断は？

　接触皮膚炎（→32頁），開口部プラズマ細胞症（→関連疾患），梅毒（→30頁），軟性下疳，有棘細胞癌（→142頁）など．

▶5　治療は？　外科切除

　外科切除を行う．十分なマージンをとって行う必要がある．症例によっては広範囲切除となり，リンパ節郭清を要する場合もある．

▶6　患者説明は？

　ほとんどの患者は，悪性腫瘍と思わず，湿疹などの炎症性変化と考えて受診する．このため悪性腫瘍であることを十分に理解させる．また，病理診断のために皮膚生検が必要であることを理解させる．

▶7　専門医へのコンサルトのコツ

　早期の本症は湿疹との鑑別が難しいことがある．自覚症状のない湿疹病変をみた際には，積極的に皮膚科医に紹介する．

TIPS!

- 本症を疑う目を養うことが重要．自覚症状の有無を必ず確認．
- 外陰部の紅斑を生ずる疾患は，良性・悪性ともに多彩であり，慎重に鑑別する必要がある．
- 病理診断を確定したうえで，可能な限り外科切除を行う．

関連疾患

開口部プラズマ細胞症（plasmacytosis circumorificialis）

　外陰部に形質細胞が増殖することで，男性では亀頭炎，女性では陰門炎が生ずる疾患である．本症は，境界明瞭な表面に光沢を有する赤色局面ないしびらんを呈し，そのなかに赤色点（cayenne pepper spots）がみられた場合，診断的価値がある．

高齢者の陰茎に生じた紅色皮疹

高齢者の外陰部に生じた湿疹様病変

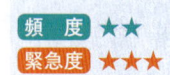

頻　度 ★★
緊急度 ★★★

乳房外 Paget 病

こんな患者がアナタの前に！

71歳，男性．1年半前より外陰部に紅色皮疹が出現．軽度の瘙痒感あり．湿疹と思い，市販の痒み止めを塗布したところ一時軽快した．しかし，皮疹が拡大したため股部白癬と思い，市販の抗真菌薬を外用した．2か月間外用を続けたが，全く変化がみられないため来院した．

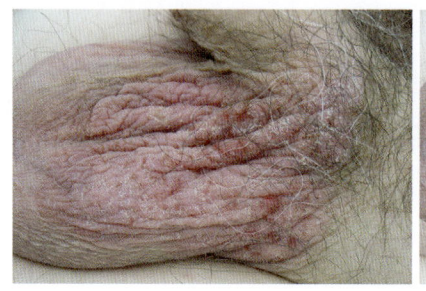

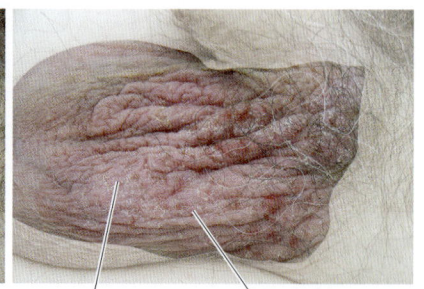

境界不明瞭な淡紅色調の紅斑　　細かな鱗屑を付着
皮疹の特徴

診療プロセス

▶1　患者から聴取すべきことは？
　より正確な発症時期．自覚症状の程度．市販薬の詳細．

▶2　この症例をどう解釈する？

　本症の典型的な臨床症状は，外陰部，特に陰茎，陰囊，陰唇，恥丘を主に侵し，肛囲，会陰などにも発生する湿潤やびらんを伴う境界明瞭な紅斑局面である．時に色素斑や白斑を伴うこともある．進行するに従い，皮疹は拡大し隆起性の結節を形成する（Paget癌）．時に紅斑上に白色の鱗屑を付し，患者が瘙痒を訴える場合もあるので，湿疹やカンジダ症などとの鑑別に十分注意する．本症でみられる瘙痒は軽度である場合が多く，注意深い病歴聴取が重要である．時に，乳房，腋窩部，外陰部に同時に発生する場合がある（triple Paget's disease）．また所属リンパ節転移をみることもある．

　本症は汗腺細胞由来と考えられている悪性腫瘍である．皮膚科医にはよく知られた疾患であるが，いまだ他科で誤診され，病期が進行してしまう症例が存在する．さら

に，外陰部であるがゆえに，提示例のごとく患者自身が市販薬で長期間加療している場合もある．必ず悪性腫瘍を念頭におき，早急に病理診断を行うべき疾患である．

▶3　検査は？　皮膚生検

診断は病理組織学的に行う．表皮内や汗管，毛包内に明るい胞体を有する比較的大型の細胞（Paget's cell）が散在，もしくは集簇して胞巣を形成する．

▶4　鑑別診断は？

慢性湿疹，カンジダ症，股部白癬，Bowen 病（→ 158 頁）など．

▶5　治療は？　外科切除

比較的広範囲な外科切除を行う．本症では，病変部外側の健常に見える部位も，病理組織学的には腫瘍が存在することが多く，肉眼的病変部より 2～3 cm 離れた部分を複数生検（mapping biopsy）して腫瘍細胞の有無を確認する．本症では，しばしば非連続性に複数の部位に病変が発生することがあり注意を要する．

▶6　患者説明は？

一見，湿疹や白癬を思わせる臨床症状であるため，患者の病識が乏しい場合が多い．悪性腫瘍であり，放置していれば死に至るため，早急に適切な治療を受けるように勧めるべきである．

▶7　専門医へのコンサルトのコツ

軽度の瘙痒を有することがあり，臨床所見とあいまって湿疹との鑑別が難しい．確定診断には，病理所見が診断の決め手となるためすみやかに皮膚科医に紹介したい．

TIPS!

- 一見，湿疹や白癬などの炎症性皮膚疾患を思わせる臨床症状を呈する．
- 診断は病理組織学的に行う．
- 手術は比較的広域に切除すべきであり，術前に病変範囲を同定することが必要．

診断力アップ　Paget 現象

Paget 現象とは，皮膚に隣接した他臓器の癌が上皮内を移動して表皮へ至り，表皮内癌の所見をきたす現象である．膀胱移行上皮癌が外陰部に，また直腸肛門癌が肛門周囲に Paget 現象を起こすことが知られている．

関連疾患　乳房 Paget 病

乳腺排出管細胞に発生する悪性腫瘍である．乳房の湿疹病変と誤診される場合が多い．乳房 Paget 病は主に乳腺外科で扱われることが多いため，紹介先に注意したい．

第 2 章
褐色斑がみられる疾患

褐色斑がみられる疾患

全身
母斑細胞母斑（→100頁）
黒色表皮腫（→102頁）
菌状息肉症（→104頁）
融合性細網状乳頭腫症（→106頁）
脂漏性角化症（→108頁）

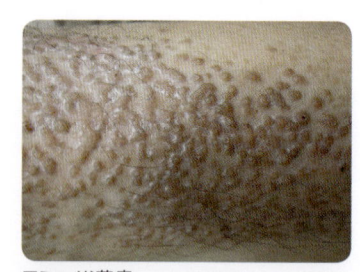

アミロイド苔癬

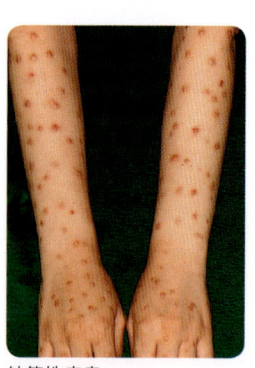

脂漏性角化症

結節性痒疹

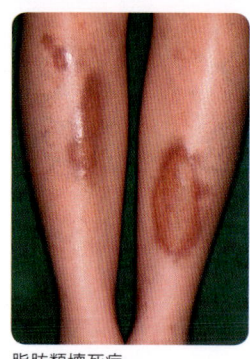

脂肪類壊死症

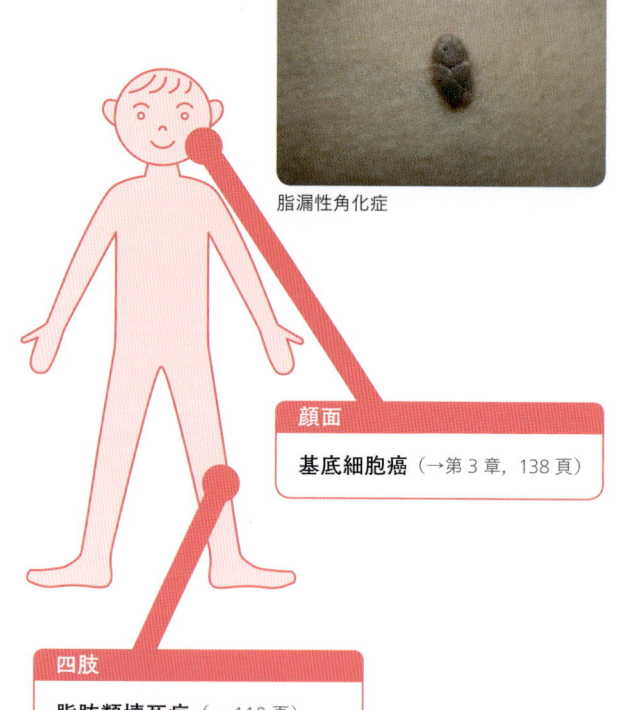

顔面
基底細胞癌（→第3章, 138頁）

四肢
脂肪類壊死症（→110頁）
結節性痒疹（→112頁）
アミロイド苔癬（→114頁）

診断へのアプローチ

　褐色斑は患者の主訴として多い皮膚症状である．老人性色素斑であるいわゆる"シミ"から，黒色表皮腫のようなデルマドローム（内臓病変と関係して起こる皮膚変化）としての表現型など多彩である．褐色斑をみた場合には，まず色素斑であるのか，それとも丘疹や腫瘍であるのかを鑑別する．

色素斑

　メラニンやヘモジデリンなどによる黒褐色の斑である．硝子板で押しても色素斑は消えない．
　病理組織学的には，メラニンが表皮に存在する場合には色調が強い黒褐色皮疹として表現され，真皮に存在する場合には色調の弱い皮疹となる．
　注意すべきはメラニンが多数真皮内に存在すると，表面が青色に見えることである．青色母斑はこの好例である．また，刺青では，真皮内に青色の色素を注入するのではなく，黒色を注入している．
　炎症性疾患において，真皮レベルで出血が起こった場合，時間が経つにつれて赤血球のヘモグロビンがヘモジデリンに変化する．マクロファージはこれを貪食することでジデロファージとよばれるようになるが，これも表面では褐色調を呈する．この場合，色調は次第に淡くなることが多い．

丘疹

　直径1cm程度までの皮膚表面から隆起した発疹である．必ずしも褐色を呈するわけではなく，紅色や白色，皮膚常色を呈することもある．
　褐色を呈する丘疹が下腿に多発し，瘙痒を有する場合にはアミロイド苔癬と診断できる．また，比較的大型の丘疹が四肢に多発し，やはり強い瘙痒を有する場合には結節性痒疹と診断できる．両者の違いは，前者が比較的小型の丘疹が稠密に存在するのに対し，後者はそれより大型の丘疹が散在する臨床像をとることである．

結節

　丘疹より大きな隆起性発疹をさす．さらに大型の結節を腫瘍とよび分けることもある．なお，以前は丘疹と結節の違いを大きさにより判断していたが，最近では，炎症性変化を丘疹，腫瘍性変化を結節とよび分けることが多い．つまり，病理組織学的変化を加味した用語であり，記載皮膚科学を考える場合には，その病変で何が起こっているかを常に考えて鑑別を行う．

鑑別診断の流れ

● 褐色調の結節
- 腫瘍性疾患を考える．比較的表面が平滑である場合には母斑細胞性母斑を考え，表面に鱗屑を有する場合，つまり表面に凹凸がある場合には脂漏性角化症を考える．
- 鱗屑とは，角層が蓄積した結果，白色のいわゆる"フケ"様物質が皮疹部上に付着した状態であり，表皮の角化が亢進した場合に観察される．無論，腫瘍性疾患だけでなく湿疹などの炎症性疾患や，皮膚が乾燥した場合にもみられる．なお，落ちた鱗屑そのものを落屑とよぶ．
- 脂漏性角化症は，表皮が良性に増殖する良性腫瘍であり，表皮のターンオーバーが亢進することから鱗屑がみられる．他方，母斑細胞性母斑では，表皮のターンオーバーは正常であるため鱗屑は観察されない．

● 露光部に限局する黒色の結節
- 基底細胞癌を考えるべきである．海外では，皮膚正常色であることが多いが，わが国では褐色調を呈することが多い．中央部が潰瘍化し，その周囲に小さな黒色の結節が取り囲む例が典型的である．

● 足底など末端部に潰瘍を有する黒色結節や黒色斑
- 悪性黒色腫を念頭において診察にあたるべきである．

● 扁平な色素斑
- 多くの疾患で観察される．炎症後の色素沈着は湿疹・皮膚炎群で高率にみられる皮膚の変化であるが，ほとんどは紅斑とともに存在する．体幹において，色素沈着とともに紅斑，毛細血管拡張や小さな白斑が混在する場合，これをポイキロデルマ（多形皮膚萎縮症）とよぶ．これは，皮膚筋炎や菌状息肉腫などを疑う重要な所見となる．"汚らしい皮膚"と表現される．

● 網状の色素斑
- 融合性細網状乳頭腫症を考える．

● 間擦部（項部，腋窩部，鼠径部）の乳頭状色素斑
- 黒色表皮腫を考える．黒色表皮腫は内臓悪性腫瘍，特に早期胃癌の存在を示唆する重要なデルマドロームであり，見逃してはならない．

- ●環状を呈する黒色皮疹
- ・汗孔角化症を考える．汗孔角化症にはいくつかの亜型が存在するが，一部のタイプは放置することで将来皮疹部が悪性化（有棘細胞癌化）する可能性があるため，注意すべきである．

- ●アトピー性皮膚炎でみられる色素斑
- ・肘窩部などの間擦部に苔癬化を伴った色素斑がみられたり，頸部や前胸部にさざ波状の色素沈着が観察されたりし，診断に有用な所見となる．

このように紅斑同様，色素斑もその形態を十分把握する必要がある．

足底の色素斑

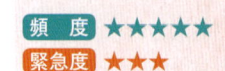

頻　度 ★★★★★
緊急度 ★★★

母斑細胞性母斑

こんな患者がアナタの前に！

　23歳，女性．5年前より右足底に淡い色素斑を自覚．次第に拡大しているが，色調の変化はない．2年前，心配になり切除を希望して近くの外科医院を受診したところ「良性なので心配ない」と言われ経過観察を指示された．その後も皮疹はやや拡大した．昨日テレビ番組で「日本人の悪性黒色腫は足底に多い」と見て，不安になり来院した．色素斑の直径は5 mmであった．

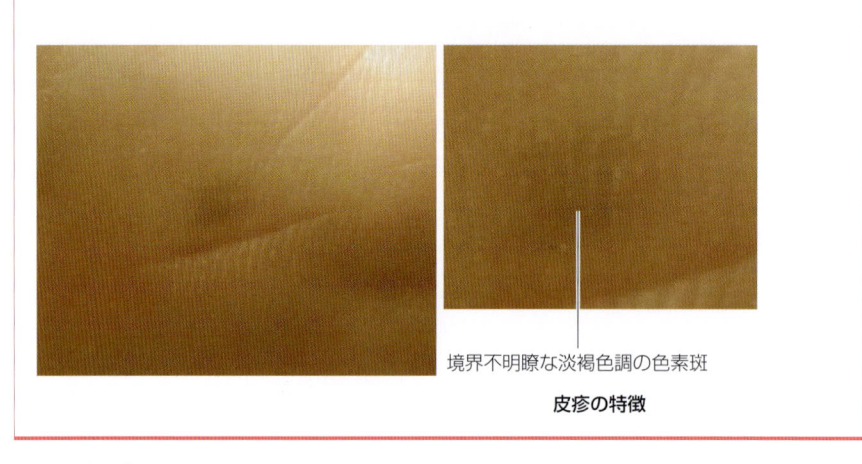

境界不明瞭な淡褐色調の色素斑

皮疹の特徴

診療プロセス

▶1　患者から聴取すべきことは？

　皮疹の発生時期，経過，色の濃淡，拡大傾向の有無．自覚症状の有無．本症の場合，自覚症状はないが，皮膚腫瘍の診断において疼痛の有無は貴重な情報となる．

▶2　この症例をどう解釈する？

　若い女性であり，臨床像はさほど色調の濃淡もなく，染み出しもない．直径は5 mmであり ABCD クライテリア（→診断力アップ）から外れる．テレビ番組を見ての受診であり，過剰な心配のようにも思える．しかし，色調が比較的淡く，境界は不鮮明である点は注意すべきである．現段階で悪性所見がみられなくても，ダーモスコピー（→151頁）を用いた診断を行うべきであり，不用意に安心させてはならない．また，患者本人が切除を希望している場合は，手術を選択し病理診断を行うとよい．

▶3　検査は？　臨床所見　ダーモスコピー

通常臨床所見から診断する．最も問題となるのは悪性黒色腫との鑑別（→124頁）であろう．日本人では悪性黒色腫の発症は足底に多いので，提示例では問題となる．両疾患の鑑別には，ダーモスコピーによる観察が非常に有用である．低侵襲な点からも，積極的に皮膚科医へ紹介する．

▶4　鑑別診断は？

悪性黒色腫（→124頁），単純黒子，black heel など．

▶5　治療は？　外科切除

皮膚腫瘍の治療の基本は外科切除である．悪性腫瘍が疑われる場合には，十分なマージンをとり切除する必要がある．提示例では局所麻酔のうえ，単純切除した．このほか，炭酸ガスレーザーによる蒸散やアレキサンドライトレーザーなどが用いられることがあるが，病理学的検討が不可能であるため，慎重に行うべきである．

▶6　患者説明は？

まず，ダーモスコピーで観察する．一般に色素が皮溝に平行に存在すると良性，皮丘に平行に存在すると悪性であるという原則がある．提示例（右写真）はこの原則に従うと，悪性のようにみえる．しかし，色素の存在部位をみると汗管周囲に強いようである．先天性母斑細胞性母斑では，汗管周囲でも細胞が増殖し，皮丘平行パターンに近くなることが多く即悪性を疑う根拠にはならない．このような内容を患者に説明のうえ切除を選択した．

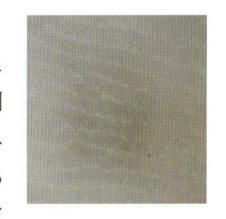

▶7　専門医へのコンサルトのコツ

ダーモスコピーによる診察に慣れていない場合には，躊躇なく紹介する．非侵襲的診察法が発達している今日，特に根拠もなしに経過観察することは慎むべきであろう．

TIPS!

- 母斑細胞性母斑は常に悪性黒色腫との鑑別を念頭において診察する．
- 必ずダーモスコピーによる観察を行う．できなければ，皮膚科医に紹介する．
- 足底に生じた色素斑ではABCDクライラテリアを念頭に診察を行う．

診断力アップ

ABCD クライテリア

悪性黒色腫の臨床的特徴をその頭文字から ABCD で示したものである．A は asymmetry（非対称性），B は border irregularity（辺縁の不整）を表す．C は color で，腫瘍全体を観察した場合黒褐色調の色調が均一でなくまだらな様子，D は diameter で腫瘍径 6 mm 以上に注意すべきである．最近では，これに E の evolving が加わり，つまり経時的に変化するものに注意すべきとされる．

男性の間擦部に生じた表面がざらついた黒い皮疹

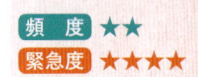

頻 度 ★★
緊急度 ★★★★

黒色表皮腫

こんな患者がアナタの前に！

48歳，男性．2か月前より，腋窩部に特に誘因なく表面がざらざらした黒褐色皮疹が出現．その後，同様の皮疹が頸部や鼠径部にもみられるようになった．自覚症状はない．本人はあまり気にしていなかったが，整容面から，家族に受診を促され来院した．

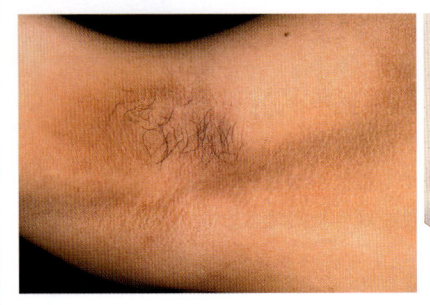

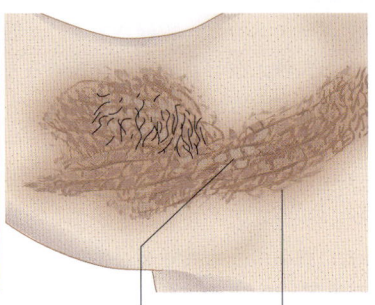

表面はザラザラしており「おろし金状」とよばれる

境界不明瞭な黒色皮疹

皮疹の特徴

診療プロセス

▶1 患者から聴取すべきことは？

糖尿病やメタボリック症候群の有無．消化器疾患の有無．癌検診受診の有無．BMI（肥満であれば，いつからか）．

▶2 この症例をどう解釈する？

黒色表皮腫は頸部，腋窩部，鼠径部などに皮野がはっきり確認できる黒褐色皮疹が出現する疾患である．提示例では汚い外観を呈しており，触れるとザラザラしている．全体として「おろし金状」や「ビロード状」と形容される．通常，自覚症状はないが，時に瘙痒を伴うことがある．重要な点は，本症患者には内臓悪性腫瘍（→診断力アップ）や糖尿病などの代謝疾患が潜む可能性がある点である．本症は，何らかの基礎疾患の存在により，表皮増殖因子作用を有する物質が表皮を増殖させる疾患であ

る．機械的刺激も発症に関与すると考えられる．原因によって，①悪性型（胃癌などの悪性腫瘍を合併し，全体の約7割を占める），②良性型（糖尿病などの代謝疾患や種々の先天異常が関係する），③仮性型（肥満による）の3型に分類される．

▶3　検査は？　皮膚生検

特徴的な臨床所見から診断できる．診断確定のために皮膚生検を行い病理診断する．病理所見では，著しい乳頭腫症がみられる．重要な点は，病名は「表皮腫」であるものの，表皮肥厚はみられないことである．

▶4　鑑別診断は？

Darier病（→188頁），家族性慢性良性天疱瘡（→189頁），間擦性湿疹など．

▶5　治療は？

原因となっている基礎疾患の治療を行う．原因が解決されれば，皮膚症状は自ずと消褪する．

▶6　患者説明は？

何らかの基礎疾患を有することが多く，その精査の必要性を理解させる．特に悪性型では，早期胃癌が発見されることが多く，早期に本症を診断できれば，患者の生命予後改善につながる．

▶7　専門医へのコンサルトのコツ

本症は前述のとおり基礎疾患の存在を知ることができるデルマドロームである．消化器系の悪性腫瘍や糖尿病など，原因疾患は多岐にわたる．全身精査ができる総合病院の皮膚科に紹介したほうがよい．

TIPS!

- 皮疹は，項部，腋窩部，鼠径部などに黒褐色の色素沈着を伴う皮野のはっきりした局面，もしくは乳頭状隆起をきたした局面．
- 基礎疾患の精査が重要．
- 基礎疾患が治癒すれば，皮疹も自然消褪する．

診断力アップ：内臓悪性腫瘍

本症の約7割は悪性型が占める．合併する悪性腫瘍の内訳は胃癌が最も多く，約9割に及ぶ．この疾患の特徴は，皮疹出現早期の場合は，胃癌も早期胃癌であることが多く，消化器外科医に診察を仰ぐことで，患者は命拾いすることが多い点である．筆者も大学病院時代，このような症例を少なからず経験したが，ほとんどは皮膚科医院から紹介された症例であった．皮膚科医はデルマドロームを把握することにより，悪性腫瘍のゲートキーパー的役割も有するのである．

男性の間擦部に生じた表面がざらついた黒い皮疹

徐々に進行した全身の紅褐色斑

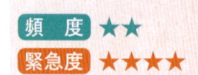

頻度 ★★
緊急度 ★★★★

菌状息肉症

こんな患者がアナタの前に！

52歳，男性．数年前より，全身に特に自覚症状を伴わない，紅褐色斑が出現．表面が乾燥しており，湿疹と自己判断し放置していた．それぞれの皮疹は鶏卵大程度で，特に拡大することはなかった．皮疹は，自然に軽快することもあったが，再発する部位もあった．最近になって皮疹が拡大し，一部に硬い隆起性病変もみられたため来院した．

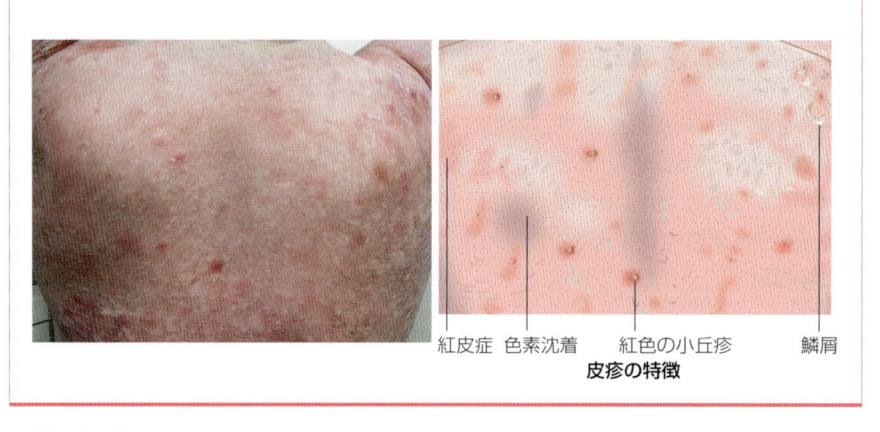

紅皮症　色素沈着　　紅色の小丘疹　　鱗屑
皮疹の特徴

診療プロセス

▶ 1　患者から聴取すべきことは？

季節変動の有無．他の皮膚症状の有無．服薬歴，家族歴．

▶ 2　この症例をどう解釈する？

慢性の経過をとる炎症性疾患にみえるが，一部に結節が出現しており，湿疹・皮膚炎群と誤診してはならない．本症の本態は皮膚T細胞リンパ腫であり，最終的には皮膚外病変に至り，予後不良である．その進展から，①紅斑期，②扁平浸潤期，③腫瘍期に分けられ，緩徐に進行するが，①の段階で適切な診断を行うことが肝要である．それぞれの病期は腫瘍細胞と生体免疫の力関係の表現型と理解するとよい．すなわち，①は腫瘍細胞＜生体免疫，②は腫瘍細胞＝生体免疫，③は腫瘍細胞＞生体免疫と理解する．

▶ 3　検査は？　血液検査　皮膚生検

血液検査で得られるのは非特異的な，炎症症状を示唆する所見のみである．本症の確定

診断には皮膚生検を行い，病理所見を確認する必要がある．特徴的な所見は，表皮内に浸潤した単核球が塊状に集塊を形成することであり，ポートリエ微小膿瘍とよばれる．

▶ **4 鑑別診断は？**

慢性湿疹，皮膚筋炎（→ 68 頁）など．

▶ **5 治療は？** 外用 内服 光線

時期により治療法が異なる．①紅斑期ではステロイド外用療法や光線（紫外線）療法，②扁平浸潤期ではそれらに加えインターフェロンγ全身投与，③腫瘍期では電子線照射や多剤併用化学療法を行う．重要な点は，早期においては，生体免疫を生かした治療を行うということである．早期から化学療法を選択すると，かえって病勢を強める結果となる．本症は早期に発見して，侵襲性の低い治療を長期に続け，病勢を抑制することが重要である．

▶ **6 患者説明は？**

紅斑期に診断がつけば，適切な治療を行うことで，病勢をコントロールできる場合が多いことを理解させる．時に腫瘍期になって初めて医療機関を受診する例がみられるが，その場合には白血病化する可能性があることを理解させ，早急に適切な治療を受けるように指示する．

▶ **7 専門医へのコンサルトのコツ**

本症の診断には皮膚生検が診断に不可欠であり，また早期に診断を下すことで，低侵襲の治療によって予後が担保される．したがって本症を疑う患者は早急に皮膚科医に紹介受診させるべきである．遺伝子再構成などの検査も必要であるため，基幹病院を受診させることが望ましい．

TIPS!

- 早期は湿疹病変に似た皮膚症状が出現．
- ①紅斑期，②扁平浸潤期，③腫瘍期に分けられ，緩徐に進行．
- 早期に診断確定することで，より低侵襲の治療で進展を緩徐にすることが可能．

スキルアップ　光線（紫外線）療法

紫外線には，長波長の UVA（紫外線 A 波），中波長の UVB（紫外線 B 波），短波長の UVC（紫外線 C 波）の 3 種類があり，地表に到達するのは UVA と UVB である．皮膚科では，これら紫外線を治療に用いる．現在保険適用を有する疾患は乾癬，類乾癬，掌蹠膿疱症，菌状息肉症，悪性リンパ腫，慢性苔癬状粃糠疹，尋常性白斑，アトピー性皮膚炎などである．菌状息肉症には主に UVA が用いられる．オクソラレン®とよばれる，この療法の効果を高める薬剤を内服もしくは外用で前投与したうえで，UVA を照射する PUVA 療法が選択される．

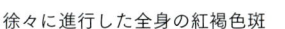

若い女性の背部に生じた網目状の色素沈着

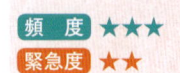

頻度 ★★★
緊急度 ★★

融合性細網状乳頭腫症

こんな患者がアナタの前に！

24歳，女性．1か月前より，背部に小さな褐色調の皮疹が出現．徐々に拡大して，茶褐色調を呈する網目状の色素沈着となった．放置していたところ，次第に腹部まで拡大した．自覚症状はない．家人に真菌症ではないかと言われ来院した．

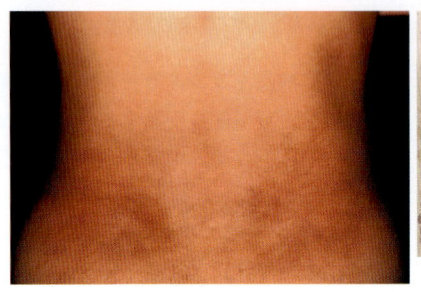

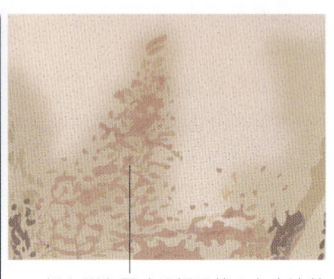

褐色調を呈する網目状の色素沈着

皮疹の特徴

診療プロセス

▶1 患者から聴取すべきことは？

糖尿病やメタボリック症候群の既往の有無．ペットボトル飲料（特に炭酸飲料やスポーツドリンクなど）常飲の有無．BMI（肥満体であれば，いつからか）．入浴時のナイロンタオル使用の有無．

▶2 この症例をどう解釈する？

本症は，思春期から青年期に好発し，慢性に経過する．乳房や肩部，肩甲骨間，胸腹部を中心に，小さな褐色調の丘疹が出現する．次第に拡大して融合し，茶褐色調を呈する網目状の色素沈着を形成する．通常，自覚症状はない．発症には，毛包に常在する真菌である *Malassezia furfur* の関与が推定されているが，これを否定する見解もある．また，しばしば肥満，糖尿病，甲状腺機能低下症が合併する．疑いがある患者では精査すべきであろう．提示例では，家族から真菌症を心配されているが，皮膚表在性真菌症である癜風は，本症の鑑別疾患である．癜風は大豆大までの境界明瞭な円形から楕円形の斑が背部，胸部に多発し，その斑は，淡褐色調を呈する場合（黒色癜風）と白色調を呈する場合（白色癜風）の2通りある．

▶3　検査は？　皮膚生検　血液検査

　特徴的な臨床所見から診断可能である．癜風との鑑別には KOH による直接検鏡を行う．診断確定のために皮膚生検を行い病理組織学的に診断する．病理所見では，病変の主座は表皮であり，乳頭腫症と角質増生がみられる．真皮上層には脈管周囲性に軽度の炎症細胞浸潤がみられる．また，血液検査で糖尿病の有無を調べる．

▶4　鑑別診断は？

　色素性痒疹，癜風（→関連疾患），炎症後色素沈着，斑状アミロイドーシス，摩擦黒皮症など．

▶5　治療は？　外用　内服

　尿素軟膏や抗真菌薬外用が選択される．長期に外用しなければ効果が得られないことが多い．また，ミノサイクリン塩酸塩内服が有効な場合がある（→スキルアップ）．

▶6　患者説明は？

　悪性皮膚疾患ではないことを理解させる．そのうえで，肥満や内分泌疾患を精査する．合併症があった場合にはその治療の重要性を理解させる．

▶7　専門医へのコンサルトのコツ

　癜風との臨床的鑑別が必要であり，癜風を除外するために KOH による直接検鏡は必須である．皮膚科医に紹介し，真菌検査を行ってもらうべきである．また，併存疾患の精査が必要なため，内分泌疾患の合併が疑われる症例は，総合病院に紹介する．

TIPS！

- 思春期から青年期に好発する，網目状を呈する色素沈着．
- 時に基礎疾患が存在し，精査が重要．
- *Malassezia furfur* の関与が推定されているが，これを否定する見解もある．

関連疾患

癜風

　皮膚表在性真菌症の1つで，毛包に常在するマラセチアによる感染症である．他者より感染するものではなく，多汗者や高温環境下に長く生活する人に多い．体幹に黒褐色または白色の小型で卵円形の皮疹が多発する．表面をメスでこすると多数の落屑を生じ，KOH 法にて確定診断が可能である．治療は抗真菌薬外用を行う．

スキルアップ

ミノサイクリン塩酸塩

　皮膚科領域では非常に重宝する薬剤である．尋常性痤瘡にも著効する．比較的低用量でも，抗炎症効果をもつため，抗菌作用よりも抗炎症作用を期待して用いられる場合も多い．ただし，肝機能障害や爪甲色素沈着をきたす場合があるため十分注意したい．

背部の黒色調を呈する腫瘍

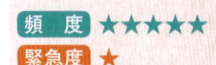

頻度 ★★★★★
緊急度 ★

脂漏性角化症

こんな患者がアナタの前に！

　53歳，男性．2年前より背部に隆起性の皮疹が出現．背部であるため，自らは見ることはできず，それ以前の状況は不明である．自覚症状はない．次第に大きくなってきたようだが放置していた．先頃，会社の健康診断で糖尿病の精査を指示され，来院した際に「皮膚癌ではないか」と質問してきた．

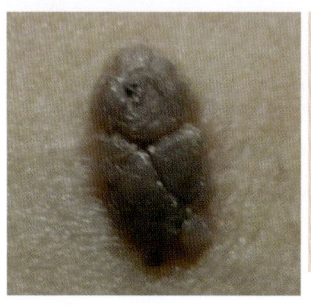

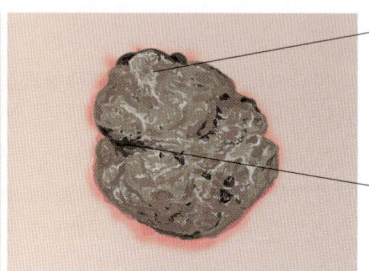

鱗屑を付着

境界明瞭な黒褐色調を呈する結節

皮疹の特徴

診療プロセス

▶1　患者から聴取すべきことは？

　生下時からみられた皮疹か最近できたものか．経過中，一部が脱落したことはないか．他部位に同様の皮疹の有無．短期間に同様の皮疹が多発していないか．

▶2　この症例をどう解釈する？

　周囲より隆起した腫瘍であるが，境界が明瞭であることや，色調が単一であることから悪性腫瘍の可能性は低い．さらに，表面がわずかに角化していることに着目すれば，脂漏性角化症と診断できる．

▶3　検査は？　臨床所見　ダーモスコピー　皮膚生検

　臨床所見により悪性黒色腫との鑑別を行う．悪性黒色腫と比較して一般に角化しており，鱗屑を伴うことが多い．ダーモスコピーでは，脳回転様外観，面皰様開孔，多発性稗粒腫様嚢腫などが観察され，有力な診断の根拠となる．また，臨床診断が困難な場合には皮膚生検を行い，病理診断を行う．

▶4　鑑別診断は？

　母斑細胞性母斑（→100頁），悪性黒色腫（→124頁）など．

▶5 治療は？　外科切除　凍結療法

　良性腫瘍であるので治療は患者の意思に任せてよい．比較的多発するため，放置しても全く問題ない．整容的観点から治療を希望する場合には，外科切除や炭酸ガスレーザーによる蒸散を行う．また，尋常性疣贅に用いる液体窒素凍結療法を選択してもよい．

▶6 患者説明は？

　ありふれた皮膚疾患であるが，黒色であるため悪性黒色腫との鑑別を求める患者が多い．あくまで良性腫瘍であり，一種の皮膚の加齢現象でもあるので，新生多発する可能性があることを説明する．放置してもよいが，その場合は皮疹が拡大する可能性があることを理解させる．また，短期間に本症が多発し，さらに瘙痒などの自覚症状を伴う場合は，内臓悪性腫瘍を示唆する Leser-Trélat 徴候（→診断力アップ）を考える必要があり，皮膚科医への受診を考慮するよう理解させる．

▶7 専門医へのコンサルトのコツ

　診断が確かであれば外科切除を行ってもよい．ただし，診断確定が困難な場合には皮膚科医に紹介し，ダーモスコピーや皮膚生検による診察を依頼すべきである．

TIPS!
- 悪性腫瘍を心配する患者が多い．臨床所見の把握，特に角化の有無に注目．
- 診断がつけば，積極的な治療もしくは放置を選択してもよい．ただし，同様の皮疹が新生，多発する場合もあることを理解させる．
- Leser-Trélat 徴候を説明し，その症状が現れる場合には皮膚科を受診するよう伝える．

診断力アップ

Leser-Trélat（レザー・トレラ）徴候

　脂漏性角化症が，数か月間で新生多発し，さらに瘙痒などの自覚症状を伴う場合を本症と称する．内臓悪性腫瘍のデルマドロームであるので，全身精査を行う．なお，皮膚症状自体は通常の脂漏性角化症と何ら変わりはないので，病理組織学的に悪性所見がみられるわけではないことに注意する．

関連疾患

老人性色素斑

　いわゆる「シミ」の正式病名である．海外では「日光黒子」とよばれる．紫外線によりメラニン産生が亢進するため，結果として黒褐色調の色素斑としてみられる．ただし，一部は脂漏性角化症の初期病変としてみられることがあり，経過として次第に隆起してくる．なお，老人性色素斑はレーザーによる治療が可能であるが保険適用はない．

背部の黒色調を呈する腫瘍

中年女性の下腿に生じた硬い局面

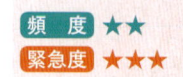

頻　度 ★★
緊急度 ★★★

脂肪類壊死症

こんな患者がアナタの前に！

　57歳，女性．9か月前より下腿前面に紅色の皮疹が出現．放置していたところ，皮疹は次第に拡大し，中央部がわずかに陥凹したという．また，表面が光沢をみるようになった．湿疹と思い，治療を求めて来院した．

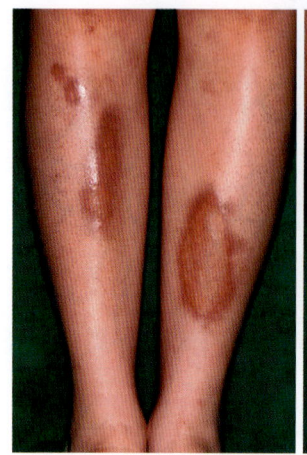

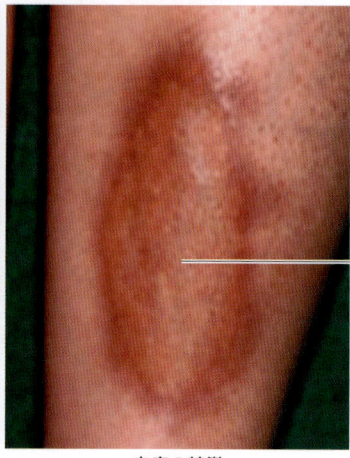

不整形な比較的大型の色素沈着
表面に光沢を有する
硬化局面

皮疹の特徴

診療プロセス

▶1　患者から聴取すべきことは？

　先行する外的刺激の有無．基礎疾患として糖尿病の有無．市販外用薬使用の有無．

▶2　この症例をどう解釈する？

　本症は，30～50歳代の女性に好発する．皮疹の出現部位は，男女とも約9割が下腿伸側であり，時に大腿にも発生する．皮疹は境界明瞭な萎縮性硬化局面で，中央部は黄褐色調を帯び，毛細血管拡張を伴い，全体として光沢を有する．この特徴的な臨床症状が重要であり，提示例でも疑う根拠となる．皮疹は潰瘍化することもある．本症をみた場合，基礎疾患として糖尿病を念頭におくほか，症例により高血圧を伴うことに注意する．糖尿病は本症発症に遅れて出現する場合もあり，注意する．すなわ

ち，皮疹発症時に耐糖能異常がなくとも，経過を追うに従い，糖尿病が明らかになる場合がある．

▶3 検査は？ 血液検査 皮膚生検

本症では基礎疾患として約半数の患者に糖尿病がみられ，その精査が重要となる．診断確定のため皮膚生検を行い病理診断する．病理所見では，真皮において膠原線維が類壊死に至り，脂質の沈着する所見がみられる．

▶4 鑑別診断は？

環状弾性線維融解性巨細胞性肉芽腫，サルコイドーシス（→28頁），限局性強皮症，環状肉芽腫（→62頁），環状扁平苔癬など．

▶5 治療は？ 外用 光線

基礎疾患があれば，まずその治療を行う．皮疹にはステロイド外用や光線（紫外線）療法が行われる．

▶6 患者説明は？

基礎疾患よりも皮疹が先行する場合があり，たとえ初診時に合併症がみられなくても，定期的に糖尿病や高血圧の精査を行うよう理解させる．

▶7 専門医へのコンサルトのコツ

臨床像が特異的であり，慣れれば診断は容易であるが，迷う場合には積極的に皮膚科医にコンサルトする．前述のように，続いて糖尿病が発症することがあるため，糖尿病内科で経過観察することも可能な施設に紹介するとよい．なお，本症はたとえ糖尿病が存在しても，血糖値が改善したところですみやかに皮疹が改善するものではないことに注意すべきである．

TIPS!

- 下腿伸側に好発する境界明瞭な萎縮性硬化局面で，全体に光沢を有する．
- 基礎疾患として糖尿病や高血圧が存在する場合がある．
- 糖尿病は本症発症に遅れて明らかになることがあり注意が必要．

診断力アップ　糖尿病のデルマドローム

糖尿病はさまざまな皮膚症状を伴うので，その把握が重要である．糖尿病に伴う主な皮膚病変を以下に列挙する．これらを理解していれば，皮膚症状から糖尿病の存在を明らかにできる場合も少なくない．

- 糖尿病性壊疽
- 糖尿病性黄色腫
- 糖尿病性水疱
- 糖尿病性浮腫性硬化症
- 前脛骨部色素斑
- 糖尿病性潮紅

中年女性の下腿に生じた硬い局面

若い女性の前腕にみられる強い瘙痒を有する充実性丘疹

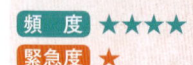

頻　度 ★★★★
緊急度 ★

結節性痒疹

こんな患者がアナタの前に！

21歳，女性．半年前より前腕に大豆大前後の，褐色から黒褐色調を呈する充実性丘疹が多発．抑えがたい激しい瘙痒を伴っており，当初は虫刺されと考えていた．近医を受診したところアトピー性皮膚炎と言われ，外用加療を受けたが軽快しなかったため来院した．基礎疾患は特にない．

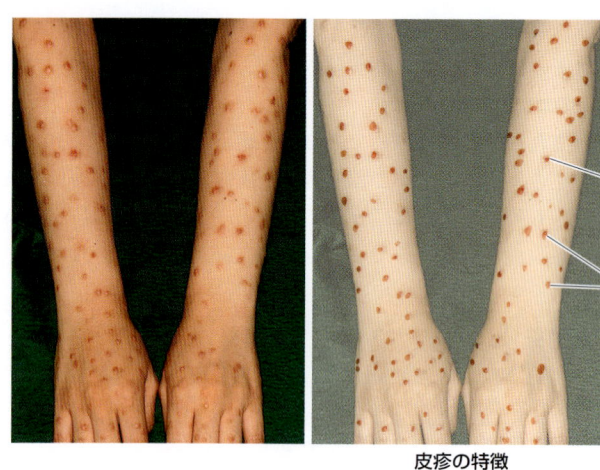

境界明瞭で褐色から黒褐色調の小丘疹

多発するやや大型の丘疹

皮疹の特徴

診療プロセス

▶ **1 患者から聴取すべきことは？**

瘙痒，掻破行動の詳細．基礎疾患（アトピー性皮膚炎，糖尿病）の有無．妊娠の有無．

▶ **2 この症例をどう解釈する？**

若い女性に生じた難治性の"痒み"である．結節性痒疹は，四肢伸側や腰部などに，大豆大前後の褐色から黒褐色調を呈する充実性丘疹が多発する疾患である．丘疹は多角形ないし円形で，扁平もしくはドーム状に隆起し，頂点に痂皮を付すものが多い．また，軽快した皮疹は黒褐色調の色素沈着となり，わずかに瘢痕を形成する．通常抑えがたい激しい瘙痒を伴う．基礎疾患や妊娠が背景に存在する場合がある．

112

▶3　検査は？　臨床所見　VAS

　臨床所見から診断可能である．診断に迷う場合には病理所見を確認する．治療効果を判定する目的から，VAS（Visual Analogue Scale）を用いて瘙痒の程度を把握する．基礎疾患が疑われる場合にはその精査を行う．可能であれば，糖尿病の既往や肝機能を確認するために，血液生化学検査や一般検査を行うとよい．

▶4　鑑別診断は？

　多形慢性痒疹，慢性湿疹，扁平苔癬（→60頁），アトピー痒疹など．

▶5　治療は？　外用　内服　凍結療法

　通常，ステロイド外用療法が選択されるが，治療抵抗例が多いため，密封療法を行う．抗アレルギー薬内服を行う例も多いが，むしろ鎮静作用を有する薬剤のほうが奏効する場合がある．また，液体窒素による凍結療法や，マクロライド系抗菌薬内服，活性型ビタミンD_3外用療法などの有効性が報告されている．

▶6　患者説明は？

　難治性疾患であり，根気強く治療を続ける必要があることを強調する．また，掻破行動が増悪因子であることを理解させる．さらに，時に基礎疾患が存在するため，精査の必要性を理解させる．

▶7　専門医へのコンサルトのコツ

　診断に迷うときや，外用や内服を行っても瘙痒が改善せず，凍結療法などの皮膚科医が精通する治療法を試みるときに積極的に紹介する．

TIPS!

- 青年期以降の女性に好発．
- 激しい瘙痒を伴う虫刺症様の充実性丘疹が四肢に多発．
- 時に基礎疾患を有する．
- 凍結療法やマクロライド系抗菌薬内服，活性型ビタミンD_3外用療法などが有効な場合がある．

関連疾患

色素性痒疹

　痒疹には色素性痒疹という疾患がある．ダイエットをしたりスポーツドリンクを愛飲したりする思春期女子に生ずる痒疹である．項部，上胸部，背部に発作性蕁麻疹様の紅斑が生じ，丘疹が現れる．特徴的なのは，その後，粗大網目状の色素沈着を残す点である．こちらも難治性の疾患である．

中年男性の下腿に生じた灰褐色調を呈する小さな丘疹

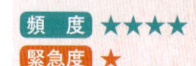

頻　度 ★★★★
緊急度 ★

アミロイド苔癬

こんな患者がアナタの前に！

54歳，男性．数年前より下腿伸側に瘙痒を有する皮疹が出現した．市販の外用薬を塗布していたが，次第に皮膚がザラザラしてきたという．単なる湿疹と考え放置していたが，その後も皮疹は拡大している．悪性ではないかと心配して来院した．

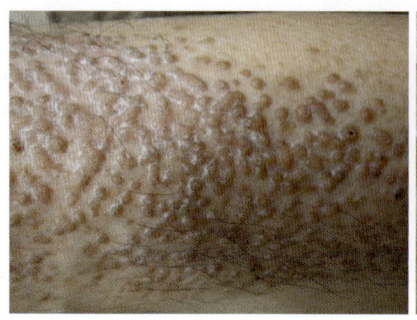

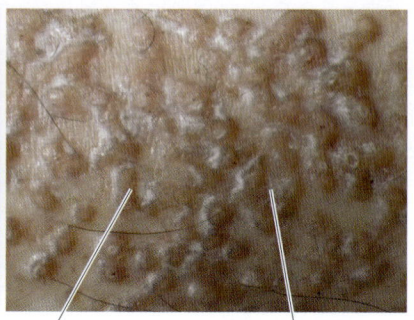

わずかに光沢を有する
灰褐色調を呈する小型の丘疹が多発

皮疹の特徴

診療プロセス

▶ 1　患者から聴取すべきことは？

より正確な発症時期．他部位の同様の皮疹の有無．使用した市販薬の詳細．基礎疾患の有無．

▶ 2　この症例をどう解釈する？

灰褐色調を呈する形が揃った小丘疹が多発している．丘疹の表面は光沢を有し，触診すると硬い．アミロイド苔癬では，下腿伸側，肩甲間部，背部などに毛包非一致性の淡褐色から灰褐色調を呈する米粒大前後の角化性小丘疹が播種する．通常，融合することなく多発し集簇する．時間が経つにつれ，次第に皮疹は硬くなり，表面が光沢を有するようになる．本症のアミロイドは変性した表皮細胞由来のケラチン蛋白であり，いわゆる原発性皮膚アミロイドーシスに分類され，全身性アミロイドーシスの精査は不要である場合が多く，あわてる必要はない．

▶ **3　検査は？** 皮膚生検

　病理所見によりアミロイド沈着を証明する必要があるので，診断には皮膚生検が必要である．病変の主座は真皮上層の炎症細胞浸潤である．表皮では角層と表皮の肥厚がみられる．

▶ **4　鑑別診断は？**

　ビダール苔癬，疣状扁平苔癬，結節性痒疹（→ 112 頁），多形慢性痒疹，慢性湿疹，光沢苔癬（→ 192 頁），毛孔性苔癬（→ 193 頁）など．

▶ **5　治療は？** 外用　内服　外科治療

　ステロイド外用療法が主体となるが難治例も多い．この場合，密封療法を考慮する．必要に応じて，瘙痒に対して抗ヒスタミン薬や抗アレルギー薬の内服を行う．これらの治療に反応しない場合，シクロスポリン内服や炭酸ガスレーザーによる外科的治療が有効であるとする報告がある．

▶ **6　患者説明は？**

　難治性皮膚疾患である．瘙痒が問題となることが多いものの，患者によっては整容面を気にする場合もある．根気強い外用療法が必要であることを理解させる．

▶ **7　専門医へのコンサルトのコツ**

　病理所見が診断に重要であるので，無加療で皮膚科医に紹介するのが望ましい．本症は皮膚限局型で生命予後はよい．全身性アミロイドーシスの場合は，まず病型を明らかにしたうえで，原因となった疾患の治療を開始する．死因としては，心不全や腎不全が多い．

TIPS !

- 主として下腿伸側，上背部に灰白色調の小型の丘疹が多発．
- 瘙痒が強く，難治．
- 診断は病理所見によるので，無加療ですみやかに紹介するとよい．

Advanced Study

病理組織学的なアミロイドの証明

　アミロイド苔癬は，β折り畳み構造の微細線維蛋白であるアミロイドが真皮上層に沈着することで発症する．アミロイドーシスにおいては，現在 15 のアミロイド蛋白が知られている．アミロイド苔癬の前駆蛋白はケラチン線維である．ダイロン (direct fast scarlet 4BS) 染色を行うと，真皮乳頭層に赤褐色に染まるアミロイドが検出できる．

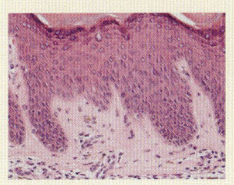

HE 染色像　　　　ダイロン染色像

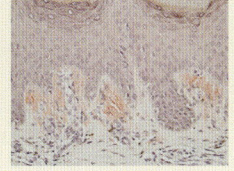

第 3 章 デキモノがみられる疾患

デキモノがみられる疾患

全身

粉瘤（→122頁）
悪性黒色腫（→124頁）
反応性穿孔性膠原症（→126頁）
汗孔角化症（→128頁）
エクリン汗孔腫（→130頁）
線状苔癬（→132頁）
伝染性軟属腫（→134頁）
尋常性疣贅（→136頁）

顔面

基底細胞癌（→138頁）
老人性脂腺増殖症（→140頁）
有棘細胞癌（→142頁）
ピアス肉芽腫（→144頁）
ケラトアカントーマ（→146頁）
稗粒腫（→148頁）
静脈湖（→150頁）
スポロトリコーシス（→第1章，46頁）

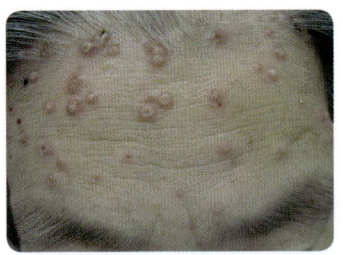

伝染性軟属腫

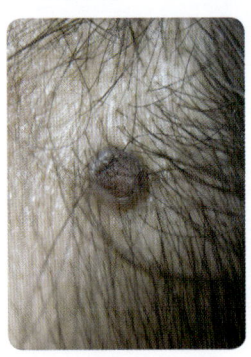

ケラトアカントーマ

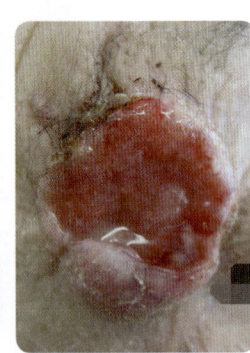

有棘細胞癌

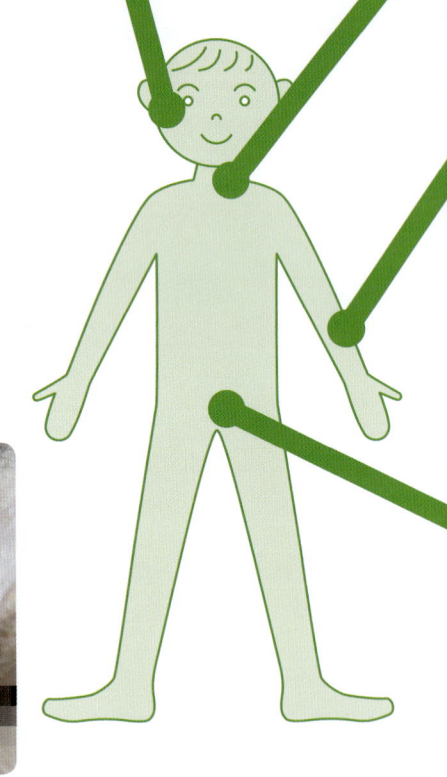

頸部
アクロコルドン（→ 152 頁）

四肢
多発性胼胝（Werner 症候群）（→ 154 頁）
粘液嚢腫（→ 156 頁）
Bowen 病（→ 158 頁）

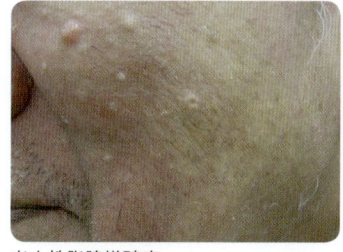

陰部
尖圭コンジローマ（→ 160 頁）
真珠様陰茎丘疹
（pearly penile papule）（→ 162 頁）
疣贅状黄色腫（→ 164 頁）

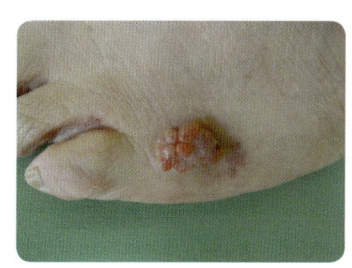

老人性脂腺増殖症

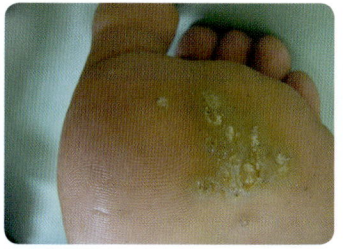

尋常性疣贅

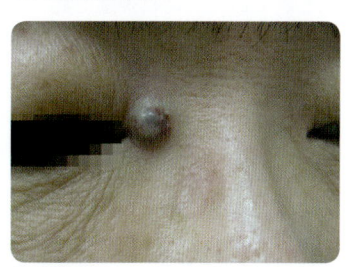

基底細胞癌

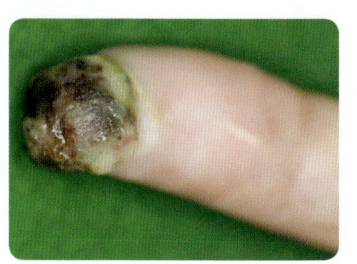

悪性黒色腫

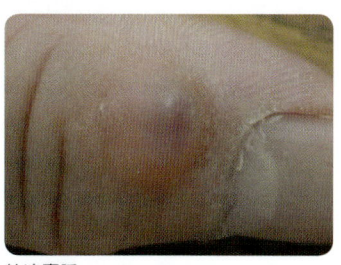

粘液嚢腫

エクリン汗孔腫

3　デキモノがみられる疾患

デキモノがみられる疾患　　119

診断へのアプローチ

デキモノという分類はあまりにもラフであり，本来，皮膚科学としてはあってはならない分類であるが，ここでは"通常みられない皮疹が現れた"という意味合いで，わかりやすさを優先してあえて用いることとする．ここでも前述した結節，腫瘍の分類（→97頁）が重要であるほか，囊腫の理解も重要である．

囊 腫

真皮内に生ずる空洞であり，皮膚表面ではなだらかに隆起した結節として表現される．触診では弾力を有する．皮膚腫瘍において遭遇する頻度の高い粉瘤（アテローム）がそれであり，時に炎症を起こし，表面に紅斑がみられる．粉瘤は毛包脂腺系が存在する部位に生ずると考えられるが，ウイルスによる粉瘤は毛包の存在しない足底にも好発するため，全身どこにでもできると考えてよい．粉瘤は脂肪腫と誤診されることが多い．診断の際には，必ず触診を行い，表皮と連続していること，さらに脂肪組織とは可動性がある（これを「下床との可動性あり」とよぶ）ことを確認する．

鑑別診断の流れ

・顔面にできた腫瘍

まず紫外線により誘導される皮膚疾患を念頭におくとよい．基底細胞癌や日光角化症，日光角化症がさらに進展する有棘細胞癌などである．これら疾患は高齢者に多いが，発症には紫外線照射の蓄積量が関与するため，皮疹のみに目を奪われることなく，周囲の皮膚もよく観察し，光老化の有無をチェックするとよい．ちなみに光老化とは，生理的老化と異なり，紫外線による真皮の老化現象をさす．皮疹としては，比較的深く，大きな皺として表現される．

・女性の眼瞼周囲の白色調の小結節

稗粒腫を考える．意外に訴えは多い．整容的見地から内容物を外科切除する．

・一見イボのような角化を伴う結節

ケラトアカントーマを考える．ケラトアカントーマは基本的に良性腫瘍であるが，病理組織学的には有棘細胞癌と鑑別が難しい症例も多く，極力皮膚科に紹介すべき疾患である．

なお，ケラトアカントーマや有棘細胞癌においては，原則として自覚症状がみられず，瘙痒や疼痛の有無は重要な鑑別診断の根拠となる．

・頸部に多発する小結節

必ず触診を行う．軟らかく触れる結節であればアクロコルドンを考える．一種の加

齢による変化であるが，これに悩む女性は多く，切除を検討する．
・露光部以外の自覚症状を伴わない褐色から淡紅色の局面
　Bowen 病を考える．通常，程度はさまざまであるものの，鱗屑を伴う．局面とは，2 種以上の原発疹もしくは続発疹が同時に存在する皮疹をさす．しかし，最近では周囲より軽度に扁平に隆起する皮疹をさすこともあり注意を要する．Bowen 病の場合，どちらの定義もあてはまることがあるが，基本的には紅斑や色素斑，鱗屑が同時に存在する皮疹と考える．
・小児の皮膚常色でわずかに光沢を伴う皮疹
　伝染性軟属腫を考える．尋常性疣贅と異なり乳頭腫を呈さず，表面は平滑であることが多い．なお，乳頭腫とは表面が疣状になった皮疹である．
・尋常性疣贅
　理論的には全身どこにでも発生するが実際は足底や手指に好発することが多い．足底においては，胼胝や鶏眼が生ずることも多く鑑別の対象となる．特に鶏眼は尋常性疣贅と臨床像が似ることがあり，誤診される場合も多く注意を要する．
・スポロトリコーシス
　真菌症であるスポロトリコーシスも注意を要する疾患である．感染症であり，理論上全身に発症する可能性があるが，土壌から感染するため，手指や顔面に発症することが多い．軽度に隆起し，表面が湿潤する結節で潰瘍化する場合もある．初期は紅斑で発症するため，湿疹・皮膚炎群と誤診され，塗布されたステロイド外用薬により臨床症状が変化してから皮膚科を受診する例も少なくない．
・外陰部疾患
　外陰部はプライベートパーツとよばれ，羞恥心から患者がなかなか医療機関に受診せず，症状がかなり進行してから初めて来院する場合も多い．尖圭コンジローマは性感染症として比較的多くみられる疾患である．生理的変化であり，病的意義のない真珠様陰茎丘疹（pearly penile papule）が尖圭コンジローマと誤診されていることがしばしばもあり，注意を要する．

　デキモノとは大雑把な分類であり，重要なのはそれぞれがどのような原発疹，続発疹で構成されているかを注意深く観察することである．まず，腫瘍性であるのか，あるいは炎症性変化であるのかを把握する．ある程度鑑別を行い，疾患を絞り込んだうえで，確定診断には皮膚生検による病理診断を行うことが望ましい．非定型的な皮疹を生検したところ，悪性化した他臓器の細胞が検出され，内臓悪性腫瘍の皮膚転移が発見されることもあることを銘記しておく．

悪臭を放つ腹部のしこり

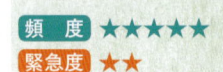

頻度 ★★★★★
緊急度 ★★

粉瘤

こんな患者がアナタの前に！

　46歳，女性．4か月前に腹部にしこりができていることに気が付いた．自覚症状はなく，また，生活にも特に支障がないため放置していた．その後，皮疹は拡大した．昨日，入浴時に何気なく押してみたところ，中から悪臭を有する膿のようなものが出てきたため，悪性腫瘍が心配になり受診した．悪性でなければ，切除希望は特にない．

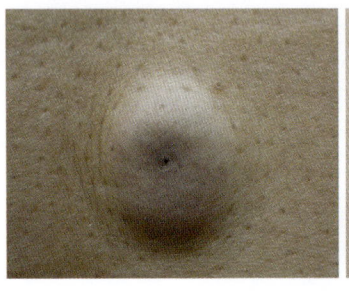

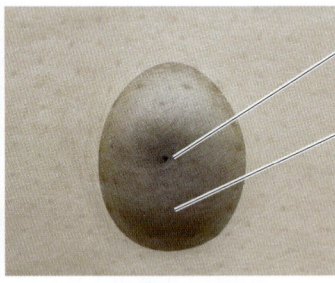

— 開大した毛包
— 周囲よりドーム状に隆起する腫瘍

皮疹の特徴

診療プロセス

▶1　患者から聴取すべきことは？

　痛みの有無．腫脹の有無．拡大傾向の有無．

▶2　この症例をどう解釈する？

　本症は，患者が「脂肪の塊ができた」と表現することが多い．丁寧な触診で本症を疑うことが重要である．臨床所見では，結節の中央に開大した毛包がみられる．おそらく毛包が開大した囊腫であると考えられる．悪臭を伴う粥状物質の排出は，本症の特徴をよく表している．自覚症状がないので，感染などは起こっておらず，特に緊急の切開，排膿を行う必要はない．このような症例では必ず触診を行う．真皮内にできる腫瘍であり，皮膚と癒着し，下床（脂肪組織）との可動性は良好なはずである．

▶3　検査は？　臨床所見

　炎症症状が顕著で，表面に膿疱がある，または波動を触れる場合には，治療をかねて切開排膿する．しかし，自覚症状が特になく，炎症症状を伴わない状態では検査の必要はない．

▶4　鑑別診断は？

　皮様嚢腫，外毛根鞘腫，多発性脂腺嚢腫など．

▶5　治療は？　外科切除

　原則として，嚢腫壁を含めて一塊として外科的に摘出する．このほか，揉み出し法などもあるが，経験がない場合はやめておいたほうが無難であろう．炎症症状が高度な場合には，局所麻酔のうえ，十分な大きさで切開しドレナージを図る．併せて抗菌薬内服を行う．

▶6　患者説明は？

　ありふれた良性腫瘍であるが，炎症を伴うと根治的治療が不可能となり，緊急避難的に切開排膿を行わねばならぬ点を理解させる．ただし，悪性化はきわめてまれであるため，患者が望む場合には経過観察としてもよい．炎症症状がみられたらすぐに受診するよう指導する．

▶7　専門医へのコンサルトのコツ

　患者が切除を望む場合には，早めに皮膚科医に紹介し，外科切除を依頼する．時に巨大な腫瘍をもつ患者が存在し，入院のうえ手術を行わなければならない場合もある．

TIPS!

- ありふれた皮膚の良性腫瘍．
- 可能な限り，炎症所見を伴わないうちに外科的に摘出．
- 炎症所見とともに疼痛などの自覚症状がみられたら，すみやかに切開し，ドレナージを図る．

関連疾患　足底表皮嚢腫

　毛包脂腺系の存在しない足底に本症が生ずることがある．病理所見では，嚢腫壁に空胞細胞がみられ，ウイルス感染の関与が示唆される．その後の研究で，ヒト乳頭腫ウイルス（HPV）57型や60型が，これら足底表皮嚢腫発症に関与することが明らかとなった．このほか，足底では外傷などにより表皮成分が埋入する機序も考えられる．

スキルアップ　粉瘤の悪性化

　粉瘤はきわめてありふれた良性の皮膚腫瘍であるため，切除を希望しない患者も多い．炎症を起こすと，処置も厄介であるため，何か変化があったらすみやかに受診のうえ，抗菌薬内服などを行う必要がある．時に「悪性化はないので心配ない」と指導する医師も存在するが，まれながら有棘細胞癌が発生したとの報告があり注意すべきであろう．

悪臭を放つ腹部のしこり

不整形で多彩な黒色皮疹

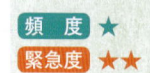

頻　度 ★
緊急度 ★★

悪性黒色腫

こんな患者がアナタの前に！

　63歳，女性．3年前より特に誘因なく，左第2指先端に小さな皮疹が出現．詳細はよく覚えていないが，ドアに指を挟んだためと思い，自分で消毒をしていたという．その後，皮疹は拡大したが，自覚症状がないため，特に気にしていなかった．1年前，近くの薬局で相談したところ，「感染が起きている」と言われ，市販の抗菌薬含有軟膏を勧められた．その軟膏を使用していたところ，次第に病変部が黒色に変化してきたため，皮膚が死んでしまったのではないかと心配して来院した．

色調が不均一

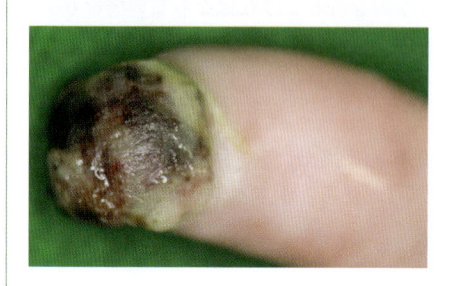

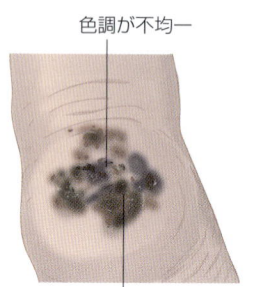

表面不整な灰黒色調を呈する腫瘍

皮疹の特徴

診療プロセス

▶1　患者から聴取すべきことは？
　先行病変の有無．病変拡大のスピード．表面からの出血はいつから起きているか．

▶2　この症例をどう解釈する？
　黒色の小腫瘍であるが，色調が不均一で，まだらなことを把握する必要がある．潰瘍化している点も悪性黒色腫を支持する．また，時に表面より出血をみることがあり，診断的価値が高い．

▶3　検査は？　ダーモスコピー　皮膚生検
　臨床所見から診断できる症例である．黒色の皮疹であり，潰瘍化している．また，色調の濃淡が顕著であり，色がまだらである．悪性黒色腫を疑うに十分な所見であ

124

る．診断にはダーモスコピー所見が参考になる．ダーモスコピーでは pigment network（色素ネットワーク）の有無を確認する（みられればメラノサイト系腫瘍である）．そのうえで次の6項目の所見の有無を検討する．① ulceration（潰瘍化），② large blue-gray ovoid nests（灰青色類円形大型胞巣），③ multiple blue-gray globules（多発灰青色小球），④ multiple leaflike areas（多発葉状領域），⑤ spoke wheel areas（車軸状領域），⑥ arborizing teleangiectasia（vessels）（樹枝状血管拡張）．要点としては，腫瘍辺縁部の点状小色素斑と毛細血管拡張である．その後，皮膚生検を行い病理診断する．

▶ **4 鑑別診断は？**

母斑細胞性母斑（→ 100 頁），脂漏性角化症（→ 108 頁），脂腺肥大症，毛芽腫など．

▶ **5 治療は？** 外科治療

原則として外科治療である．遠隔転移するため，手術に加えて，全身検索可能な施設に紹介する．安易に生検を行ってはならない．病期により化学療法を行う．

▶ **6 患者説明は？**

皮膚悪性腫瘍を代表する疾患であり，リンパ節転移を検索しなければならないので，入院手術が可能な施設への受診を勧める．手指切断の可能性もあるので，決して簡単に終わる手術ではないことを匂わせておく．えてして，提示例のような患者は病識が少ないので，可能であれば家族を同席させて説明したい．

▶ **7 専門医へのコンサルトのコツ**

何もせずに即，皮膚科医に紹介するのが最もよい．悪性黒色腫は，あくまで臨床で判断すべきであり，安易な生検や切除は腫瘍の播種を招く．皮膚科医は皮膚生検は行うが，時間をおかずに手術を行うのが常である．皮膚科医以外は手を出さぬほうが賢明であろう．

TIPS!

- きわめて予後の悪い皮膚悪性腫瘍．臨床所見で診断できる．
- 早期診断にはダーモスコピーがきわめて有用．積極的に皮膚科医に紹介する．
- 安易な生検や切除は腫瘍の播種を招くことを肝に銘じる．

スキルアップ：悪性黒色腫の患者指導

欧米の白色人種は，本症発生率が日本人の 10 倍以上であるという報告がある．この事実は本症発症に紫外線が大きく関与することを示唆している．わが国では，手足にみられる末端黒子型が最も多く，特に足底にみられる黒色斑には注意が必要である．このことから，わが国においては紫外線より物理的刺激の関与が大きいことが理解できる．つまり，足底の色素斑を繰り返しむしりとったり，突いたりしないように注意することが重要である．

肘頭に生じたかさぶたを伴う丘疹

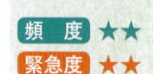

頻度 ★★
緊急度 ★★

反応性穿孔性膠原症

こんな患者がアナタの前に！

54歳，男性．数か月前より肘頭に小豆大の黒褐色調を呈するしこりが出現．皮疹は次第に拡大し，中央に白色の小さなかさぶたのような皮疹がみられるようになった．軽度の瘙痒がある．市販の外用薬を塗布したが，病状は改善しなかったという．その後，同様の皮疹が腹部などに新生したため来院した．

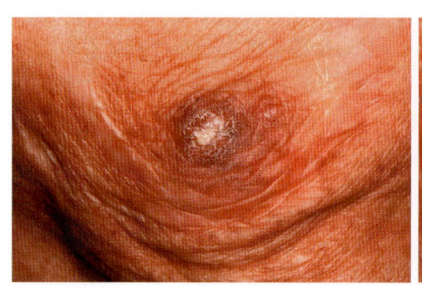

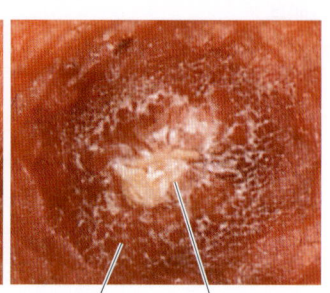

境界明瞭な丘疹　中央に黄白色調の角栓を有する

皮疹の特徴

診療プロセス

▶1 **患者から聴取すべきことは？**
　先行する外的刺激，基礎疾患（糖尿病や肝疾患）の有無．使用した市販外用薬の詳細．

▶2 **この症例をどう解釈する？**
　境界明瞭な丘疹の中央部に，栓をするがごとき厚い鱗屑を付着した特徴的な臨床像である．通常全身に多発する．特徴的な臨床像ではあるが，鑑別すべき疾患は多い．実際には，透析患者など，既に基礎疾患がわかっている患者の皮膚のトラブルとして経験することが多いが，それらが不明な場合には重要なデルマドロームとなる．表皮が壊死していることを皮疹から読み取ることが重要であり，瘙痒があるからといって，湿疹と誤診してはならない（誤診されている例は多いのである！）．

▶3 **検査は？** 皮膚生検　血液検査
　糖尿病，透析，肝硬変，悪性リンパ腫など基礎疾患がある場合が多く，その精査が

重要となる．診断確定のために皮膚生検を行い病理診断する．病理所見では，病変の主座は表皮であり，著明な角層肥厚とともに，中央では表皮の変性像がみられる．

▶ 4 鑑別診断は？

Kyrle 病（真皮貫通性毛包性毛包周囲性角質増殖症，→関連疾患），穿孔性毛包炎，結節性痒疹（→ 112 頁）など．

▶ 5 治療は？ 外用 内服 光線

基礎疾患があれば，まず，その治療を行う．皮疹は約 2 か月で自然軽快し，黒褐色調の色素沈着を残す．軽度の瘢痕を形成することもある．しかし，症例により難治な場合がある．この場合は対症療法が主体となり，ステロイド外用療法や，厚い鱗屑をとるため亜鉛華軟膏重層療法を行う．瘙痒に対しては，抗アレルギー薬を内服させる．時に光線（紫外線）療法も選択される．

▶ 6 患者説明は？

湿疹と異なり，内臓病変を示唆する皮疹であることを理解させる．また，引っ掻くとその部位に皮疹が新生する（ケブネル現象とよぶ）ので，外用や内服で瘙痒制御する．

▶ 7 専門医へのコンサルトのコツ

必ずしも成人例のみではなく，小児発症例では遺伝的素因の関与が推定されている．皮疹を見極め，診断に迷う場合には積極的に皮膚科医にコンサルトする．また，難治の場合は，光線（紫外線）療法が可能な施設に紹介するとよい．

TIPS!

- 肘頭，膝蓋，手背，前腕などに小豆大前後で，褐色から黒褐色調を呈する充実性丘疹が多発．中央に厚い鱗屑が固着．
- 成人例では糖尿病，透析，肝硬変，悪性リンパ腫が基礎疾患となる．
- 多くは自然治癒が期待できる．

関連疾患

透析が関係する皮膚疾患　晩発性皮膚ポルフィリン症

血液透析が誘因となり，肝臓におけるウロポルフィリノーゲンデカルボキシラーゼ活性低下により，ウロポルフィリンが皮膚に蓄積するために皮疹が生ずる．皮疹は，春から夏にかけて，顔面や手背などの日光露出部位に水疱が多発する．その後皮疹は軽度の瘢痕や萎縮，色素沈着となり治癒するが，これを繰り返す．

Kyrle 病（真皮貫通性毛包性毛包周囲性角質増殖症）

Kyrle 病では，四肢伸側や体幹に小豆大までの紅暈を伴う褐色から黒褐色調で中央に角栓を有する丘疹が多発する．反応性穿孔性膠原症と同様，糖尿病や肝・腎障害および透析患者に合併することが多い．

顔面に生じた小型の環状皮疹

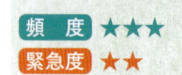

頻度 ★★★
緊急度 ★★

汗孔角化症

こんな患者がアナタの前に！

61歳，女性．5年前，特に誘因なく，顔面に褐色調を呈する小さな皮疹が出現．放置していたところ，その皮疹は次第に拡大し，環状になってきた．さらに同様の皮疹が顔面全体に多発したため，心配になり来院した．

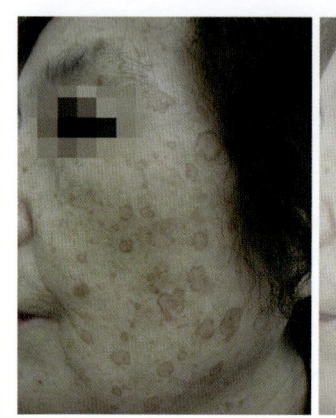

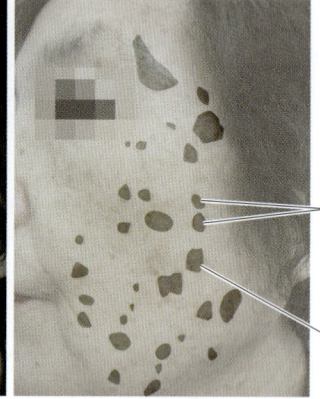

皮疹が多発

褐色調の環状皮疹．中央は皮膚正常色にみえる

皮疹の特徴

診療プロセス

▶1 **患者から聴取すべきことは？**

日光曝露歴．服薬歴．免疫抑制をきたす併存疾患の有無．家族歴．

▶2 **この症例をどう解釈する？**

本症の皮疹は，四肢，体幹，顔面に好発する．円形から楕円形で周囲が環状に隆起する角化性皮疹である．丘疹として始まり，拡大するに従って，中央部が萎縮し，わずかに陥凹する．褐色調を呈することが多い．提示例は典型的な皮疹である．①古典型（Mibelli型）：皮疹は散在，②線状型：小児期より存在，③限局型：比較的大型，④表在播種型：小型の皮疹が多発，といった亜型があり，特に②や③は有棘細胞癌やBowen病に移行することがあるため，注意が必要である．

▶3 **検査は？** 皮膚生検

特徴的な臨床所見から診断は比較的容易である．診断確定のために皮膚生検を行い

病理組織学的に診断する．病理所見では，表皮に不全角化（核が残存した角層．通常，角層は既に細胞が死に至っているので核はみられない）を伴う角板の柱が特徴的で，この所見は cornoid lamella とよばれる．

▶ 4　鑑別診断は？

脂漏性角化症（→ 108 頁），環状扁平苔癬，ケラトアカントーマ（→ 146 頁）など．

▶ 5　治療は？　　外用　凍結療法　外科治療

現在，根治的な外用療法はない．診断が不確かなままでステロイド外用薬が治療として用いられている場合がある．ステロイドは真皮の炎症に対する治療としては意味があるかもしれないが，局所免疫を抑制してしまうため，前癌病変の可能性がある本症では十分に注意すべきである．またビタミン D_3 外用薬を使用することがあるが，保険適用外であるため，注意する．同様にイミキモド外用薬も有用性が示されている．有棘細胞癌への移行が心配される場合には，外科切除を行う．また，整容的に問題がある場合には，凍結療法や炭酸ガスレーザーなどにより治療する．

▶ 6　患者説明は？

常染色体優性遺伝の疾患であり，慢性に経過する疾患である．後述するように，タイプによっては発癌の危険性があるため，注意を促す．また，全身の免疫抑制状態が発症に関与することもある．提示例の場合，露光部を中心として皮疹が出現しており，サンスクリーン剤使用による遮光指導が重要である．

▶ 7　専門医へのコンサルトのコツ

本症の本態は，表皮細胞に腫瘍性クローンが存在し，これが増殖して拡大するものであり，悪性化が懸念されるため，必ず皮膚科医の受診を促す．

TIPS!

- 表皮細胞に存在する腫瘍性クローンが増殖して拡大するもの．
- 常染色体優性遺伝であり，発症に免疫不全が関与することもある．
- 線状型や限局型は有棘細胞癌や Bowen 病に移行することがあり注意が必要．

無駄知識

汗孔角化症という病名

記載皮膚科学で発展したわが国の皮膚科学において，その後の基礎研究の発展と病態理解により，現在では不適切な病名が用いられている疾患も少なくない．汗孔角化症も当初，汗孔の疾患と思われていたのでこのような名称であるが，皮疹の進展は汗孔とは関係がない．名が体を表していない病名である．

顔面に生じた小型の環状皮疹

足背に生じた，カリフラワー型の小腫瘍

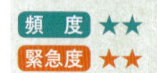

頻　度 ★★
緊急度 ★★

エクリン汗孔腫

こんな患者がアナタの前に！

61歳，女性．1年前より特に誘因なく，左足背外側に小さなしこりが出現．次第に拡大したという．本人はイボと思い，市販薬で対処していたが，一向に軽快しなかった．テレビ番組で皮膚癌の情報を見て，皮膚癌ではないかと心配になり来院した．

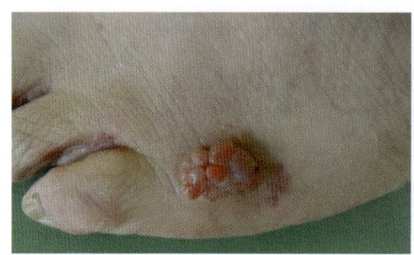

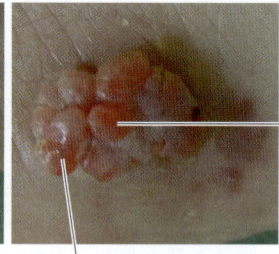

表面はわずかに湿潤しており，顆粒状に隆起

周囲より有茎性に隆起する腫瘍

皮疹の特徴

診療プロセス

▶1　患者から聴取すべきことは？

自覚症状の有無．先行病変〔熱傷や母斑細胞性母斑（いわゆるホクロ）〕・他部位の同様皮疹の有無．表面からの出血の有無．使用した市販薬の詳細．

▶2　この症例をどう解釈する？

臨床像がきわめて特徴的である．広基性または有茎性の腫瘍で，淡紅色調を呈し，表面は顆粒状であり，湿潤している．この特徴的な臨床像により臨床診断が可能となる．鑑別すべきは有棘細胞癌であるが，熱傷などの先行病変がなければ，むしろ付属器腫瘍を考えるべきである．先行病変のない腫瘍で，有茎性，紅色であることから，エクリン汗孔腫を疑う．

▶3　検査は？　皮膚生検

臨床所見から診断すべき症例である．ただし，確定診断のためには皮膚生検を行い

130

病理所見を得る必要がある．時に，いきなり全切除を行う外科医がいるが，悪性か良性かにより，マージンの取り方が異なるので，まず診断を確定すべきである．

▶ 4　鑑別診断は？

有棘細胞癌（→142頁），乳頭状汗管嚢胞腺腫など．

▶ 5　治療は？　外科治療

原則として外科治療である．

▶ 6　患者説明は？

有棘細胞癌の場合，直ちに専門施設への紹介が必須となることを患者に理解させることが肝要である．

▶ 7　専門医へのコンサルトのコツ

何もせずに即皮膚科医に紹介するのが最もよい．というのは，エクリン汗孔腫のような特有な形態を呈する疾患は，皮膚科医であれば臨床診断可能な場合が多いからである．もちろん皮膚科医も皮膚生検を行うが，あくまで自らの診断に対する確認的意味合いが強い．

TIPS!

- エクリン汗腺から生ずる良性腫瘍であるが，悪性化することもある．
- 病理診断が重要．
- 有棘細胞癌なども考えられることから，即皮膚科医に紹介する．

スキルアップ　皮膚片採取方法

皮疹部を十分に消毒したのち，リドカイン塩酸塩などで局所麻酔する．10分程度経過したところで，麻酔した部分を注射針で軽く刺し，十分効いているか患者に確認する．確認後，メスを用いて紡錘形に部分切除する．皮疹が小型の場合は全摘してもよい．また，トレパン（パンチ）を用いて円形にくり抜く方法もあり，簡便で手軽である．トレパンには種々の大きさがあり，目的に応じて使い分ける．皮膚片は，少なくとも脂肪組織を含める深さまで採取するが，筋膜を主体とする疾患では，それ以上の深さが必要な場合もある．採取後は，ナイロン糸で縫合する．採取部が小さい場合には，縫合なしに抗菌薬含有軟膏を充填するいわゆる開放療法でもよい．

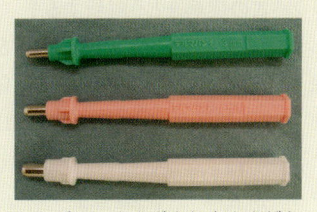

トレパン．さまざまな大きさがあり便利

足背に生じた，カリフラワー型の小腫瘍

女児の指背に生じた線状皮疹

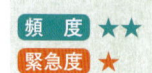

頻　度 ★★
緊急度 ★

線状苔癬

こんな患者がアナタの前に！

8歳，女児．3か月前より右第一指背に自覚症状を伴わない軽度の隆起性皮疹を自覚した．特に気にせず放置していたところ，次第に線状に拡大してきたという．さらに，手背まで連続する皮疹となったため来院した．

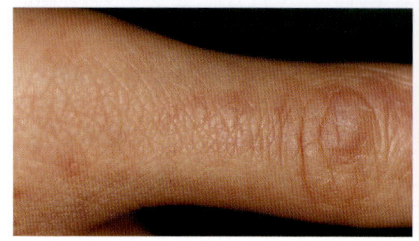

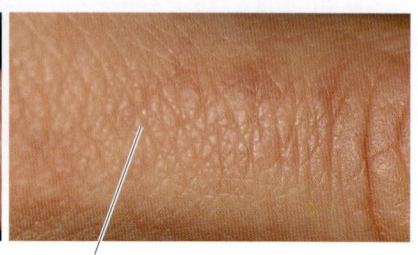

皮膚正常色から淡紅色調の多発する小丘疹
帯状に配列している

皮疹の特徴

診療プロセス

▶1　患者から聴取すべきことは？

より正確な発症時期．自覚症状の有無．アトピー性疾患の有無．他部位の同様の皮疹の有無．自己治療していればその詳細．

▶2　この症例をどう解釈する？

線状苔癬は大きさが揃った小丘疹が多数線状に集簇する状態である．色調はさまざまであり，淡紅色から皮膚正常色，白色調を呈するものから時に脱色素斑の場合もある．大多数の例で表面に薄い鱗屑を付す．通常瘙痒はないか，あっても軽度であるが，アトピー性皮膚炎の合併が約4割にみられ，本症を疑う際には確認が必要である．

▶3　検査は？　皮膚生検

線状苔癬は特徴的な臨床像を呈するので，疑うことは比較的容易である．しかし，鑑別すべき疾患が多いため病理診断が必要となる．病変の主座は真皮上層の血管周囲性の単核球を主体とする炎症細胞浸潤である．扁平苔癬でみられる苔癬型組織反応とは異なる．もし，苔癬型組織反応がみられたら線状扁平苔癬と診断する．

▶ **4 鑑別診断は？**

炎症性線状表皮母斑，線状扁平苔癬，線状皮膚エリテマトーデスなど．

▶ **5 治療は？** 外用

ステロイド外用薬，タクロリムス外用薬（→スキルアップ）の有用性が高い．

▶ **6 患者説明は？**

通常，本疾患の予後は良好で，発症後数か月で自然治癒が期待される．保護者が過度に心配する場合があるが，あくまで炎症性変化であることを理解させる．提示例では，指に症状が出ているが，爪に病変が及んで爪母細胞が傷害されると，爪病変は不可逆的変化となるため，早期治療が求められる．ところで，本疾患の皮疹が線状を呈する理由は不明であるが，Blaschko線（→診断力アップ）に沿うことが多く，いわゆるモザイクを原因として生ずる可能性がある．

▶ **7 専門医へのコンサルトのコツ**

病理所見が診断に重要であるので，無加療で紹介するのがよい．鑑別すべき疾患が多いので要注意である．

TIPS!

- 小児の四肢に好発する特徴的な小丘疹が多数線状に集簇する疾患．
- 自然治癒が期待できる疾患だが，爪母部に病変が及んだ場合は早急に治療すべき．
- 皮疹は Blaschko 線に沿うことが多い．

スキルアップ

タクロリムス軟膏

タクロリムス水和物含有軟膏はアトピー性皮膚炎に適応を有する外用薬である．アトピー性皮膚炎患者の特に顔面や頸部の皮疹に有効であり，ストロングクラスのステロイド外用薬と同等の効果を発揮する．分子量が約 800 と大きいため，バリア機能が障害された病変部では皮膚に吸収され効果を発揮するが，正常化するにつれ過剰な吸収がなくなる．外用時刺激性があるが，連用することで徐々に慣れてくることが多い．成人用と濃度の低い小児用がある．

診断力アップ

Blaschko 線

Alfred Blaschko により提唱された概念．多数の後天性皮膚疾患が Blaschko 線に沿って配列することが知られている．この線は皮膚の神経分節や血管またはリンパ管の走行とは異なる．皮膚を構成する表皮細胞および付属器細胞が発生初期には1個のクローンから分化することにより，同様の性質をもつ細胞群により生ずるものと推察されている．その過程で一部のクローンのみが遺伝子に変異をもつ場合（モザイク），結果として変異をもつ細胞の表現型が一定のパターンをとることとなり，特徴的な皮疹の分布の説明が可能となる．

女児の指背に生じた線状皮疹

成人男性の前額部に生じた小丘疹

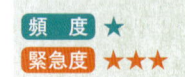

頻　度 ★
緊急度 ★★★

伝染性軟属腫

こんな患者がアナタの前に！

54歳，男性．数か月前より前額部に小さな紅色皮疹が出現．短期間で同様の皮疹が新生し，またそれぞれは増大した．一部，自己判断でむしり取ったところ，化膿したため来院した．

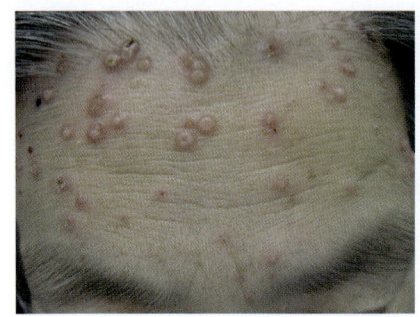

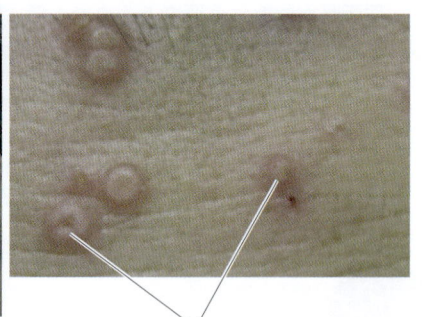

多発する皮膚正常色から黄白色調を呈する小丘疹．中央部が陥凹する

皮疹の特徴

診療プロセス

▶1　患者から聴取すべきことは？

外陰部の同様皮疹の有無．免疫不全状態の有無．既往歴．性指向（同性愛者か）．

▶2　この症例をどう解釈する？

皮疹は典型的であり，臨床所見から本症が疑われるが，成人発症例である点が特異である．皮疹は豌豆大までの小結節で，中心が臍窩状に陥凹することがウイルス性発疹症に特徴的な所見である．皮疹は光沢を帯び，軟らかい．また摘まむと中央から粥状物質が排出される．このような場合，性指向（同性愛者か）を確認し，外陰部の皮疹の有無をチェックする．

▶3　検査は？

必ず外陰部の皮疹の有無を確認する．問診も重要であるが，肉眼で確認するように

したい．伝染性軟属腫が成人に多発した場合には，かなりの免疫不全状態を示唆する．基礎疾患の治療による免疫低下がなければ，後天性免疫不全症候群（AIDS）の存在を疑い，精査すべきである．

▶ **4　鑑別診断は？**

毛包炎（→ 176 頁），尋常性疣贅（→ 136 頁），脂腺増殖症，水痘（→ 78 頁）など．

▶ **5　治療は？** 摘除

伝染性軟属腫用のトラコーマ鑷子で，小結節の周囲を押すことにより，ウイルス塊を摘み取る．

▶ **6　患者説明は？** うつる

成人発症の場合，免疫不全状態を示唆するため，必ず HIV 感染の有無を調べる．小児では，ありふれた疾患であり，プールなどで感染する．ただし，接触感染だけではなく，ビート板などを通じても感染するので，周囲への感染を防ぐため皮疹を発見した際にはすみやかに受診するよう理解させる．

▶ **7　専門医へのコンサルトのコツ**

成人例の場合，疑う場合は積極的に皮膚科医へ紹介する．小児例の場合，摘み取りの技術がない医師は，時に免疫反応による自然治癒を期待して放置を指示することがある．ところが，予想以上に多発するとあわてて皮膚科に紹介するのである．多発した本症ほど，摘除に困るものはない．泣く子には勝てぬのである．早期に皮膚科に紹介するか，放置を指示するならば，初志貫徹を望みたい．

TIPS!

- 豌豆大までの小結節で中心が臍窩状に陥凹する．
- 治療は，トラコーマ鑷子で小結節の周囲を押すことにより，ウイルス塊を摘み取る．
- 小児発症例は問題ないが，成人発症例においては，免疫不全状態を念頭におく．

ちょっと脱線　恐るべき伝染性軟属腫ウイルス

伝染性軟属腫ウイルスは Pox ウイルスに属する．ヒト感染ウイルスとしては最大である．摘み取りは，患児にとって大きな苦痛を伴う．近年は，リドカイン塩酸塩を有効成分とする貼付用局所麻酔薬が保険適用となり，処置が随分楽になった．最も重要なことは，患児に語りかけ，恐怖心を除去することである．さらに，処置終了後にご褒美のキャラクターシールなどを進呈すると，案外治療に協力的になってくれるものである．ただし，最近の子どもは高級志向で，シールごときでは満足せず，母親に対しミズイボ取りと引き換えにゲームソフト購入を迫る交渉上手な少年も散見される．

成人男性の前額部に生じた小丘疹

足底に生じたウオノメ？

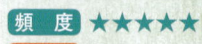

頻　度 ★★★★★
緊急度 ★

尋常性疣贅

こんな患者がアナタの前に！

　32歳，男性．1年前より足底に小さな皮疹が出現．ウオノメと思い放置していたところ，同様の皮疹が多発し，さらにそれぞれが大きくなってきた．自覚症状はない．市販の外用薬を用いたが軽快せず来院した．

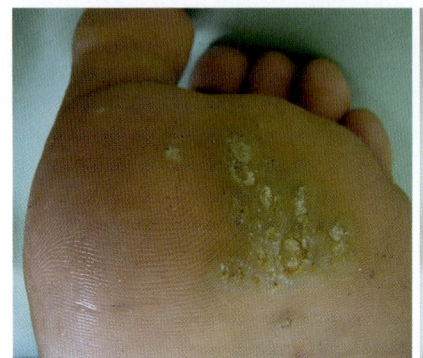

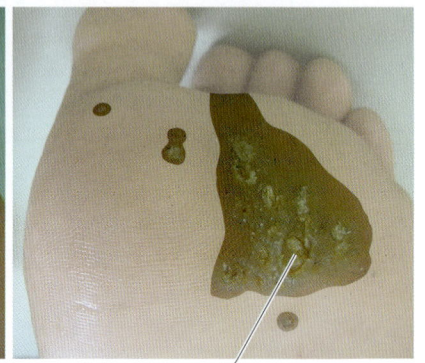

足底に多発した乳頭腫

皮疹の特徴

診療プロセス

▶1　患者から聴取すべきことは？

　使用した市販薬の内容．生活歴（水泳愛好者か）．家族歴．

▶2　この症例をどう解釈する？

　足底に多発する角化性皮疹であり，乳頭腫である．個疹をみると，比較的境界明瞭ながら，それぞれ乳頭状に細かな凸凹がみられる．また，わずかながら出血がみられる点を見逃してはならない．提示例では皮疹が多発しているが，患者が自己判断で市販のサリチル酸ワセリン製剤を用いて治療しようとすると，皮疹が浸軟してかえって多発させてしまうことがある．尋常性疣贅はきわめてありふれたウイルス感染症であるが，ウオノメと患者自身が思い込んでいたり，誤診されている場合が少なくない．本症は小児に好発する．学童期は，水泳の授業などで素足で行動することが多く，そ

の際についた細かな傷からヒト乳頭腫ウイルス（human papillomavirus；HPV）が侵入することにより生じるためである．

▶3　検査は？　臨床所見

　特に臨床検査は必要ない．診断困難な場合には病理所見により診断することもある．外来診療で手がかりを得るためには，剃刀やメスを用いて皮疹を少しずつ削ってみるとよい．次第に点状の出血が現れれば，尋常性疣贅と診断できる．

▶4　鑑別診断は？

　鶏眼，胼胝（→154頁）など．

▶5　治療は？　凍結療法　外科治療

　液体窒素による凍結療法が第一選択である．時間がかかるが，1〜2週間ごとに継続して行う．可能であれば，表面を少し削って行う．また，サリチル酸硬膏（スピール®膏）をあらかじめ貼付し，軟化させたのちに凍結療法を行うこともある．このほか，難治例であればグルタールアルデヒド貼付や炭酸ガスレーザーによる蒸散，電気凝固などを行う．全国に存在するイボ取り地蔵も，自然治癒効果を期待するものである．

▶6　患者説明は？　うつる

　放置すると多発し，難治化する傾向がある．必ず1〜2週間ごとの液体窒素による凍結療法を続けるように指導する．

▶7　専門医へのコンサルトのコツ

　継続した凍結療法を行う必要があるので，早期に皮膚科医に紹介する．液体窒素はほとんどの皮膚科クリニックに常備してあるので，紹介先は総合病院でなくてもよい．

TIPS!

- 比較的多くみられるHPV感染症．
- 凍結療法が有効．ただし，足底に生じた例では治療に時間がかかることが多い．
- ほとんどの皮膚科に液体窒素は常備されており，患者の志向にあわせて紹介先を考える．

Advanced Study：尋常性疣贅の名称

　尋常性疣贅はパポバウイルス科のHPVによる感染症である．HPV-2が主体であるが，タイプの違いにより臨床症状が異なる．HPV-1はミルメシア，HPV-3は青年性扁平疣贅，HPV-60は足底表皮囊腫を形成することで有名である．また，治療に関してもそれぞれのタイプで異なる．たとえば青年性扁平疣贅は，凍結療法は必ずしも必要なく，ヨクイニン内服のみで治療できる場合も多い．また，足底表皮囊腫は外科切除を行う．

高齢者の顔面に生じた黒色皮疹

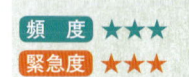

頻度 ★★★
緊急度 ★★★

基底細胞癌

こんな患者がアナタの前に！

69歳，女性．5年前より特に誘因なく，右内眼角部に小さな黒色皮疹が出現．しかしホクロと思い，特に気にしていなかった．その後，皮疹は徐々に大きくなり，さらに隆起してきた．最近わずかに表面から出血してきたため，家人から指摘され受診した．本人は特に治療を希望していない．

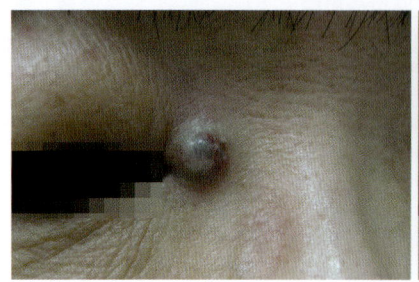

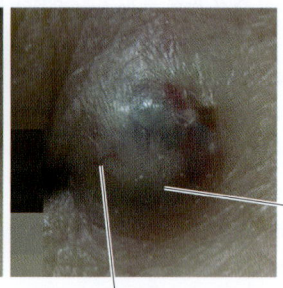

周囲よりなだらかに隆起する腫瘍

表面は黒褐色調を呈する部分に加え毛細血管拡張あり

皮疹の特徴

診療プロセス

▶1 患者から聴取すべきことは？

自覚症状の有無．隆起のスピード．他部位に同様の皮疹の有無．表面からの出血の時期．日光曝露歴．

▶2 この症例をどう解釈する？

本疾患は黒色の小腫瘍から始まるため，患者はホクロと誤解する場合が多い．提示例は一部が黒色調を呈し，出血を伴う小腫瘍であるが，辺縁は比較的境界明瞭である．基底細胞癌の好発部位である顔面の中央部に生じており，典型的である．

▶3 検査は？　ダーモスコピー　皮膚生検

臨床所見から診断すべき症例である．診断には，ダーモスコピー所見が参考になる．ダーモスコピーでは pigment network（色素ネットワーク）がみられないことを確認する（みられればメラノサイト系腫瘍）．その後，次の6項目の所見の有無を検討する．①

138

ulceration（潰瘍化），② large blue-gray ovoid nests（灰青色類円形大型胞巣），③ multiple blue-gray globules（多発灰青色小球），④ multiple leaflike areas（多発葉状領域），⑤ spoke wheel areas（車軸状領域），⑥ arborizing teleangiectasia（vessels）（樹枝状血管拡張）．要点としては，**腫瘍辺縁部の点状小色素斑と毛細血管拡張**を確認する．その後，皮膚生検を行い病理診断する．

▶ **4 鑑別診断は？**

悪性黒色腫（→ 124 頁），母斑細胞性母斑（→ 100 頁），脂漏性角化症（→ 108 頁），脂腺肥大症，毛芽腫など．

▶ **5 治療は？** 外科切除

原則として外科切除である．遠隔転移することが少ない腫瘍であるが，ある程度のマージンをとり完全切除しなければならない．

▶ **6 患者説明は？**

本症は悪性腫瘍であり，局所で増殖するものの遠隔転移は少なく，比較的予後良好な腫瘍である．高齢を理由に切除を拒否する患者も少なくないが，放置しておくと腫瘍は拡大を続け，中央部が潰瘍化し悪臭を伴うこともある．そこまで進行してしまうと治療は容易ではないため，腫瘍の生活史を説明したうえで，早期に手術を受けさせるべきである．

▶ **7 専門医へのコンサルトのコツ**

何もせずに即紹介するのが最もよい．皮膚科では，現在，ダーモスコピーで比較的容易に診断できるので，積極的に紹介すべきである．皮膚科医も皮膚生検を行うが，あくまで自らの診断に対する確認的意味合いが強い．

TIPS!

- 毛包系腫瘍であり，局所で増殖するが遠隔転移は少ない，比較的予後良好な腫瘍．
- 診断にはダーモスコピーがきわめて有用．積極的に皮膚科医に紹介する．
- 治療は外科切除．時に，高齢を理由に手術療法を拒否する患者も存在するが，腫瘍は拡大を続けるため，丁寧に説明する．

無駄知識　　　**外国人，特に白人の基底細胞癌**

日本人の基底細胞癌は黒色であることが多く，その特徴的な臨床像から，皮膚科医であれば診断はさほど難しくない．しかし，海外において，特に白人患者においては，むしろ皮膚正常色であることが多い．主要所見は，腫瘍中央部の潰瘍の存在や，毛細血管拡張となる．この場合にも，ダーモスコピー所見は診断に大変有用である．

高齢者の顔面に生じた黒色皮疹

高齢者の顔面に生じた黄白色丘疹

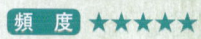

頻度 ★★★★★
緊急度 ★

老人性脂腺増殖症

こんな患者がアナタの前に！

75歳，男性．時期は不明だが，両頬部に自覚症状を伴わないしこりが出現．次第に拡大したようであるが，詳細は覚えていない．同様の皮疹が顔面全体に多発したため悪性腫瘍を心配し来院した．

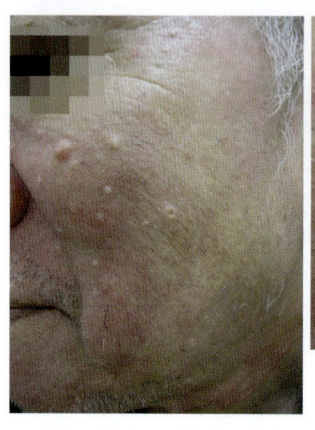

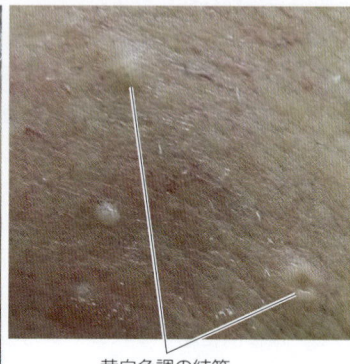

皮疹の特徴

黄白色調の結節
表面にやや光沢を有する

診療プロセス

▶1 **患者から聴取すべきことは？**
先行病変，他部位の同様の皮疹の有無．市販薬などによる自己治療の有無．

▶2 **この症例をどう解釈する？**
黄白色調を呈しており，やや光沢を有する外観である．よく見ると，結節には凹凸があり，肥大した脂腺集塊を反映している．毛包を中心とした結節であり，臨床症状の把握が重要である．

▶3 **検査は？** 臨床所見
特徴的な臨床所見から診断は比較的容易であり，必ずしも皮膚生検は必須ではない．非定型例などで，臨床診断が困難な場合に，皮膚生検を行い病理診断する．病理所見では，肥大した脂腺が毛包周囲に多数みられる．

▶4 **鑑別診断は？**
稗粒腫（→148頁），粉瘤（→122頁），巨大面皰，黄色腫など．

▶5　治療は？　外科治療

　診断が確定すれば放置してよい疾患である．しかし，患者が整容的に治療を求める場合は外科治療を選択する．比較的大きな結節で，治療を求めているのが1か所のみであれば全摘してもよい．最近では炭酸ガスレーザーの有用性が明らかとなっている．侵襲が少ない治療法であり，試みる価値がある．

▶6　患者説明は？

　あくまで加齢による変化であるため，過度に心配しないよう伝える．脂腺が原因と伝えると，時に脂質の食事制限を過度に行う患者がいる．本症は加齢による変化であり，食事で摂取する脂質の量とは関係がないといった病態そのものを理解させる．適切な洗浄方法などスキンケアについても併せて説明したい．

▶7　専門医へのコンサルトのコツ

　診断に迷う場合は皮膚科医に紹介する．思わぬ悪性腫瘍が混ざっている可能性もゼロではない．また，炭酸ガスレーザーは比較的手軽な治療である．患者が治療を希望すれば，対応可能な施設を紹介するとよい．ただし，炭酸ガスレーザー治療は保険適用外診療となる場合があるので，患者にあらかじめ理解させておく．

TIPS!
- 高齢者顔面に多発する皮膚正常色から黄白色調の結節．
- よく観察すると，結節には凹凸がみられ，診断の根拠になる．
- 治療は外科治療だが，炭酸ガスレーザーも比較的手軽で，有用性が高い．

関連疾患

Fox Fordyce 状態

　通常，脂腺は毛包上部に開口するが，表皮表面に直接開口する独立脂腺とよばれる組織があり，口唇や乳輪部に多くみられる．思春期の女性では，乳輪部の脂腺活動が活発になるため，しばしば同部に難治性の湿疹病変をみる場合がある．これを Fox Fordyce 状態とよぶ．プライベートパーツであるため，患者はひとりで悩みなかなか医療機関を受診しないことが多い．また，乳癌と誤解し苦しんでいる例も経験する．このような患者は，皮膚科よりも，乳腺外科を受診する場合が多いと思われ，知っておきたい疾患である．治療はベリーストロングクラスなどの比較的強力なステロイド外用薬を選択する．

スキルアップ

放置？　それとも治療？

　本症は加齢による自然の変化であるため，以前は放置する場合が多かった．しかし最近では炭酸ガスレーザーの治療を希望する患者が増えたような印象がある．日本人の美意識も変化し，「いつまでも若くありたい」との願いは皮膚科診療も大きく変えてきた．

高齢者の顔面に生じた湿潤する多彩な皮疹

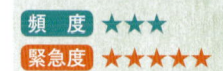

頻　度 ★★★
緊急度 ★★★★★

有棘細胞癌

こんな患者がアナタの前に！

69歳，女性．11か月前より右側額部に自覚症状を欠く小さなしこりが出現．イボと思い放置していた．しかし，皮疹は次第に拡大し，周囲より隆起してきた．さらに，中央部が湿潤し，時に血が滲むようになったという．出血を気にして止血目的で来院した．

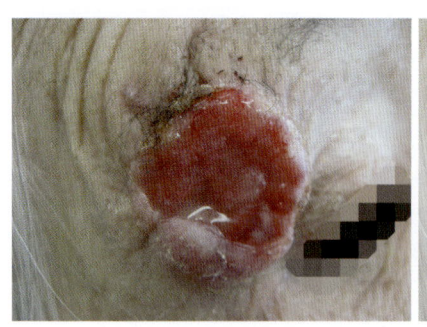

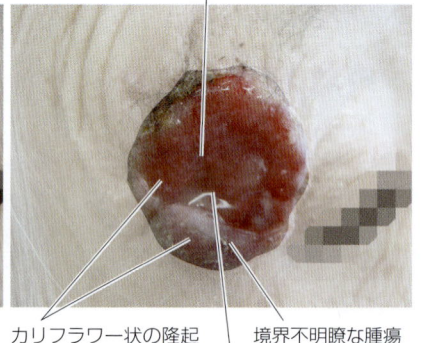

中央部は潰瘍形成
カリフラワー状の隆起
境界不明瞭な腫瘍
紅色調で湿潤する局面

皮疹の特徴

診療プロセス

▶1　患者から聴取すべきことは？

先行病変の有無．特にやけどや瘙痒を伴わない湿疹様病変はなかったか．腫瘍増大のスピード．他部位の同様病変の有無．日光曝露歴．

▶2　この症例をどう解釈する？

表面が角化傾向を有する乳白色から鮮紅色を呈する硬い結節である．大きさはさまざまであるが，概ね表面は粗糙で時にカリフラワー様外観を呈する．ただし，症例によっては角化傾向が少なく，比較的表面平滑な紅色結節としてみられる場合もあり注意を要する．本症は進行すると，主に中央部がびらん化・潰瘍化し，表面が湿潤した

黄白色調の壊死物質を付着するようになる．このような進展傾向を理解すれば，提示例が有棘細胞癌であることを容易に疑える．有棘細胞癌は，熱傷瘢痕や紫外線による日光角化症など先行病変があることがほとんどであるため，詳細に問診する．

▶3 検査は？ 皮膚生検

皮膚生検が必須である．中央部の潰瘍から組織を採取した場合は所見が乏しいので，必ず周辺部より採取する．確定診断は病理組織学的に行う．原則として，角化傾向を有する有棘細胞に類似した細胞が真皮内へ不規則に胞巣を形成し浸潤する．腫瘍細胞は豊富な好酸性の胞体と類円形の核を有する多角形の細胞で，配列の乱れ，核異型，核分裂像や癌真珠がみられる．

▶4 鑑別診断は？

毛包系腫瘍，基底細胞癌（→138頁），皮膚潰瘍など．

▶5 治療は？ 外科切除

必ず生検し，病理所見を確認したうえで切除する．十分なマージンをとって切除することが重要である．

▶6 患者説明は？

悪性腫瘍なので，治療は原則として切除であること，放置すれば生命予後に関わることを十分理解させる．

▶7 専門医へのコンサルトのコツ

生検部位や方法に注意すべき腫瘍である．標本を浅く採取したために，浸潤の有無が不明であったり，潰瘍部のみを生検すると壊死組織が主体となったりする．典型的な像が得られる部位を選んで生検する必要がある．そのため，本症では生検を含めて，皮膚科医に診断，治療をゆだねるべきである．症例によっては術後化学療法を行う必要がある．

TIPS!

- ほとんどの場合，熱傷瘢痕や紫外線による日光角化症などの先行病変がある．
- カリフラワー様外観が特徴的であり，臨床症状から疑う．
- 皮膚生検により病理診断したのち，全切除する．術後化学療法を要する場合もある．

診断力アップ　有棘細胞癌の先行病変

有棘細胞癌の先行病変として，日光角化症，長期日光照射皮膚，熱傷瘢痕，円板状エリテマトーデスの瘢痕，白板症，慢性放射線皮膚炎，色素性乾皮症，疣贅状表皮発育異常症などが挙げられる．わが国では，高齢化に伴い日光角化症が原因となるケースが増えている．

耳介ピアス部に生じた隆起性病変

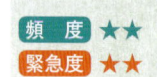

頻　度 ★★
緊急度 ★★

ピアス肉芽腫

こんな患者がアナタの前に！

　18歳，女性．5か月前にアクセサリーショップでピアスを開けた．左側のみピアス孔が次第に膨れ，硬くなり，軽度の疼痛があったため近医を受診したところ，「念のため」と抗菌薬を処方されたが，治癒しなかった．本人はあまり重症と感じておらず，もう一度同じ部位にピアスを開けることを希望している．

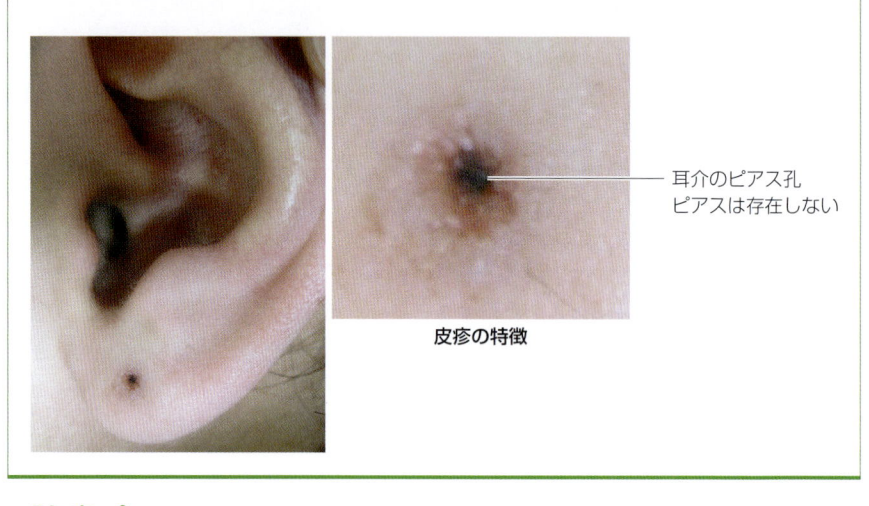

耳介のピアス孔
ピアスは存在しない

皮疹の特徴

診療プロセス

▶1　患者から聴取すべきことは？

　膨らんできた時期．そのときに入れていたピアス．表面の色調の変化（かぶれていた様子はないか），自己処置の有無（市販薬の仕様を含む）．他方の耳介に同様の病変の有無．

▶2　この症例をどう解釈する？

　経過からピアス肉芽腫が考えられるが，それにしては表面が隆起していない点で合致しない．皮下に硬く触れる結節を伴う．他方の耳介に同様の皮疹がみられない場合には，異物が残存する異物肉芽腫を考えたい．提示例ではピアス処置を医療機関で行っておらず，また症状の左右差が顕著である．もし，ピアスによる金属アレルギーが関与する病変であるならば，両耳介ともに病変が現れる．片方のみに硬い結節があるということから，異物の残存による異物肉芽腫が最も疑われることを意味する．

▶3 検査は？ 試験切除

皮膚を観察するだけではなく，注意深い触診が必要である．提示例では触れるとたしかに皮下に硬く触れる結節が存在した．耳介は表皮が薄く，局所麻酔にて容易に切開ができる部位であるため，試験切除を試みる．

▶4 鑑別診断は？

金属アレルギーによる接触皮膚炎（→32頁），肥厚性瘢痕など．

▶5 治療は？ 皮膚切開

耳介の病変であり，小切開で済む．局所麻酔を行ったうえで，メスで小さく切開し，内容物を摘出する．摘出できなければ，肥厚性瘢痕などを疑う根拠となる．

▶6 患者説明は？

不適切な方法でピアスを開けると，トラブルが多いことを理解させる．最近では，若い男性もピアスを多数開けていることがあり，似合うかどうかは別問題として，この種のトラブルが多発している．耳介のみならず，口唇や臍部にもピアスを開ける患者がおり，どこがお洒落なのか，到底理解できぬのが筆者の本心である．

▶7 専門医へのコンサルトのコツ

この手の切開はさほど難しい手技ではないので，派手に出血しない程度に試みてもよいと思われる．ただし，引き際が肝心であろう．切開が難しければ，無加療で皮膚科医に紹介すべきである．

TIPS!

- 耳介ピアス部には種々の皮膚トラブルが生ずる．接触皮膚炎だけでないことに注意．
- 両側に生じる場合はアレルギー性，片側ならば異物肉芽腫や肥厚性瘢痕を考える．
- 診断をかねて切開し，異物を取り除けば，急速に治癒する．

ちょっと脱線

切開すると……

提示例の患者は，切開を非常に嫌がっていた．「局所麻酔をするから」となだめても痛いのは嫌だと言う．「だったら，ピアスを開けるのは痛くないのか」とツッコミたくなるが，医療従事者としては事を荒立ててはならぬ．さらに，切開は嫌であるが，同じ部位にピアス孔を再開通させてほしいと言う．「痛くてもいいの？」と聞くと「OK」とのことで，いやはや，乙女心は摩訶不思議である．写真は，説得のうえ，ついに摘出できたピアス片．このあと，皮疹は急速に治癒した．

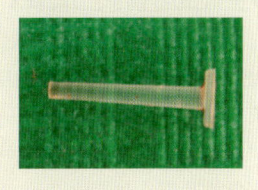

耳介ピアス部に生じた隆起性病変

側頭部の中央が陥凹する結節

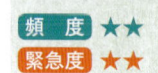

頻　度 ★★
緊急度 ★★

ケラトアカントーマ

こんな患者がアナタの前に！

57歳，女性．4か月前より左側頭部に自覚少症状を欠く小さなしこりが出現．イボと思い放置していた．しかし，皮疹は次第に拡大し，中央が陥凹してきたため皮膚癌が心配になり来院した．なお，表面からの出血は特にみられない．

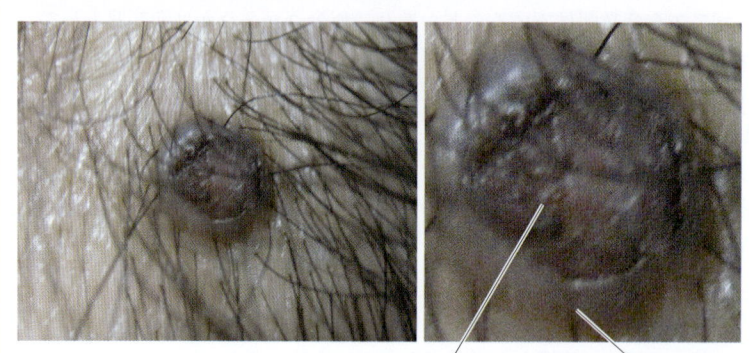

中央が噴火口状に陥凹　境界明瞭で隆起する腫瘍
皮疹の特徴

診療プロセス

▶1　**患者から聴取すべきことは？**

先行病変の有無．特にイボのような病変はなかったか．皮疹の増大スピード．他部位に同様病変の有無．

▶2　**この症例をどう解釈する？**

周囲から境界明瞭に隆起した腫瘍で，中央部が噴火口状に陥凹しており，きわめて特徴的な臨床像である．出血などがみられないことから，基底細胞癌はどちらかといえば否定的である．また，境界明瞭で，中央部に細かな凹凸があるので，皮膚癌以外に尋常性疣贅も鑑別に挙がる．しかし，周囲が堤防状になだらかに隆起している点が尋常性疣贅とは異なる．

▶3　**検査は？**　ダーモスコピー　皮膚生検

特徴的な臨床像より本症を疑う．病理所見によりに有棘細胞癌との鑑別診断を行う

必要がある．ダーモスコピーでは，中央部に乳頭状増殖がみられる．通常自覚症状は伴わない．

▶ 4　鑑別診断は？

尋常性疣贅（→136頁），有棘細胞癌（→142頁），毛包系腫瘍，脂漏性角化症（→108頁）など．

▶ 5　治療は？　 外科切除 　 皮膚生検

必ず生検し，病理所見を確認したうえで外科切除する．ケラトアカントーマは良性腫瘍であるとされ，生検後無治療ですみやかに消褪することが少なくない．このため，病理組織学的に本症と確定診断できた場合には，しばらく経過観察を行ってよい．ただし，有棘細胞癌に類似した病理所見を示すことが多いので，悪性腫瘍に準じて全切除を行う場合も多い．腫瘍自体は小さいため，外科系医師であれば全切除を選択する場合が多いと思われるが，悪性腫瘍の可能性を念頭におき，十分なマージンをとって切除したい．なお，本症の生検の手順は特徴的である（→スキルアップ）．

▶ 6　患者説明は？

本態は良性腫瘍の範疇に入るものであり，感染する疾患ではない．しかしながら，病理組織学的所見は有棘細胞癌にきわめて酷似することが多いため，病理所見によっては，全切除が必要である．定期的な経過観察が望ましい旨を説明し，納得させる．

▶ 7　専門医へのコンサルトのコツ

生検方法に注意すべき腫瘍である（→スキルアップ）．生検を含めて，極力皮膚科医に診断，治療をゆだねるべきである．緊急性は低いが，有棘細胞癌に準じた取り扱いが望まれる．

TIPS!

- 本態は良性腫瘍であるが，病理組織学的に有棘細胞癌に類似する場合があり，注意すべきである．
- いきなり全切除を選択する医師もいるが，本来は皮膚生検を行い診断を確定すべき．
- 診断確定後，全切除を行うことが多いが，症例によっては生検のみで自然消褪する場合がある．

スキルアップ　ケラトアカントーマの生検方法

堤防状に隆起した周辺部のみを試料として病理標本を作製すると，有棘細胞癌にきわめて類似した像を呈する．ケラトアカントーマにおいては，辺縁部と中央部全体を含めて摘出し，標本を作るべきである．なお，本症で生検後に自然消褪がみられるのは，中央部に何らかの病態形成に関与する刺激物質があってそれが生検で除去されるためとの考え方がある．

側頭部の中央が陥凹する結節

眼瞼周囲に生じた小さなデキモノ

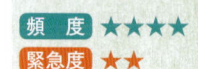

頻　度 ★★★★
緊急度 ★★

稗粒腫

こんな患者がアナタの前に！

52歳，女性．3か月前，左下眼瞼部に皮膚常色の小さな"デキモノ"が出現．その後，それより小さな同様の皮疹が新生したが，自覚症状はなく放置していた．最近，右下眼瞼部にも同様の皮疹が出現したため，整容的に気になり来院した．

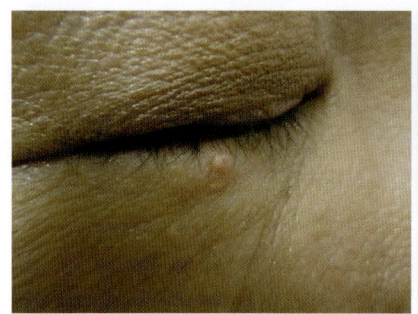

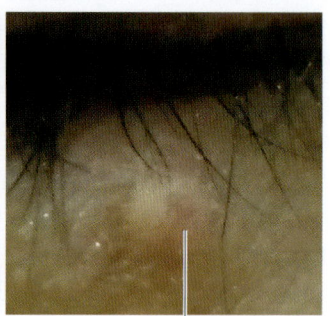

眼周囲に生じた白色調の小丘疹

皮疹の特徴

診療プロセス

▶1　**患者から聴取すべきことは？**
　先行病変，他部位の同様皮疹の有無．同部に水疱などができたことはなかったか．

▶2　**この症例をどう解釈する？**
　自覚症状を伴わない，白色調の小丘疹である．ありふれた皮膚疾患であるものの，意外と知られていないため，"イボ"や"脂肪の塊"ができたと訴えて受診することが多い．皮膚正常色から白色調の小丘疹であり，表面はわずかに光沢を伴うこともある．眼周囲は好発部位であり，即本症を疑う．

▶3　**検査は？**　試験穿刺
　患者の同意を得て，治療をかねて試験穿刺する．穿刺は，注射針を用い，局所麻酔の必要はない．酒精綿などを用いて表面を軽く消毒したのち，丘疹中央部を針で静かに穿刺し，小孔を開ける．その後，面皰圧出器や伝染性軟属腫用のトラコーマ鑷子な

どを用い，静かに圧迫することで，白色の内容物が圧出される（一部ガーゼの細い糸が付着している）．診断が確定するうえに，治療にもなる．出血がみられる場合には，抗菌薬含有軟膏を塗布するとよい．

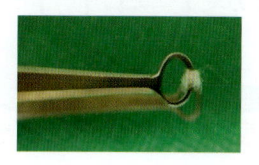

▶ 4 鑑別診断は？

尋常性疣贅（→ 136 頁），汗管腫など．

▶ 5 治療は？　外科治療

診断が確定すれば放置してよい疾患である．整容的に気になる場合には，針やメスで孔を開け，トラコーマ鑷子もしくは面皰圧出器で内容物を摘出する．多発している場合には，炭酸ガスレーザーで小切開し，内容物を摘出する．その後，外用抗菌薬を塗布する．

▶ 6 患者説明は？

良性疾患であることを理解させる．また，内容物を除去しても再発が起こりうることを説明する．時に患者が自ら治療したいと訴えることがあるが，あくまで医療行為であり，準清潔操作が必要であるため，慎むように教育する．

▶ 7 専門医へのコンサルトのコツ

診断不明の場合は皮膚科医に紹介する．鑑別診断できないときは不用意に処置をすべきではない．また，多発している場合には，炭酸ガスレーザーを有する施設に紹介するとよい．

TIPS!

- 眼周囲を中心とした顔面に好発する皮膚正常色もしくは白色の丘疹．
- 治療は丘疹に小孔を開け，内容物を摘出する．
- 炭酸ガスレーザーも治療に有用．

ちょっと脱線　何でもかんでもゲンタシン® 軟膏！

外用抗菌薬の代表格であるゲンタシン® 軟膏．タイトルのセリフは看護師がよく筆者にこぼす愚痴である．「ウチの病院の先生は何でもかんでもゲンタシン® 軟膏です！困ってしまいます！」と．たしかに，ゲンタシン® 軟膏に耐性をもつ菌は多く，看護師には気休め的な使い方にみえるのかもしれない．しかし，外用薬では，抗菌薬（これを配合薬とよぶ）だけではなく，ワセリン（これを基剤とよぶ）の働きも重要である．傷を油性基剤で覆うことは何ら間違いではなく，この意味でゲンタシン® 軟膏を使用する皮膚科医は少なくないのである．

口唇に生じた黒色調の小結節

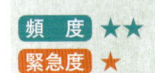

頻　度 ★★
緊急度 ★

静脈湖

こんな患者がアナタの前に！

63歳，女性．1年前より下口唇左側に黒色調を呈する小さな皮疹が出現．自覚症状は特にない．その後，皮疹は次第に増大，悪性腫瘍を心配して来院した．

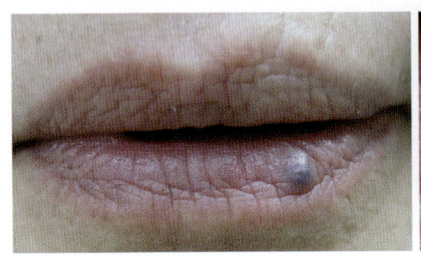

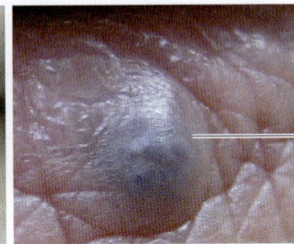

下口唇の境界明瞭な青黒色調の腫瘍

皮疹の特徴

診療プロセス

▶1　患者から聴取すべきことは？

先行病変の有無．違和感を含めた自覚症状の有無．

▶2　この症例をどう解釈する？

下口唇に生じた黒色調の腫瘍である．よく観察すると黒色調ながら青色に見えることがポイントである．悪性黒色腫との鑑別点は，腫瘍の境界が明瞭なことであり，また詳細に観察するとわずかにドーム状に隆起している．この特徴的な臨床像から血管性腫瘍であることがわかる．念のため触診を行い，拍動がないことを確認する．

▶3　検査は？　臨床所見　皮膚生検

本症は臨床所見でほぼ診断がつくが，鑑別が難しい場合には，皮膚生検により病理診断する．提示例のように皮疹が小さい場合には，診断をかねて全摘するのもよい．

▶4　鑑別診断は？

母斑細胞性母斑（→100頁）など．

▶5　治療は？　外科切除　レーザー

病理診断を求める場合には，皮膚生検もしくは全摘を行う．患者が求めずに，整容的な満足を得たい場合にはレーザー治療を選択する．色素レーザーを用いることで，腫瘍は平坦化し，表面の青色調変化も次第に薄くなる．ただし，レーザー治療では，

回数を重ねることにより効果が得られることも多く，あらかじめこの点を十分に理解させる．

▶ 6　患者説明は？

比較的多くみられる皮膚腫瘍である．黒色調に見えるので悪性黒色腫を心配して受診する場合が多い．臨床像から診断可能な疾患であり，まず血管性の良性腫瘍であることを理解させる．放置しても差し支えないが，次第に拡大することがあり注意する．

▶ 7　専門医へのコンサルトのコツ

緊急を要する疾患ではないので，診断確定目的で紹介すればよい．悪性を強く心配する患者では，病理検査が可能な施設を紹介する．また，整容的な問題を重視する患者の場合はレーザー機器を完備した施設を紹介するとよい．ただし，レーザー治療の適応は担当医の判断にゆだねるべきであり，過剰な期待をもたせるべきではない．

TIPS!

- 下口唇に好発する血管性腫瘍．臨床所見の把握が重要．
- 病理診断が必要な場合，皮疹が小型であれば診断をかねて全摘する．
- 色素レーザーが有効な場合がある．

スキルアップ

レーザー療法

色素レーザーは，血管腫など，いわゆる赤あざに有効性をもつレーザー照射装置である．ヘモグロビンが呈する赤色に対し効果をもつ波長を照射し，血管内皮細胞もろとも除去する．単純性血管腫などがよい適応となる．これに対しアレキサンドライトレーザーは，メラニンなどの黒褐色に対して効果をもち，老人性色素斑などが適応となる．近年急速に進歩を遂げた医療機器であり，患者のQOL向上に大きく貢献する治療法である．

ダーモスコピーとは

ダーモスコープとよばれる機器を用いて，非侵襲的に診断する一連の行為をいう．たとえば足裏に生じた色素斑で，肉眼的に良性（母斑細胞性母斑）もしくは悪性（悪性黒色腫）の鑑別が困難な場合，ダーモスコピーが診断の有力な手段となる．現在では保険点数を有し，皮膚科診療にはなくてはならない手法である．さまざまなダーモスコープが市販されており，目的に応じて選択する．ダーモスコープを用いると，皮疹を拡大して見ることができるだけではなく，光の乱反射を防ぐことにより表皮から真皮上層までを透見できる．つまり，光の反射がある状態で単に拡大する場合には，ルーペで拡大するのと何ら変わりはなく，ダーモスコピーの真髄は反射をなくすことにより詳細な観察を可能にすることであるといえる．光の乱反射をなくし無反射にするために，エコージェルか偏光フィルタを用いる．エコージェルを用いるほうが皮疹はより鮮明に観察できるが，ジェルを塗ったり清拭したりする手間や感染の可能性が問題点として挙げられる．他方，偏光フィルタは簡便である反面，ある程度の反射は避けられないため黒色病変では青みを帯びて見えることもある．

口唇に生じた黒色調の小結節

中年に生じた頸部のイボ

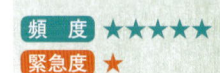

頻　度 ★★★★★
緊急度 ★

アクロコルドン

こんな患者がアナタの前に！

　54歳，女性．高血圧と糖尿病に罹患しており，加療中．3年ほど前より頸部に自覚症状を伴わない小さな"デキモノ"があるのに気が付いた．イボと思い，特に気にしていなかったが次第に同様の皮疹が新生した．整容上気になったため近くのエステティックサロンに行ったところ切除を勧められた．しかし，費用が高額であり，はたして切除すべきかどうか迷ったため，内科受診のついでに質問してきた．

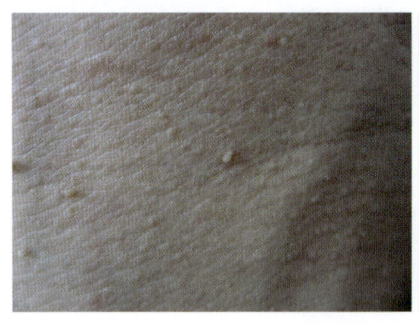

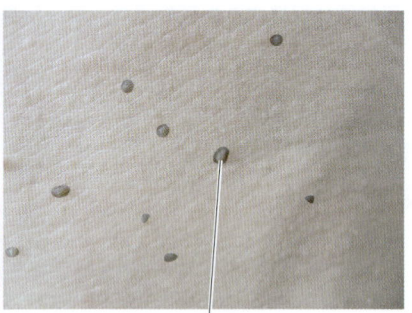

皮膚正常色から灰褐色調の軟らかい小丘疹
皮疹の特徴

診療プロセス

▶1　患者から聴取すべきことは？

　他部位の同様の皮疹の有無．エステティックサロンでの説明の詳細（と値段?）．切除希望の有無（どれくらい整容的に気にしているか）．

▶2　この症例をどう解釈する？

　よくみられる臨床症状であり，気にしない人も多い．皮膚科診療においても，他疾患で受診する"ついで"に相談を受ける場合が多い．頸部や腋窩部に多発する半米粒大までの丘疹であり，有茎性であったり糸状であったりする．一種の皮膚の老化現象である．患者が尋常性疣贅と誤解している場合もある．

▶3　検査は？　臨床所見

　臨床症状から診断可能であり，特に皮膚生検は必須ではない．ただし診断に迷う場

合には病理診断を行う．表皮の肥厚や，真皮のポリープ状の増殖などがみられるが，異型性はない．

▶4 鑑別診断は？

尋常性疣贅（→136頁），脂漏性角化症（→108頁）など．

▶5 治療は？ 外科切除

加齢による自然軽快は期待できないため，外科切除が最も効果的である．乱暴なようだが，小さなものは酒精綿などで消毒のうえ，小型のクーパーで切除してしまうのもよい．一瞬痛みを感じるが，局所麻酔は必要ない．また，尋常性疣贅同様，液体窒素を用いた凍結療法も有用である．最近では炭酸ガスレーザーも試みられる．この場合，出力モードの調整により無麻酔で行うことも可能であり，きわめて有用性が高い．

▶6 患者説明は？

本症は，一種の老化現象であるので，過度な心配は必要ないことを伝える．提示例のように，エステティックサロンなどで切除の必要性を強調されている場合があるが，放置して問題ない．治療は医療行為であるにもかかわらず，時にこのような問題に直面する．医療施設以外で高額で施術されている場合もあり，大きな問題であろう．本症は，加齢により次第に同様の皮疹が新生することが多く，その点を十分に理解させるべきである．

▶7 専門医へのコンサルトのコツ

加齢による変化であり，患者が納得すれば皮膚科医に紹介する必要は特にない．しかし，治療を希望する場合は，液体窒素凍結療法や炭酸ガスレーザーを用いることが多く，特に炭酸ガスレーザーは機器を有する皮膚科に紹介すべきである．

TIPS!

- 頸部や腋窩部に多発する半米粒大までの丘疹
- 一種の老化現象であり加齢による自然軽快は期待できない．
- 治療には，液体窒素による凍結療法，炭酸ガスレーザーが有用．

ちょっと脱線　注意したい非医療施設での民間療法

皮膚科診療をしていると，民間療法でのトラブルを相談されることが多い．その場所はエステティックサロンや日焼けサロン，美容室など枚挙に暇がない．無論，そのほとんどはきちんとした対応をしているのであろうが，たとえば「キッズコース」などを設けている日焼けサロンがある．紫外線の有害性は，医師であれば誰もが知るところであり，子どもを紫外線から守るのは既に万国共通のコンセンサスであるにもかかわらず，このようなサロンが存在している．サロンは，有害性の少ないUVAを用いていると主張するのだが……．

中年に生じた頸部のイボ

多発する足底のタコ

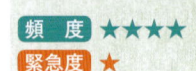

頻度 ★★★★
緊急度 ★

多発性胼胝（Werner症候群）

こんな患者がアナタの前に！

　53歳，女性．とにかく両側足底にタコが多発するという訴えで来院．時に自らナイフを用いて削っていたが，軽快しないという．病院嫌いで，家族に付き添われしぶしぶ受診した様子であり，自らあまり会話しようとしない．声のピッチは高く，鳥のような顔貌をしている．

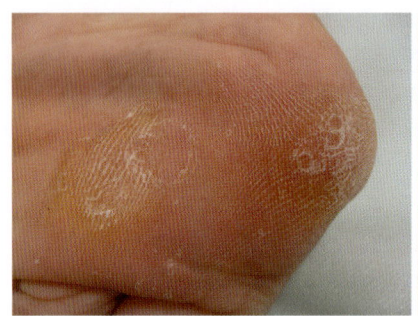

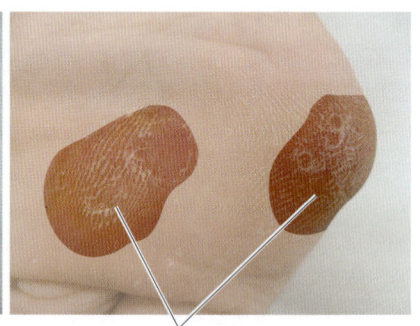

皮膚正常色で周囲よりわずかに隆起する硬化局面
皮疹の特徴

診療プロセス

▶1　患者から聴取すべきことは？

　自覚症状，歩き方，普段履いている靴の形状．通常，鶏眼は痛みを伴い，胼胝は痛みがあっても軽度である．提示例では，胼胝が多発しているほか，声にも異常があることから，ただの胼胝として流してはいけない症例である．

▶2　この症例をどう解釈する？

　足底のタコは胼胝には違いないが，これほど多発する場合は基礎疾患を考えなければならない．胼胝や鶏眼は通常，患者の歩き方の癖や不適切な靴の使用による圧迫によって荷重部や骨突出部に生ずる．そのような部位に一致して生じているか否かを詳細に観察する．もし一致せずに胼胝が多発している場合には，希少疾患の可能性を考えねばならない．

▶3 検査は？ 臨床所見

　胼胝と鶏眼の診断においては，臨床症状だけでよく，大きな問題にはならない．鶏眼は時に尋常性疣贅との鑑別が問題となるが，剃刀で表面を少しずつ削ってみるとよい．点状出血がみられれば，鶏眼ではなく尋常性疣贅である．

　しかし，提示例は胼胝が異常に多く，基礎疾患を考えたい．提示例は，実はWerner症候群である．確定診断はRECQ3ヘリカーゼ遺伝子変異を確認する．

▶4 鑑別診断は？

　早老症候群であるプロジェリア，アクロジェリア，全身性強皮症，尋常性疣贅（→136頁）など．

▶5 治療は？ 外用 外科治療

　胼胝に対しては，症状が改善する程度に薄くメスなどで削るか，サリチル酸ワセリンなどを外用させる．通常，胼胝や鶏眼にはサリチル酸硬膏が使用されるが，早老症候群にみられる多発性胼胝に対して使用した場合は容易に皮膚潰瘍をきたし，感染を誘発することがあるので行うべきではない．

▶6 患者説明は？

　胼胝だけでなく，本症にはさまざまな症状が合併する．たとえば鳥様顔貌（→診断力アップ），また，声帯の萎縮，運動障害がみられるため，声は高く（high pitch sound），嗄声となる．また，白内障，骨粗鬆症，性腺機能低下，2型糖尿病，脂質異常症，高尿酸血症がみられるため，基幹病院で確定診断を行う必要がある．

▶7 専門医へのコンサルトのコツ

　大学病院などの先進的医療が可能な施設に紹介すべきである．まれな疾患であるが，胼胝のようなありふれた皮膚疾患にも思わぬ症状が隠されていることを絶えず念頭においていただきたい．

TIPS!

- 胼胝は，角層が外方向に肥厚した状態．鶏眼に比較して皮疹は大型で，圧痛などの自覚症状を伴わない．
- 鶏眼は角層が真皮に向かって楔形に肥厚するため，圧痛を有する．
- 荷重に対する皮膚の防御反応であり，健常人にも生ずるが，胼胝が多発する場合には皮膚萎縮が関与する疾患を疑う．

診断力アップ　鳥様顔貌

本症にみられる特徴的顔貌である．早老症の一種であり，白髪も若年時からみられる．提示例では若い頃から髪を染めていたのでわからなかった．

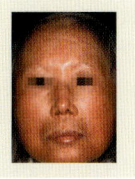

多発する足底のタコ

手指に生じた透明感のある結節

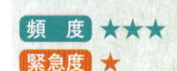

頻度 ★★★
緊急度 ★

粘液嚢腫

こんな患者がアナタの前に！

44歳，男性．3週間前より左第1指に小さなしこりが出現．自覚症状は特になく放置していたところ，皮疹は徐々に拡大して，次第に表面が隆起し，また硬くなってきたので来院した．表面からの出血は特にみられない．

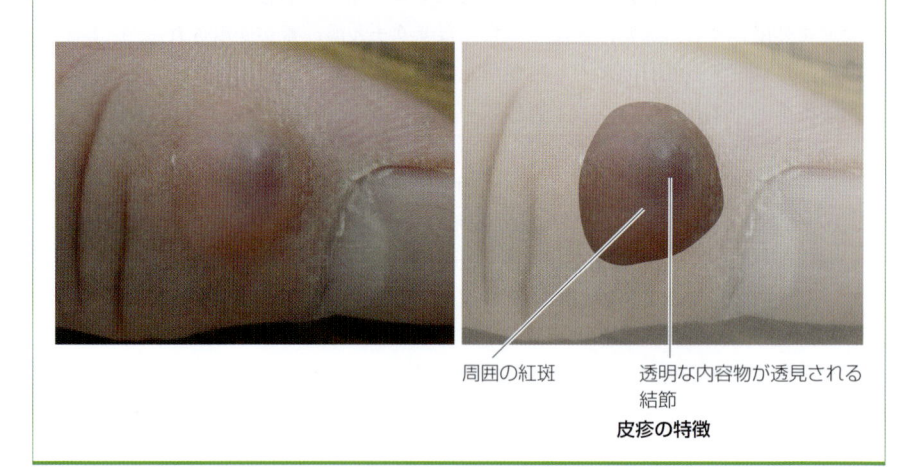

周囲の紅斑　　透明な内容物が透見される結節

皮疹の特徴

診療プロセス

▶1 患者から聴取すべきことは？

皮疹が出現する前のエピソード（何か刺入したなど），自覚症状，色調変化の有無．

▶2 この症例をどう解釈する？

臨床所見は，周囲よりわずかに半球状に隆起した比較的小さな結節である．最大の特徴は結節が透明感をもって見えることであり，粘液性の内容物を有する可能性が示唆されている．提示例は，手指背面，遠位に生ずる透見する結節である．おそらく軽微な外傷などが契機として出現したのであろうが，大多数の症例において，患者の記憶は曖昧である．同部は粘液嚢腫の好発部位である．

▶3 検査は？ 試験穿刺

患者の同意を得て試験穿刺（→スキルアップ）し，内容物の性状を確認する．粘性を有する透明な液が確認されれば診断が確定する．

なお，**ガングリオン**は同様の病態であるが，関節包由来の腫瘍である．関節液や腱と腱鞘の滑液が濃縮されゼリー状となる．穿刺すると粘液囊腫と同様の所見が得られるが，関節や腱鞘に生じるものは，関節や腱鞘につながっており，整形外科で治療すべき疾患であろう．

▶ **4　鑑別診断は？**

尋常性疣贅（→ 136 頁），ガングリオン，粉瘤（→ 122 頁）など．

▶ **5　治療は？**　外科切除

試験穿刺でゼリー状物質を極力排出したのち，圧迫を継続することで治癒する症例もあるが，再発することも多い．本症は活性化された真皮の線維芽細胞がヒアルロン酸などの糖蛋白を過剰産生するために生ずる疾患であり，厳密な意味では反応性病変であって，腫瘍ではない．しかし，整容的観点を考え，外科切除が行われる場合も多い．

▶ **6　患者説明は？**

良性腫瘍の範疇に入るため，過度の心配は無用であることを理解させる．反応性の病変であるため，たとえ外科切除を行ったとしても，再発の可能性があることを十分納得させておくことが肝要である．手術を拒否する患者には，粘液排出後圧迫療法が選択されるものの，これまた再発する場合が多い．

▶ **7　専門医へのコンサルトのコツ**

試験穿刺して内容物を確認してもよいが，その直後に皮膚科医に紹介すると典型的な臨床像を呈さない場合があり，診断に苦慮することとなる．可能であれば，何もせず直接紹介したほうがよい．

TIPS!

- 手指末梢，主に背側に出現する透明感をもった小腫瘍．試験穿刺すると，粘液が排出される．
- 腫瘍というよりも反応性の病変であることから，病理組織学的に境界は不明瞭．
- 手術は十分な範囲を切除し，完全切除に努める．穿刺し，粘液を十分排出させて圧迫する場合もある．

スキルアップ　　　　　**粘液囊腫の試験穿刺**

粘液囊腫の試験穿刺は外来でも手軽にでき，診断的価値が高い．酒精綿で軽く表面を拭いたのち，18 ゲージ針で中央部を刺し，その後，周囲を圧迫する．粘稠度の高い透明なゼリー状の物質が出てくれば，診断的価値が高い．この際，出血は比較的少ない．

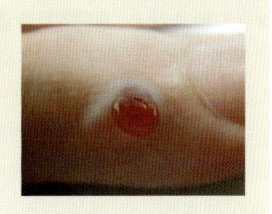

手指に生じた透明感のある結節

指背の境界不明瞭な紅色皮疹

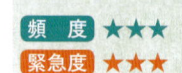

頻　度 ★★★
緊急度 ★★★

Bowen 病

こんな患者がアナタの前に！

55歳，女性．7か月前より左第5指背面に，境界不明瞭で，淡紅色調を呈する皮疹が出現．自覚症状はなく，湿疹と思い放置していた．その後，次第にかさぶたのようなものが付着するようになり，ある程度時間が経つと自然に脱落した．紅色皮疹が拡大してきたため，湿疹の治療目的で来院した．

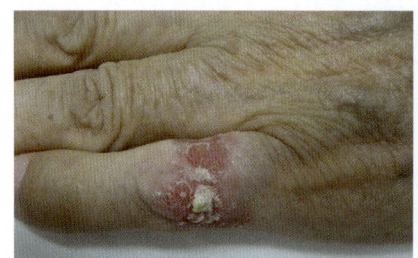

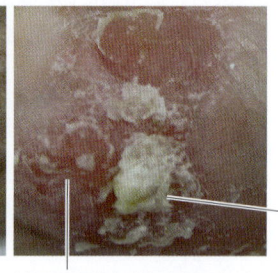

境界不明瞭な淡紅色調の紅斑
鱗屑の付着

皮疹の特徴

診療プロセス

▶1　患者から聴取すべきことは？

先行病変，外傷ややけどの有無．光線曝露歴．服薬歴．自覚症状の有無．

▶2　この症例をどう解釈する？

紅斑上に鱗屑を付着しており，見慣れていなければ，湿疹・皮膚炎と誤診してしまう．鑑別のポイントは自覚症状がない点である．また，角化傾向が強い点（つまり厚い鱗屑を付しているということ）から，悪性腫瘍も疑うべきである．

▶3　検査は？　皮膚生検　ダーモスコピー

臨床所見が湿疹・皮膚炎に類似するため，患者は軽症と考えて受診することが多い．しかし，表面に鱗屑を伴い，自覚症状がみられない点を考慮し，本症を疑う必要がある．診断には病理診断が必要である．病理所見では，核異型の強い異型角化細胞が密に増殖し，異常角化細胞，異常核分裂像がみられる．多核巨細胞（clumping cell）の存在は本症を示唆する重要な所見である．また，ダーモスコピーも診断に有用であ

り，多数の dotted vessels と glomerular vessels がみられる．

▶ **4　鑑別診断は？**

慢性湿疹，有棘細胞癌（→ 142 頁）など．

▶ **5　治療は？** `外科切除` `局所療法`

外科切除を行う．十分なマージンをとり，必要に応じて皮弁形成や植皮術を行う．外科切除ができない場合には，5-FU 外用などを行う．なお，イミキモド外用は日光角化症に適応があり，本症において腫瘍が深く浸潤していない場合には効果が得られることがある．

▶ **6　患者説明は？**

ほとんどの患者は，悪性腫瘍と思わず，難治性の湿疹と考えて受診する．このため疾患概念を十分に理解させるとともに，病理診断を行うために皮膚科に紹介する．

▶ **7　専門医へのコンサルトのコツ**

見慣れていなければ，湿疹との鑑別を迷うのは当然のことである．自覚症状のない湿疹病変をみた場合は積極的に皮膚科医に紹介したほうがよい．

TIPS!

- 本症を疑う目を養う．自覚症状の有無を必ず確認．
- 病理診断を確定したのち，可能な限り外科切除を行う．
- 高齢者などで外科切除が困難な場合は適切な外用療法を選択．

Advanced Study：Bowen 病の原因

皮膚悪性腫瘍では，有棘細胞癌のように，発生母地をもつ場合が多い．Bowen 病では紫外線のほかに，ヒト乳頭腫ウイルスの関与が示唆されている．病理所見においては，多核巨細胞の存在が特徴的であるが，時にウイルス感染の存在を示唆するような所見をもつ患者に遭遇することがある．また，Bowen 病が多発した場合には，ヒ素摂取が関与することが知られている．わが国ではあまり問題にならないものの，生活歴をきちんと把握することが何より重要である．

スキルアップ：Bowen 病と日光角化症

両疾患は時に類似した臨床像をとるが，病理組織学的にも Bowen 病で特徴的所見である多核巨細胞（clumping cell）がみられることもあり，診断に頭を悩ませることとなる．この場合，表皮基底層の細胞が正常に保たれているか否かで判断する．日光角化症の表基底層から変化が始まる反面，Bowen 病では有棘層の細胞の乱れや異型性があっても，基底層は正常に保たれる場合が多い．

外陰部に生じた疣状皮疹

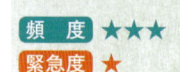

頻 度 ★★★
緊急度 ★

尖圭コンジローマ

こんな患者がアナタの前に！

33歳，男性．3か月前より肛囲に小さな皮疹が出現．自覚症状は特になく，気にならなかったので放置していた．その後，皮疹が拡大したため来院した．

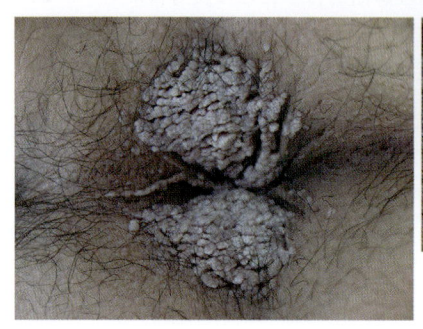

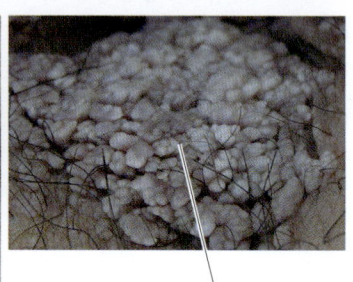

灰白色調を呈する乳頭腫
皮疹の特徴

診療プロセス

▶1 患者から聴取すべきことは？

　感染の機会，特に性行為歴．commercial sex worker（CSW）との接触歴．パートナーの同症感染の有無．

▶2 この症例をどう解釈する？

　典型的な症状であり，病歴聴取によりほぼ確定診断が可能である．通常臨床像は，表面が乳頭状に角化した隆起性病変である．皮疹は全体として比較的大型であり，淡紅色から褐色の乳頭状あるいはカリフラワー状と表現される．男性では陰茎の亀頭部，冠状溝，包皮内外板，陰囊に，女性では腟，腟前庭，大小陰唇，子宮口に好発する．また，肛門周辺部，尿道口にも生ずる．本症患者を診た場合，必ずパートナーが同症に感染していないかを聴取する．患者本人の症状が治癒しても，パートナーが治療していないと，いわゆるピンポン感染を起こしてしまう場合がある．

▶3　検査は？　臨床所見

ほとんどの場合，臨床所見により診断が可能であるため，臨床検査を要する症例は少ない．しかし，有棘細胞癌と鑑別を要する場合は，皮膚生検を行うことがある．

▶4　鑑別診断は？

時に有棘細胞癌（→142頁）．本症が巨大化し，一部潰瘍化した場合に，有棘細胞癌に酷似することがある（Buschke-Lowenstein腫瘍）．

▶5　治療は？　外用

イミキモドは，インターフェロンなどのサイトカイン産生促進によるウイルス増殖抑制作用および細胞性免疫応答の賦活化によるウイルス感染細胞傷害作用により効果が得られると考えられている．このほか液体窒素による凍結療法，電気メスや炭酸ガスレーザーによる外科切除，症例によってはブレオマイシン局所注射を行う．

▶6　患者説明は？　うつる

ヒト乳頭腫ウイルス（human papillomavirus；HPV）-6，HPV-11などによる性感染症である．通常，HPV感染から尖圭コンジローマの発症には数週間から3か月程度かかるため，治療終了後も最低3か月は経過観察を行い，再発の有無を確認する．本人の症状が治癒しても，パートナーがHPVを有していると再感染の可能性がある．必ずパートナーも受診させる．妊婦では垂直感染も予防する必要がある．妊婦で発症した場合には分娩までに治癒に導くべきである．

▶7　専門医へのコンサルトのコツ

イミキモド外用が有効であるが，凍結療法を併用したほうが治療成績がよいため，皮膚科医へ紹介したほうがよい．時に尿道内に存在することがあり，その場合には泌尿器科医にもコンサルトが必要となる．

TIPS!

- HPVによる性感染症．必ずパートナーに同症がないか確認．
- 治療はイミキモド外用が有効だが，凍結療法を併用したほうが，治療成績がよいことが多い．
- 時に有棘細胞癌との鑑別が問題となる．

関連疾患

Bowen様丘疹症

外陰部に存在する小さな黒色丘疹である．本症はHPV-16型による感染症である．病理組織学的には，皮膚悪性腫瘍であるBowen病に類似するが，悪性化はまれであり，自然消褪することもある．病理診断するのが望ましく，そのうえで凍結療法を行う．

外陰部に生じた疣状皮疹

若い男性の陰茎冠状溝に生じた小丘疹

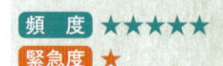

頻　度 ★★★★★
緊急度 ★

真珠様陰茎丘疹（pearly penile papule）

こんな患者がアナタの前に！

19歳，男性．2か月前，陰茎冠状溝に皮膚正常色から白色の小さな隆起性皮疹があることに気が付いた．インターネットで調べたところ尖圭コンジローマと見た目が類似していることから来院した．自覚症状はない．

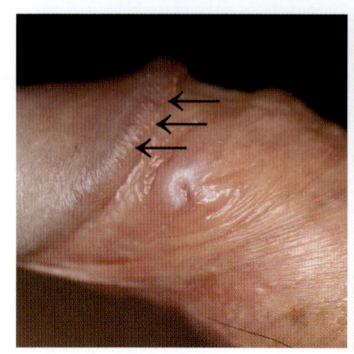

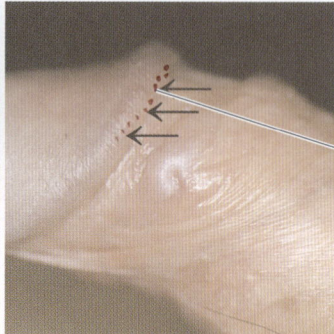

冠状溝の白色調の小丘疹が多発

皮疹の特徴

診療プロセス

▶1　患者から聴取すべきことは？

より正確な発症時期．性行為など感染機会の有無．自覚症状の有無．

▶2　この症例をどう解釈する？

本症は20〜30歳代の男性の陰茎冠状溝に好発する小丘疹である．典型的な臨床症状は，陰茎冠状溝に沿った白色から灰白色，時に紅色を呈する小丘疹が線状に配列することである．しばしば，乳頭状外観を呈し尖圭コンジローマが疑われることもある．大多数の症例で，丘疹は1〜2列の配列をとることが特徴であり，この所見を見逃さないようにする．本症の発症原因は不明であるが，生理的変化であるとする考えが一般的である．罹患率についても，15〜30％と報告に差があり，おそらく本症を有していても患者本人が問題視せず，受診しない割合が多いと考えられる．比較的ありふれた疾患であり，日常診療でもしばしば経験するが，無症状で経過するため患者自身が気付かず，偶然発見されることが多い．比較的丘疹が大きい場合には，尖圭コンジローマを心配して受診する患者が多いが病的意義はない．女性に生じた場合には

vestibular papillae of the vulva とよばれる．

▶3 検査は？ 皮膚生検

本症は臨床症状から診断可能である．鑑別が必要な場合は，皮膚生検を行う．病理所見は，いわゆる angiofibroma の像である．病変は周囲よりしばしば有茎性に突出し，正常表皮に覆われた真皮結合組織を主体とする．

▶4 鑑別診断は？

尖圭コンジローマ（→162頁），異所性脂腺増殖など．

▶5 治療は？

放置してよい．患者がどうしても治療を希望する場合には，液体窒素による凍結療法や炭酸ガスレーザーが有用である．

▶6 患者説明は？

あくまで生理的変化であり，心配ないことを理解させる．整容的に気にする場合には，インフォームド・コンセントを得たうえで治療を行う．

▶7 専門医へのコンサルトのコツ

時に異所性脂腺増殖や尖圭コンジローマとの鑑別が問題となる症例があり，病理組織学的検討が必要な場合には皮膚科医に紹介する．

TIPS!

- 尖圭コンジローマと誤解する患者がいるため，生理的変化と理解させる．
- 丘疹は1〜2列の配列をとるのが特徴．
- 尖圭コンジローマや異所性脂腺増殖との鑑別が必要な場合は病理診断により行う．

ちょっと脱線　君子危うきに近寄らず

尖圭コンジローマに罹患する患者は多いが，男性の場合やはり風俗店などで感染してしまうことは多いようである．病歴聴取として問わねばならない項目であるが，案外患者本人はサバサバしており，臆面もなく告白する．こちらも，一生懸命治療を行うのであるが完治せしめるためには，かなりの時間を要することも少なくない．やっと略治に至ったと思い，治療終了を宣言すると「先生，今後うつらないためにはどうすればいいのでしょう？」「……」（君子危うきに近寄らず……と心で呟く）．

関連疾患　女児肛門部贅皮状丘疹（infantile perianal pyramidal protrusion）

陰部の生理的変化で，患者もしくは家族が心配する皮疹の1つで女児の肛囲に生ずる，皮膚正常色から淡紅色調のピラミッド状の結節である．肛門部の歯状線が離断し，外側に反転したものと考えられる．成長とともに自然軽快する．

若い男性の陰茎冠状溝に生じた小丘疹

高齢者陰嚢に生じた不思議な形の隆起性病変

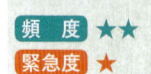

頻　度 ★★
緊急度 ★

疣贅状黄色腫

こんな患者がアナタの前に！

66歳，男性．4か月前，陰嚢下部に小さな紅色皮疹が出現．特に自覚症状はなかった．イボと思い放置していたところ，次第に拡大してきたため，悪性腫瘍を心配して来院した．これまでイボができたことはないという．

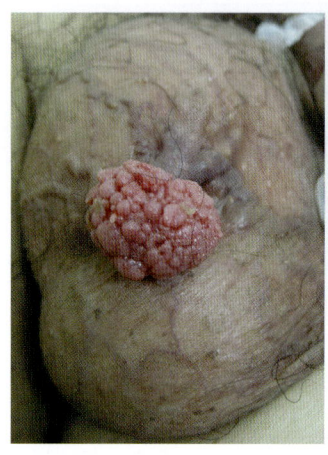

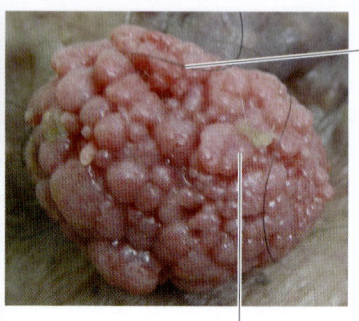

表面は顆粒状

有茎性の表面紅色から黄色を呈する腫瘍

皮疹の特徴

診療プロセス

▶1　患者から聴取すべきことは？

より正確な発症時期．先行病変（尋常性疣贅を含む），自覚症状の有無．

▶2　この症例をどう解釈する？

高齢者の陰嚢に好発する，表面が顆粒状を呈する小結節である．典型的な臨床像は，淡紅色から赤橙色，時に鮮紅色調を呈する表面細顆粒状からカリフラワー状の小結節である．また，白色調を呈するものがある．これら色調の変化は，表皮細胞，血管内皮細胞や泡沫細胞の増殖の程度や炎症細胞の程度により変化し，後述する病理所見を反映する．結節は有茎性であることが多いが，丘状やドーム状を呈するものもある．大きさは拇指頭大までが多いが，時に鶏卵大を呈する例もある．通常自覚症状はない．腫瘍は比較的短期間で増大するため，特有の外観から外陰部に生ずる皮膚疾患のなかでも，比較的皮膚科受診率は高いと推定される．本症の本態は腫瘍ではなく，

慢性刺激による反応性変化であると考えられている．また，多くの症例では全身的な脂質代謝異常を伴わない．このため，正脂血症性黄色腫もしくは局所脂質代謝異常の範疇に入るとされる．本症は口腔内や口唇部に多発するが，皮膚では圧倒的に陰嚢発生例が多い．陰嚢以外では，陰茎，大陰唇，小陰唇，鼻翼など比較的外的刺激を受けやすい部位に好発する．本症を知らなければ診断は困難であるが，その特徴的な臨床像を知っていれば，容易に診断できる．本症の発症機序はいまだ不明である．

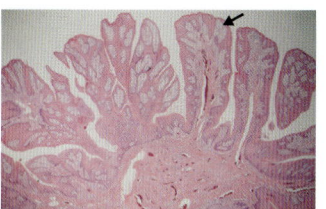

▶3 検査は？ 皮膚生検

診断は病理組織学的に行う．病変は周囲より有茎性に突出する．真皮内には泡沫細胞が多数みられるほか，炎症細胞浸潤がみられる．

▶4 鑑別診断は？

尋常性疣贅（→136頁），有棘細胞癌（→142頁），尖圭コンジローマ（→160頁）など．

▶5 治療は？ 外科切除

外科切除する．有茎性であることが多いため，切除は比較的容易である．

▶6 患者説明は？

過度な心配はせずに，外科切除し，病理診断を受けることを勧める．

▶7 専門医へのコンサルトのコツ

特徴的な臨床像から，診断は容易だが，悪性腫瘍なども鑑別に挙がる．病理診断が必要なため，必ず皮膚科医に紹介する．

病理組織学的所見．矢印は泡沫細胞

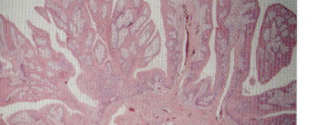

TIPS！

- 高齢者の外陰部に好発する特徴的な臨床像を呈する腫瘍．
- 病理診断を行う．有茎性であるので，皮膚生検ではなく診断をかねて全切除してもよい．
- 本症の本態は腫瘍ではなく，慢性刺激による反応性変化であると考えられている．

Advanced Study

疣贅状黄色腫の発症機序

過去，本症発症におけるヒト乳頭腫ウイルス（HPV）関与の報告がみられたが，最近では本症におけるHPV検出頻度の低さから，その関与は否定的である．発症機序としては，外部から皮膚への慢性刺激が表皮の増殖をもたらし，変性した上皮由来の脂質により泡沫細胞が出現するとされる表皮由来説や，何らかの原因で真皮乳頭部で局所脂質代謝異常が起こり，その結果マクロファージが浸潤して，脂質を取り込むことにより真皮内に黄色腫病変が形成され，反応性に表皮が増殖するという真皮先行説，またその両者の関与を示唆する報告があり一定していない．

高齢者陰嚢に生じた不思議な形の隆起性病変

第 4 章

白斑, 膿疱, 皮膚の凹凸がみられる疾患

白斑, 膿疱, 皮膚の凹凸がみられる疾患

皮膚の凹凸

体幹
弾性線維性仮性黄色腫（→ 186 頁）
Darier 病（→ 188 頁）
深在性エリテマトーデス（→ 190 頁）
光沢苔癬（→ 192 頁）

膿疱

顔面
毛包炎（→ 176 頁）
尋常性毛瘡（→ 178 頁）
尋常性痤瘡（→ 180 頁）

四肢
壊疽性膿皮症（→ 182 頁）
掌蹠膿疱症（→ 184 頁）

白斑

全身
尋常性白斑（→ 172 頁）

陰部
硬化性萎縮性苔癬（陰門萎縮症，陰茎萎縮症）（→ 174 頁）

尋常性毛瘡

硬化性萎縮性苔癬

深在性エリテマトーデス

診断へのアプローチ

白斑，膿疱や皮膚の凹凸がみられる疾患は皮疹が特徴的であり，診断に直結する場合が多い．まずは，それぞれの皮疹の定義について確認する．

白斑

色素脱失や局所の貧血により生じた白色の斑である．病理組織学的には先天性（メラニンが存在しない場合）と，後天性（血管が一過性に収縮することで色調が抜ける場合）がある．また，色素斑や結節の周囲が輪を描くごとく白色に抜ける状態を特に白暈とよぶ．

膿疱

黄白色調の膿性内容物を有する隆起性発疹である．一般的に感染により生ずることが多く，たとえば毛包炎などは一般市民でも細菌感染と認識することが多い．しかし，膿疱には免疫学的機序により白血球が活性化されることで生ずる無菌性膿疱も存在し，これらを区別して考えるべきである．無菌性膿疱の存在は，白血球活性化状態を示唆するため，たとえば関節リウマチなどでもみられる皮疹であることが理解できる．慣れないうちは細菌培養検査を行うとよい．

痂皮

角質や滲出液が皮膚表面に固着したものである．いわゆる"かさぶた"として認識される．

膿瘍

真皮に膿が貯留したものである．表面が紅斑を呈し，その下に波動を伴う場合には積極的に切開排膿を行う．

瘢痕

一度欠損した皮膚が，結合組織を主とする肉芽組織の増生により修復されたものである．皮膚の凹凸において，隆起性皮疹を形成する．創傷治癒後に肥厚性瘢痕が残る場合があり，その後ケロイドとなる．肥厚性瘢痕は原則治療などにより可逆性とされるが，ケロイドは創を越えて隆起が起こり，治療が困難であることも多い．

萎縮

皮膚全体が薄くなった状態である．皮膚の凹凸において，陥凹性皮疹を形成する．妊娠やステロイド長期投与において生ずる．

鑑別診断の流れ

●**全身に多発する，もしくは皮膚の一定領域に存在する白斑**
- 尋常性白斑を考える．ただし，小児の顔面には乾燥による単純性粃糠疹などがみられ，白斑に類似することが多く皮疹の把握が重要である．尋常性白斑は不整形を呈する場合も多く，一定方向に多数の皮疹が沿う場合もある．
- 小型の白斑が多発する場合，癜風も疑う．癜風では色素斑として現れる場合もあり注意を要する．
- 外陰部に白斑が存在する場合は，尋常性白斑のほか硬化性萎縮性苔癬を考える．

●**顔面にみられる膿疱**
- 毛包炎や尋常性毛瘡，尋常性痤瘡を考える．通常，毛包炎は単発から数か所に発生することが多い．毛包に一致した膿疱がみられ，紅暈を伴う．また，毛包炎は起炎菌が黄色ブドウ球菌など比較的病原性が高いことが多いため，疼痛など自覚症状を伴うことも見逃してはならない．
- 尋常性毛瘡は主に男性の髭の生える箇所に一致して多発する．
- 尋常性痤瘡では，毛包一致性の膿疱だけではなく，多数の面皰が存在することを確認する．顔面を主体として無菌性膿疱が生ずる場合もある．
- 好酸球性毛包炎は無菌性膿疱が環状に配列する特有の配列が特徴であり，抗菌薬による治療に反応しない．この場合は，病理診断する必要がある．

●**全身に多発する膿疱**
- 敗血症だけでなく，無菌性膿疱からなる疾患を考える．具体的には角層下膿疱症や急性汎発性発疹性膿疱症が挙げられる．
- 膿疱性乾癬は，乾癬皮疹がみられる場合は比較的鑑別は容易であるものの，症状が進行し紅皮症状態となった場合には診断困難である．

●**四肢に現れる膿疱と紅斑**
- 伝染性膿痂疹や膿痂疹性湿疹を疑うほか，無菌性膿疱である壊疽性膿皮症を考える．

●皮膚の凹凸
- 顔面など露光部に陥凹性病変がみられる場合には深在性エリテマトーデスや，発症から時間の経過した円板状エリテマトーデスなどを考える．
- 腋窩部，肘窩部，鼠径部，側頸，側胸，側腹がオレンジ皮様の外観を呈し，同部が軟らかく，比較的大きな皺がみられた場合には，弾性線維性仮性黄色腫を疑う．
- 皮膚がなだらかに隆起もしくは陥凹する場合，真皮結合織代謝異常や脂肪組織の増殖，萎縮を考える必要がある．
- 本書では取り上げていないが，ステロイドの局所注射を行ったのちに陥凹が生ずる場合があり注意を要する．
- このほか，皮膚の凹凸がみられる疾患として，頻度の低いまれな疾患も存在する．
- これらの皮膚病変に遭遇した場合，皮膚生検を行うことが診断の助けになるのはもちろんであるが，脂肪織や筋層に生ずる病変の場合，積極的にMRIなどの画像診断を活用することにより，患者への侵襲を極力少なくしたい．

前胸部に生じた脱色素斑

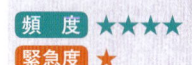

頻 度 ★★★★
緊急度 ★

尋常性白斑

こんな患者がアナタの前に！

12歳，男児．数年前に前胸部に白色の皮疹が出現．皮疹は次第に拡大し，また同様の大小さまざまな皮疹が多発した．自覚症状は特にない．悪性の皮膚疾患を心配し来院した．

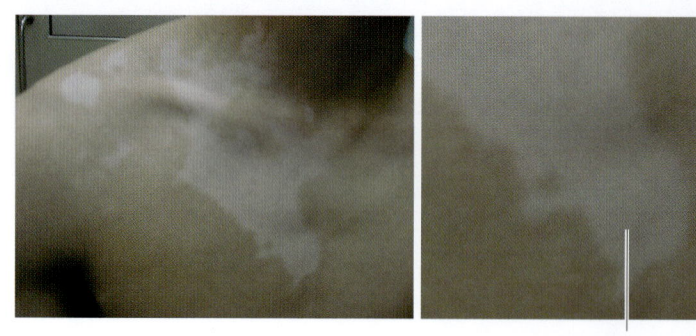

境界明瞭な白色調の脱色素斑

皮疹の特徴

診療プロセス

▶1 **患者から聴取すべきことは？**

他部位に同様皮疹の有無．既往歴．紫外線曝露による変化の有無．

▶2 **この症例をどう解釈する？**

俗にいわれる白なまずの症例である．後天的にメラノサイトが減少または消失することにより，メラニンが減少し白斑が生ずる．皮疹の分布を確認し，神経支配領域と関連がないものをA型，沿うものをB型と分類する．B型では，後述する基礎疾患が存在する可能性があるため，その精査を行う．

▶3 **検査は？** 臨床所見 皮膚生検 血液検査

ほとんどの場合，臨床所見により診断が可能であり，臨床検査は必要ない．しかし，他の脱色素性疾患と鑑別を要する場合は，皮膚生検を行う．病理所見ではメラノサイトの消失をみるが，初期の場合にはドーパ反応の減弱や消失を確認する．また，B型では，悪性貧血，甲状腺機能亢進症，Addison病などの自己免疫疾患を合併する

ことがあるのでその精査を行う．

▶ **4　鑑別診断は？**

限局性白皮症，白斑性母斑，老人性白斑，Vogt-小柳-原田病（→関連疾患）など．

▶ **5　治療は？** 光線 外用 内服

紫外線療法が有効である．以前はオクソラレン®内服もしくは外用とともに，波長の長い UVA を照射する PUVA 療法が主体であったが，最近は 308 nm の UVB を光源とするターゲット型紫外線照射装置が普及し，高い効果を挙げている．中波長紫外線である UVB は，短波長に向かうに従って表皮細胞に対する発癌誘導性が高くなる．このため，最近の紫外線照射装置は，発癌性が比較的低く，かつ高い効果が得られるように工夫されている．このほかステロイド外用もしくは内服を行う．本症は難治例が多いので，精神的負担を軽減するためにカバーマークの使用が推奨される．

▶ **6　患者説明は？**

難治性疾患であり，整容的問題が大きいため，まず疾患概念を十分に理解させ，根気よい治療を推奨する．積極的なカバーマークの使用もアドバイスする．

▶ **7　専門医へのコンサルトのコツ**

光線療法は発達著しい分野であり，近年の 308 nm のエキシマライトは有効性が高い．発症早期のほうが効果が高いため，可能な限りすみやかに紫外線照射装置をもつ医療機関に紹介する．また，実は鑑別すべき疾患が多いので，迷ったら紹介すべきである．

TIPS!

- いわゆる"白なまず"だが，皮疹の配列によっては，合併症が懸念される．
- 鑑別疾患が多数存在するため，診断に迷う場合には皮膚科医に紹介．
- 治療は紫外線療法が主体．発展著しい分野なので，施設を選んで紹介するとよい．

関連疾患

Vogt-小柳-原田病

眼周囲に白斑を生じ，白斑が不規則で，かつ多発する場合は Vogt-小柳-原田病を疑う．頭痛や微熱，めまい，眼痛が生じたのち，両側のぶどう膜炎を生ずる．感音性難聴や，平衡障害をきたすこともある．ぶどう膜においてメラノサイトが消失した結果，夕焼状眼底がみられることから，眼科にコンサルトすべき疾患である．

高齢女性の外陰部に生じた白色皮疹

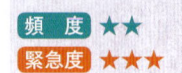

頻度 ★★
緊急度 ★★★

硬化性萎縮性苔癬
（陰門萎縮症，陰茎萎縮症）

こんな患者がアナタの前に！

67歳，女性．昨日，外陰部が白色に変化していることに気が付いた．自覚症状は特になく，これまで湿疹など，先行病変もなかったという．真菌症を心配して来院した．

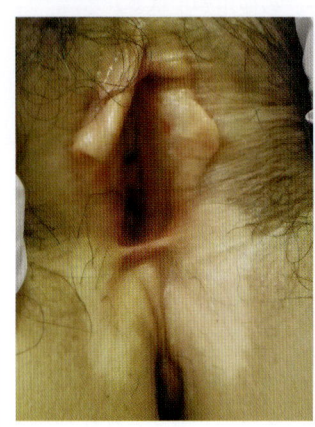

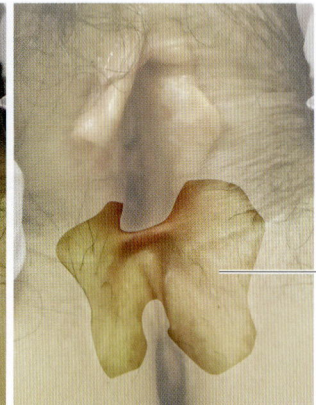

境界不明瞭な白色調の局面

皮疹の特徴

診療プロセス

▶1 患者から聴取すべきことは？

より正確な発症時期．薬剤使用の有無．

▶2 この症例をどう解釈する？

中高年の女性の外陰部に好発する白色局面である．主に閉経期前後の女性に発症し，男性には少ない．以前より限局性強皮症や扁平苔癬との異同が論じられてきたが，現在では独立疾患として認識されている．臨床症状は，女性の外陰部から肛門周囲にかけて生ずる白斑および丘疹として始まり，次第に拡大する．その後，わずかに隆起し硬い局面を形成する．やがて病変部は表面が平滑となり白斑となる．長期間経過すると表面は萎縮した白色局面を呈する．一部にびらんや毛細血管拡張，紫斑が生じたり，湿潤局面となったりする場合がある．自覚症状はないことが多いが，軽度の違和感，疼痛や瘙痒を有することがある．

▶ 3　検査は？　皮膚生検

診断は病理組織学的に行う．病理所見としては，真皮における膠原線維の膨化・均質化が出現する．

▶ 4　鑑別診断は？

限局性強皮症，扁平苔癬（→ 60 頁），尋常性白斑（→ 172 頁）など．

▶ 5　治療は？　外用

ステロイド外用薬やタクロリムス軟膏などを用いる．

▶ 6　患者説明は？

本症では皮疹部から悪性腫瘍が発生することがあり，注意を促す．報告により異なるがその頻度は約 10% とされ，特に硬化した病変に多い．悪性腫瘍は高分化型有棘細胞癌が多い．

▶ 7　専門医へのコンサルトのコツ

前述のとおり悪性腫瘍が続発することがあるので，確実に診断すべきである．病理診断が必要なため，必ず皮膚科医に紹介する．

TIPS!

- 高齢者の外陰部に好発する白色調の皮疹．通常は自覚症状を伴わない．
- 病理診断を行う．病期により所見が変化することに注意．
- 悪性腫瘍が続発することがあり，患者に注意を促す．

ちょっと脱線　高齢者の外陰部病変

高齢者の外陰部病変の代表格といえば白癬やカンジダなどの表在性真菌感染症であろう．在宅医療の現場などでは，比較的高頻度に遭遇する疾患であるが，通常は KOH 法などを行うことができないので確定診断は困難である．外陰部の白斑は特に真菌症と誤診されがちであるが，じっくり観察して鱗屑の有無などを手がかりに可能性の高い皮膚疾患を絞り込んでいく実践が重要である．

診断力アップ　尋常性白斑との鑑別

尋常性白斑（172 頁）は境界明瞭な完全脱色素斑であり，自覚症状はない．全身のいたるところに発症するが，外陰部に発症した場合には硬化性萎縮性苔癬や白板症との鑑別が必要となる．臨床症状は円形から楕円形，不整形，帯状などさまざまであるが，角化を伴わず，さらに硬化もみられない．多発することが多く，他部位に同様の皮疹がないか注意深く観察する必要がある．

高齢女性の外陰部に生じた白色皮疹

ニキビ患者に生じた難治性皮疹

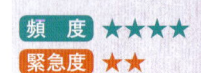

頻度 ★★★★
緊急度 ★★

毛包炎

こんな患者がアナタの前に！

　23歳，女性．以前よりニキビに悩んでいる．市販薬の加療で一進一退を繰り返している．食生活はニキビを気にして脂分を極力控え，野菜中心であるという．また，高級液体ソープを用いて日に4，5回洗顔に努めているという．しかし，鼻尖部の皮疹が軽快せず来院した．

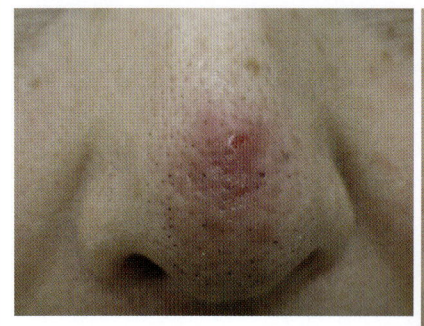

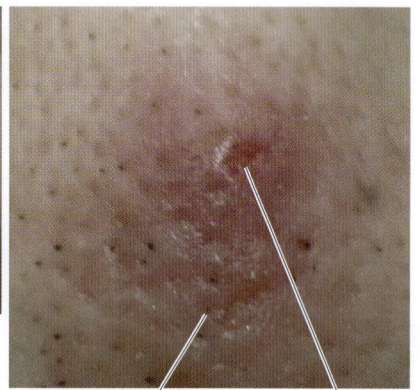

境界不明瞭な紅斑　　毛孔の開大
皮疹の特徴

診療プロセス

▶1　患者から聴取すべきことは？

　自覚症状，皮疹部からの排出物，基礎疾患の有無．内服薬や，健康食品などの摂取の有無．できれば使用している洗顔ソープを見せてもらい，洗顔方法を確認する．

▶2　この症例をどう解釈する？

　ニキビだと言う患者の訴えを鵜呑みにしてはならない．顔面に紅色調の丘疹と，黄色調の膿疱が少々存在すると尋常性痤瘡（いわゆるニキビ）と診断しがちである．しかし，尋常性痤瘡は，開放面皰や閉鎖面皰などが多発しているなかに，炎症性の丘疹や膿疱がみられるものであり，発症にはアクネ桿菌（*Propionibacterium acnes*）が関与する．提示例の場合，面皰の多発はなく鼻尖部に比較的大きな淡紅色調の丘疹があり，おそ

らく黄色ブドウ球菌などが関係する毛包炎であろう．

▶3 検査は？ 臨床所見 細菌培養

臨床所見にて，皮疹の程度を把握したい．可能であれば，皮疹部から膿を採取し細菌培養を行う．

▶4 鑑別診断は？

尋常性痤瘡（→180頁），サルコイドーシス（→28頁）など．

▶5 治療は？ 外用 内服

抗菌薬内服を行う．通常，セフェム系の経口で十分である．そのうえで，抗菌薬含有軟膏を1日数回塗布させる．ただし，頻用されるゲンタマイシン硫酸塩軟膏は耐性菌が多いので，このような皮膚表在性細菌感染症にはマクロライド系抗菌薬含有外用薬を用いるとよい．

▶6 患者説明は？

洗顔，保湿などのスキンケアは非常に重要である．しかし，若い女性は清潔第一と考えるあまり，誤ったスキンケアを行うことがある．液体ソープは，容易に使用できるため，広く用いられるが，時に過剰使用により必要な皮脂もろとも落としてしまい，かえって皮膚のバリア機能を障害することがある．可能であれば，患者が使用しているスキンケア用品を確認し，適切な使用法を指導するとよい．

▶7 専門医へのコンサルトのコツ

本症は適切に治療しなければ色素沈着などが残り患者に整容的な不満を残すことがある．たとえ軽症であっても皮膚科医に紹介して問題ない．

TIPS!

- 尋常性痤瘡は診断名．若い患者の顔面の毛包に生じる感染症すべてが尋常性痤瘡ではない．
- 毛包炎では抗菌薬内服を選択する場合が多い．適切に治療すれば，すみやかに治癒する．
- 難治な場合に備え，皮疹部から採取した膿の細菌培養を行っておくとよい．

ちょっと脱線：尋常性痤瘡と毛包炎

提示例は毛包炎であるが，実は尋常性痤瘡と同じ治療を行っても治癒してしまうことがある．時として，他科医師からは皮膚科医が診断に固着しすぎるとの指摘をいただくが，尋常性痤瘡の治療にステロイドを用いる場合もある．そこは餅は餅屋，正しい診断があってこそ治療の応用ができるのである．

男性の口周囲に生じた膿疱

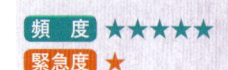

頻度 ★★★★★
緊急度 ★

尋常性毛瘡

こんな患者がアナタの前に！

35歳，男性．5日前より特に誘因がなく，口周囲に小さな皮疹が出現．その後，皮疹に膿が溜まってきたため，ニキビと考えて来院した．軽度の疼痛がみられたが，現在は多少落ち着いているという．

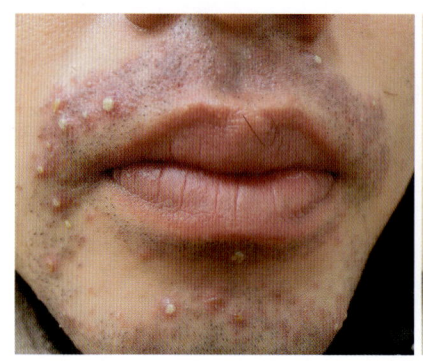

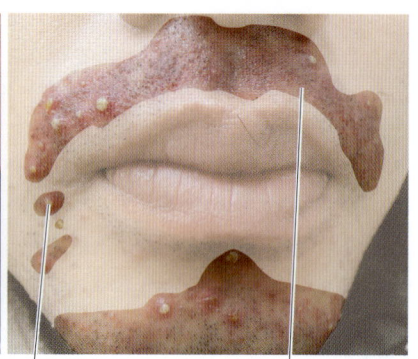

黄白色調の小膿疱

境界不明瞭な淡紅色調を呈する紅斑

皮疹の特徴

診療プロセス

▶1 **患者から聴取すべきことは？**
先行病変の有無．男性用化粧品使用の有無．髭剃り方法の確認．尋常性痤瘡の既往．

▶2 **この症例をどう解釈する？**
髭剃り部位に一致した小型の淡い紅斑とともに，半米粒大までの膿疱が多発している．男性医師であれば，自らも多少なりとも同様の経験があると思われ，診断は容易であろう．

▶3 **検査は？** 細菌培養
本症はありふれた皮膚疾患であり，軽症例では髭剃り負けと考えて医療機関を受診しない患者が多いと考えられる．しかし髭剃り負けは，通常，接触皮膚炎のように，

178

紅斑と瘙痒を伴うことが多い．本症はあくまで皮膚表在性細菌感染症ととらえるべきである．無菌的操作によって膿を採取し，細菌培養により起炎菌を同定する．

▶ **4　鑑別診断は？**

尋常性痤瘡（→180頁），接触皮膚炎（→32頁），毛瘡性狼瘡など．

▶ **5　治療は？** 外用 内服

表在性皮膚細菌感染症であるため，抗菌薬の投与が必要である．外用とともに，内服を選択するとよい．外用薬では，広く用いられるゲンタマイシン硫酸塩含有軟膏は，同薬に対し耐性を有する細菌が多いので，マクロライド系やニューキノロン系を選択するとよい．また，内服薬に関しては一般的なセフェム系抗菌薬でよいが，皮膚科では抗炎症効果を期待して，テトラサイクリン系やマクロライド系，ニューキノロン系抗菌薬が選択される場合も多い．また，洗浄方法や髭剃り後のスキンケアなど保清指導（→スキルアップ）も重要である．

▶ **6　患者説明は？**

ほとんどの患者は，かなり重症化してから来院する．おそらく，軽症例では自然治癒を期待するか，市販薬で対処している場合が多い．しかし皮膚表在性細菌感染症であり，放置した場合には重症化することを理解させる．また，男性は女性と比較してスキンケアの必要性を実感していないことが多いので，その啓蒙も必要である．

▶ **7　専門医へのコンサルトのコツ**

外用薬の選択に悩む際には，積極的に皮膚科医に紹介したい．スキンケア指導も重要なので，単に抗菌薬投与のみで終わる疾患ではないことに注意する．

TIPS!

- 髭剃り負けと思われがちなありふれた疾患だが，表在性皮膚細菌感染症である．
- 抗菌薬外用に加え，内服療法を選択．
- 患者にスキンケアの重要性を理解させる．

スキルアップ

スキンケアのコツ

顔を洗うときには石鹸を使用する人がほとんどである．多くの場合，石鹸は何を使用しても問題ないが，乾燥肌で悩む患者では皮膚に必要不可欠な皮脂膜も落としてしまう．そのため，乾燥肌患者用の各種洗浄剤が市販されており，有用性が高い．最近では，弱酸性の合成洗剤で，ミセル形成により，汚れの油は除去するが，生理的に存在する皮脂膜は落とさないという優れた製品が登場している．また，水なしで洗浄可能な製品（リモイス®クレンズなど）も多数発売されており，日常の医療現場で役立つのはもちろん，災害が多いわが国では必須となっている．

男性の口周囲に生じた膿疱

若い男性の顔面にみられる膿疱

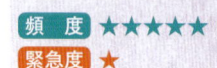

頻　度 ★★★★★
緊急度 ★

尋常性痤瘡

こんな患者がアナタの前に！

21歳，男性．10代の頃よりニキビで悩んでいた．当時は皮膚科クリニックに通院し，外用療法などを行っていたという．その後，多少症状が治まったため通院は中止し，自己判断で市販薬による治療を行っていた．最近は新たにニキビができることは少なくなったものの，皮膚表面の凹凸，いわゆるニキビ跡が気になるため，どうにかならないかと来院した．

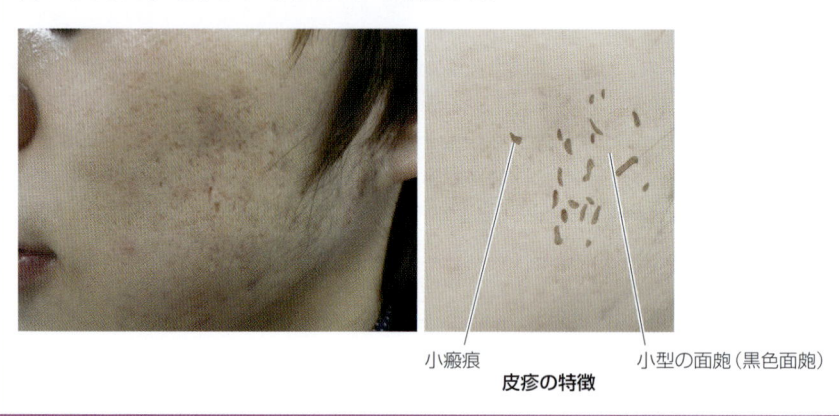

小瘢痕　　　　小型の面皰（黒色面皰）
皮疹の特徴

診療プロセス

▶1　患者から聴取すべきことは？

市販薬の詳細．エステティックサロンに通うなど美容的ケアの有無．

▶2　この症例をどう解釈する？

経過により患者の治療要求が異なる．たとえば急性期であれば，痤瘡発症予防や，面皰，膿疱の消失となるが，提示例では瘢痕の治療を希望している．

▶3　検査は？　　細菌培養

尋常性痤瘡はありふれた皮膚疾患であり，誰しもが思春期に悩む疾患であろう．近年治療法は格段に進歩しており，積極的に医療機関で治療ケアをしていただきたい．尋常性痤瘡では，特に必要な臨床検査はないが，毛包炎を鑑別するために，細菌培養を行うことがある．また，毛包虫症も類似した臨床像を呈するので，毛包内部の膿を，真菌検査の要領でKOH法を用い，毛包虫の有無を確認することがある．

▶4　鑑別診断は？

　毛包炎（→ 176 頁），毛瘡性狼瘡など．

▶5　治療は？　 外用 内服 外科治療

　急性期の痤瘡では，表在性皮膚細菌感染症であるため，抗菌薬の投与が必要である．ビタミンB群内服も選択されることが多い．外用薬では，マクロライド系やニューキノロン系を選択するとよい．また，内服薬に関しては抗炎症効果を期待して，テトラサイクリン系やマクロライド系，ニューキノロン系抗菌薬が選択される場合も多い．最近では，アダパレンや過酸化ベンゾイルの外用薬が次々と保険適用となり，有用性が高い．長期治療の必要があるが，ピーリング効果もあり，提示例のような，痤瘡後の瘢痕などにも有用性が高い．ケミカルピーリングは，保険適用外の治療であるが，痤瘡後の瘢痕治療に積極的に行われてきた（→スキルアップ）．しかし近年は，アダパレンの保険適用により，次第に希望者が減ってきた印象である．また，痤瘡の瘢痕にはYAGレーザーや色素レーザー，炭酸ガスレーザーが有用な場合もあり，考慮してもよいが，保険適用外である．

▶6　患者説明は？

　内服・外用治療をしっかり行えば，概ねコントロール可能である．洗顔方法などスキンケアに対する正しい知識を身につけ，励行することが求められる．また，痤瘡治療後の瘢痕に関しては，時に瘢痕のみを問題にする患者がいるが，まだ急性期の痤瘡が残っている場合は，その改善を優先すべきである．

▶7　専門医へのコンサルトのコツ

　患者の治療目標に応じて治療法の選択が異なるため，適宜皮膚科医に紹介する．重症例の場合，時にステロイド内服も選択されるので，皮膚科医の見極めが重要である．また，ケミカルピーリングやレーザー治療を行う場合には，得意とする施設に紹介する．

TIPS!

- 患者の治療目標を明らかにする．
- アダパレンなど優れた治療薬が登場し，治療継続により患者満足度は向上する．
- 痤瘡治癒後の瘢痕には，ケミカルピーリングやレーザー治療が有効．

スキルアップ　ケミカルピーリング

　ケミカルピーリングとは，酸を使って皮膚の表面にある角質を除去し，皮膚の細胞を活性化し，代謝をよくさせる行為である．ニキビ，ニキビ跡，シミ，皺，くすみ，脂漏性皮膚炎などに有効とされており，アメリカでは皮膚科におけるごく日常的な美容・医療行為の1つである．使用される酸はグリコール酸，サリチル酸などであり，グリコール酸が最も一般的である．

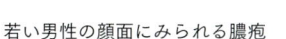

下腿に出現と消失を繰り返す皮膚潰瘍

頻 度 ★★
緊急度 ★

壊疽性膿皮症

こんな患者がアナタの前に！

49歳，女性．4か月前より下肢に発赤が出現．次第に拡大し，中央が潰瘍化してきた．近医を受診したところ，下腿潰瘍の診断で抗菌薬含有外用薬を処方され，時間はかかったものの，皮疹は軽快した．しかしその後，同様の皮疹が多発し，中央部が潰瘍化した．治療を同様に継続してよいのか不安になり来院した．

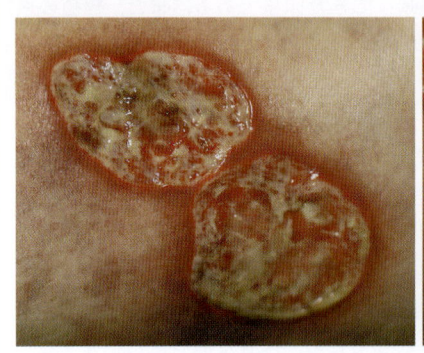

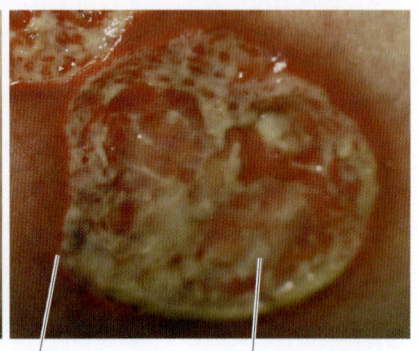

周囲の淡紅色調の紅斑
黄白色調の膿様物質を付す浅い潰瘍

皮疹の特徴

診療プロセス

▶1 患者から聴取すべきことは？

既往歴．自覚症状の有無．自然治癒傾向の有無．抗菌薬含有外用薬は効果があった印象はあるか．

▶2 この症例をどう解釈する？

中年女性の四肢に好発する，紅斑が潰瘍に進展する皮疹である．慢性に繰り返し皮疹が出現している．壊疽性膿皮症は次のような経過を示す．当初，皮疹は小さく，その後急速に遠心性に拡大し，中央に潰瘍を形成する．次第に中心治癒傾向がみられ肉芽形成後，瘢痕を残して治癒する．このような典型的な経過を確認し，診断に至ることが重要である．

▶3 検査は？ 皮膚生検 一般血液検査 細菌培養

　本症の確定診断には皮膚生検を行い，病理診断を行う．病理所見では，稠密な好中球浸潤とともに，単核球や巨細胞の出現をみる．また，潰瘍底は，感染が起こっているような外観を呈するため，必ず細菌培養を行う．さらに，確定診断には必須ではないものの，炎症反応（CRP上昇や血沈亢進）や好中球増多の有無を確認する．

▶4 鑑別診断は？

　初期では毛包炎（→176頁）や急性痒疹（→24頁）．潰瘍形成時には深在性真菌症や抗酸菌感染症，慢性膿皮症，皮膚潰瘍など．

▶5 治療は？ 内服 外用 合併症精査

　本症は好中球が関与する皮膚潰瘍である．必ず基礎疾患を精査する．本症では，大動脈炎症候群，潰瘍性大腸炎，Crohn病，関節リウマチなどの合併症が約75％の症例にみられる．合併症がなければステロイドや免疫抑制薬，DDS（diaphenylsulfone）の内服を行う．一般的な皮膚潰瘍治療薬では治癒しない場合が多い．なお，保険適用外ではあるものの，近年タクロリムス軟膏の有効性が報告されており，試みる価値がある．

▶6 患者説明は？

　単なる皮膚潰瘍ではないことを説明する．また，外見は潰瘍に感染を伴っているように見えるが，感染症ではないことを理解させる．そのうえで，基礎疾患精査の必要性を理解させる．なお，感染を伴うものではないが，潰瘍化している場合には，保清が重要である．

▶7 専門医へのコンサルトのコツ

　診断に迷う場合には皮膚科医に紹介する．基礎疾患の有無を必ず精査すべき疾患であるので，臨床像から本症を疑う場合には，紹介前に精査を行うのもよい．

TIPS!

- 本症を疑う目を養う．皮疹の変化などの病歴を丁寧に聴取することが重要．
- 本症を疑う場合にはすみやかに基礎疾患の有無を精査する．
- 本症では皮膚潰瘍の治療のみに留まらず，全身性の炎症を制御するための治療が必要．

Advanced Study

膿皮症とは

　膿皮症とは，細菌による皮膚感染症に対する病名である．壊疽性膿皮症とは，その皮疹の形態からつけられた病名であり，あくまで無菌性膿疱から生じるため，病名から誤解して抗菌薬による加療を漫然と続けてはならない．皮疹をきちんと理解し，病理組織学的に確認することで，内臓疾患を見出せる皮膚疾患の1つである．わが国の皮膚科学は，ドイツからの記載皮膚科学として発展してきたため，同様の例は多く，たとえば「菌状息肉症」は皮膚T細胞性リンパ腫であり，「乾癬」と「類乾癬」は全く別疾患であるなど，正しい理解が求められる．

中年男性の手掌と足底に多発する小型の膿疱

頻　度 ★★★★
緊急度 ★★

掌蹠膿疱症

こんな患者がアナタの前に！

　51歳，男性．数年前より手掌と足底に点状水疱と膿疱が多発し，軽快と増悪を繰り返している．自覚症状は特にみられない．23年間の喫煙歴があるという．胸部痛が出現したため，来院した．

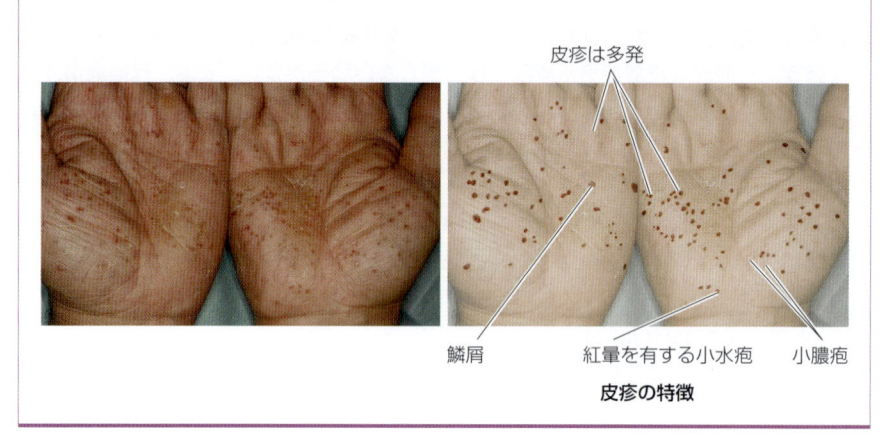

皮疹は多発
鱗屑　　紅暈を有する小水疱　　小膿疱
皮疹の特徴

診療プロセス

▶1　患者から聴取すべきことは？

　喫煙歴の詳細．金属アレルギー，扁桃炎，他部位の皮疹の有無．胸部痛の詳細．

▶2　この症例をどう解釈する？

　中年男性，喫煙者である．手掌と足底に限局する皮疹がみられることから，まず本症を疑いたい．本症は，無菌性膿疱が手掌では母指球や小指球，足底では穹窿部，外足縁，踵部，足底擦部に多発する．中年以降に発症することが多い．点状水疱として生じ，その後膿疱化して紅暈を伴う．最終的には鱗屑を付す角化性紅斑上に膿疱を伴う局面を形成する．大型の膿疱もみられる．また，胸部痛を訴えていること，喫煙者であることも本症に合致する．

▶3　検査は？　パッチテスト　血液検査　扁桃誘発試験　画像診断

　臨床所見から診断可能な場合が多い．診断に迷う場合は皮膚生検を行い病理診断する．扁桃などの病巣感染が原因として推定されており，血液検査では血沈やCRPな

どの炎症性パラメータに加え ASO 値などを把握する．また，金属アレルギーが発症に関与するとされており，金属パッチテストを行う．胸肋鎖骨間骨化症を合併することがあるので，胸部単純 X 線検査などの画像診断により評価する．

▶ **4　鑑別診断は？**

異汗性湿疹，足白癬（→ 228 頁），アロポー稽留性肢端皮膚炎，膿疱性乾癬（→ 34 頁）など．

▶ **5　治療は？**　外用　内服　光線

治療は外用療法，内服療法，光線（紫外線）療法の 3 つが主で，これらを症状にあわせて適宜選択する．ステロイド外用薬に加え，活性型ビタミン D_3 外用薬も保険適用の薬剤であり，併用するとよい．内服薬はエトレチナート（チガソン®），シクロスポリン（ネオーラル® など）などが用いられる．光線（紫外線）療法も有効性が高い．

▶ **6　患者説明は？**

水疱や膿疱から感染を心配する患者が多いが，決してうつる疾患ではないことを理解させる．そのうえで，喫煙，病巣感染，金属アレルギーが原因となる場合があり精査が必要な点を理解させる．特に禁煙指導は必須である．本症患者の実に 99％が喫煙者といわれている．

▶ **7　専門医へのコンサルトのコツ**

極力皮膚科医のもとで治療を受けさせるべき疾患である．慢性湿疹などと誤診されている例が多く，金属パッチテストや，場合により皮膚生検も必要であるため，積極的に紹介する．

TIPS!

- 無菌性膿疱が，手掌では母指球や小指球，足底では穹窿部，外足縁，踵部，足底擦部に多発．
- 胸肋鎖骨間骨化症が患者の約 1〜3 割に合併．
- 喫煙，病巣感染，金属アレルギーが原因となる場合があり精査が必要．

ちょっと脱線

ビオチン治療を広めたのは？

あまり知られていなかった本症が一躍脚光を浴びたのは，惜しまれつつ終了したお昼のバラエティー番組のおかげである．ある女優が，番組中に本症罹患をカミングアウトした．そこで「ビオチン内服で治った！」と公言してしまったため，翌日には全国の皮膚科にビオチンを求める患者が押し寄せる結果となってしまった．ちなみに，ビオチンはさほど副作用もなく，試みてよい治療であるが，保険適用を超える高用量を内服させねばならない．ともあれ，本症を女優から引き出したタ◯リの才能はすごいものである．

中年男性の手掌と足底に多発する小型の膿疱

若い男性の腋窩に多発する黄白色調の小丘疹

頻　度 ★
緊急度 ★★★

弾性線維性仮性黄色腫

こんな患者がアナタの前に！

　23歳，男性．時期は不明であるが，かなり以前より腋窩部に米粒大までの紡錘形を呈する黄色から黄白色調の小丘疹が多発しているという．さらに，腹部には大きな皺がみられる．本人は特に気にしていなかったが，家族が心配するため来院した．自覚症状は特にない．

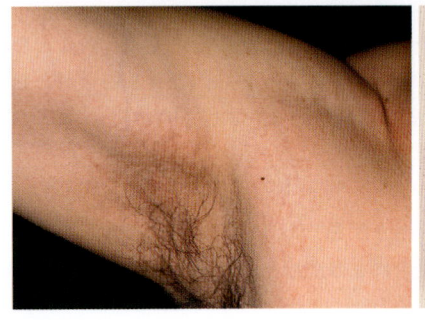

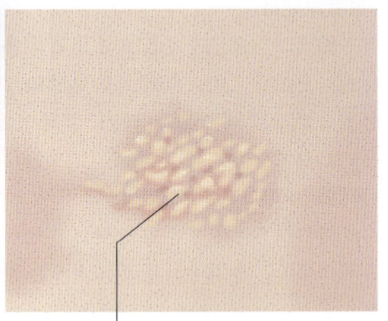

小型の小丘疹が多発
全体として線状に配列

皮疹の特徴

診療プロセス

▶1　**患者から聴取すべきことは？**

　家族内同症の有無．眼症状の有無．高血圧など循環器疾患の有無．

▶2　**この症例をどう解釈する？**

　典型的な臨床症状は，腋窩部，肘窩部，鼠径部，側頸部，側胸部，側腹部を中心に，米粒大までの楕円形から紡錘形を呈する黄色から黄白色調の小丘疹が多発する．小丘疹は軟らかく，いわゆるオレンジ皮様の外観を呈する．皮疹部は加齢とともに全体として軟らかくなり，さらに大きな皺が出現することも多い．

▶3　**検査は？**　皮膚生検　合併症検査

　特徴的な臨床像より本症を疑うことができる．診断には病理診断が必要である．病変の主座は真皮であるが，病変が軽度な場合，弱拡大では一見正常にみえることもある．典型的所見は，真皮中層から下層にかけて，好塩基性に染まる凝集塊がみられ，

あたかも「もつれた羊毛」のような所見を呈する．視力障害などの眼症状を呈し，それを契機に発見される場合も多く，眼科的検索は必須である．眼症状は，網膜と脈絡膜間にある Bruch 膜における弾性線維の変性によるものである．眼底を観察すると，網膜色素線条（angioid streaks）とよばれる血管のような走行を呈する褐色線条が観察される．眼底出血もまれではなく，失明に至る例もある．

▶ **4 鑑別診断は？**

蛇行性穿孔性弾力線維症，Ehlers-Danlos 症候群，線状皮膚萎縮症，多形皮膚萎縮症，老人性皮膚萎縮症など．

▶ **5 治療は？** 外科治療

皮膚症状に関しては，根治なものはなく，整容的に外科的治療が選択される．

▶ **6 患者説明は？**

遺伝性疾患である．本症の精査を受けていない家族がいる場合には注意を促す．眼症状や心血管系イベントにより不幸な転帰に至る可能性を理解させ，定期的な受診を促す．

▶ **7 専門医へのコンサルトのコツ**

病理診断が必要であるため，必ず皮膚科医に紹介する．また，眼科，循環器内科などの精査も必要となるため，総合病院を紹介したほうがよい．

TIPS!

- 腋窩部，肘窩部，鼠径部，側頸部，側胸部，側腹部を中心に，米粒大までの楕円形から紡錘形を呈する黄色から黄白色調の小丘疹が多発．オレンジ皮様の外観を呈する．
- 病理診断を行う．
- 眼症状や循環器系疾患の有無を精査．

Advanced Study

弾性線維性仮性黄色腫の責任遺伝子

第 16 番染色体に存在する *MRP6* 遺伝子異常により発症する常染色体劣性遺伝と考えられている．患者は女性が男性の 2 倍と多いが，重症例は男性に多く，注意する．

関連疾患

眼瞼黄色腫

眼瞼黄色腫は弾性線維性仮性黄色腫とは全く関係ない．眼瞼黄色腫は主として中年女性の上眼瞼に好発する黄白色調の扁平隆起する結節である．脂質異常症は約半数にみられる．整容的な見地より治療を希望する患者も多いが，凍結療法や炭酸ガスレーザーのほか，プロブコール内服が有効な場合がある．この場合，脂質異常症がなくても効果がみられる場合もあり，試みる価値がある．

若い男性の腋窩に多発する黄白色調の小丘疹

頸部の瘙痒を有する小丘疹

頻度 ★
緊急度 ★★

Darier 病

こんな患者がアナタの前に！

34歳，女性．思春期の頃から，毎年夏になると頸部にわずかに瘙痒を有する紅色の小さな皮疹が多発していた．10年前，近医を受診し，湿疹の診断でステロイド外用療法を受け，次第に改善したという．しかし，翌年の初夏に再度皮疹が出現．最近は鼠径部にも同様の皮疹が出現するため，心配になり来院した．

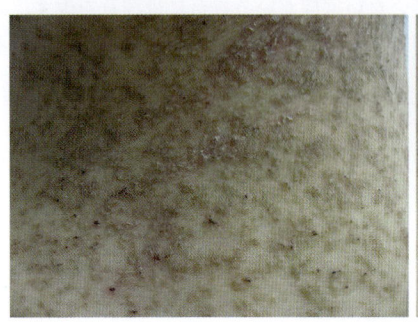

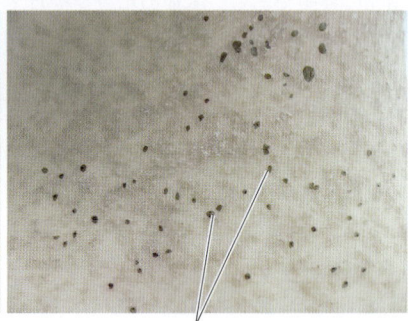

粟粒大の暗褐色調の角化性丘疹
表面は厚い鱗屑を付す
皮疹の特徴

診療プロセス

▶1 患者から聴取すべきことは？

家族内同症の有無．季節による変化の詳細．他部位の同様皮疹の有無．

▶2 この症例をどう解釈する？

Darier病は胸背中央，前額，被髪頭部などの脂漏部位に好発する粟粒大程度の暗褐色調の角化性丘疹である．しばしば厚い鱗屑に被われ，これを除去するとわずかに陥凹する．時に淡紅色調の紅斑を伴う．丘疹は毛孔に一致しない．間擦部などの湿潤しやすい部位では，皮疹はしばしば集簇して疣状局面を呈する．手掌足底の角化や爪甲の変形をきたすことがある．夏季に増悪し，家族内同症があれば診断は容易である．

▶3 検査は？　臨床所見　皮膚生検

特徴的な臨床所見から診断は比較的容易．診断確定のために皮膚生検を行い病理診断する．病理所見では，病変の主座は表皮である．著明な角質増生と表皮が陥凹した

部分に不全角化を伴う角質充満像がみられる．

▶ 4　鑑別診断は？

家族性慢性良性天疱瘡（→ Advanced Study），脂漏性湿疹，黒色表皮腫（→ 102 頁），一過性棘融解性皮膚症（transient acantholytic dermatosis），慢性湿疹など．

▶ 5　治療は？　外用　内服

エトレチナート内服が著効する．しかし，催奇形性を有するので，提示例のような妊娠可能期の患者への処方には注意を要する．一般的には対症的にステロイド外用療法を行う．最近，シクロスポリン内服や活性型ビタミン D_3 外用療法が有効との報告がある．

▶ 6　患者説明は？

小児期から発症する常染色体優性遺伝の角化異常症である．細胞内カルシウムポンプをコードする *ATP2A2* 遺伝子の変異が原因である．これに対し，家族性慢性良性天疱瘡は *ATP2C1* 遺伝子の変異により生ずる．患者には，上記の点を理解させる．また，掌蹠の角化，爪甲変形，舌の絨毛化，食道壁肥厚，さらに約 1 割に精神障害をきたすため，その精査を行う．

▶ 7　専門医へのコンサルトのコツ

本症は，遺伝性疾患であるため確定診断ののち，患者に疾患概念を十分理解させることが重要となる．また，前述のごとく，消化器や中枢神経の精査が必要となるため，総合病院の皮膚科に紹介するとよい．

TIPS!

- 皮疹は，胸背中央，前額，被髪頭部などの脂漏部位に好発する粟粒大程度の，暗褐色調の角化性丘疹．
- 遺伝性疾患であり，合併症の精査が重要．
- エトレチナート内服が著効するが，催奇形性を有するので，投与の際は要注意．

Advanced Study

Darier 病と家族性慢性良性天疱瘡
familial benign chronic phemphigus（Hailey-Hailey 病）

最近の分子生物学の発達により，これまで謎とされてきた皮膚疾患の原因が次第に明らかになってきた．その 1 つとして一見，全く別の疾患のごとき名前をもつ家族性慢性良性天疱瘡は Darier 病と類似した疾患であることも明らかとなった．家族性慢性良性天疱瘡は項部，腋窩部，鼠径部，陰股部などの間擦部において，紅斑上に小水疱が多発し痂皮や小膿疱，色素沈着を伴う疾患である．病理所見では家族性慢性良性天疱瘡でも，表皮細胞の棘融解による裂隙形成と絨毛の形成がみられる．また異常角化細胞や，顆粒体がみられるが，Darier 病と異なり円形体はみられない．

突然生じた顔面の陥凹性病変

頻　度 ★★★
緊急度 ★★★

深在性エリテマトーデス

こんな患者がアナタの前に！

59歳，女性．9か月前より右頬部が次第に陥凹してきたことに気が付いた．自覚症状は特にない．当初は気にしていなかったが，次第に陥凹が深くなってきたため来院した．ほかに全身症状はない．

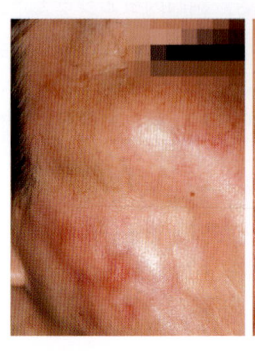

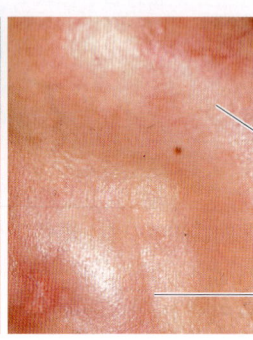

皮疹の特徴
- 皮膚正常色の陥凹する局面
- 表面に光沢を有する

診療プロセス

▶1 **患者から聴取すべきことは？**

先行病変（発赤や腫脹感など）の有無．全身症状（関節痛や発熱，倦怠感）の有無．感染症既往の有無．服薬歴．

▶2 **この症例をどう解釈する？**

提示例では表面の変化がなく，周囲皮面より軽度陥凹する特徴的な臨床所見を呈している．深在性エリテマトーデスは，皮下脂肪組織を病変の主座とするエリテマトーデスの皮疹であり，lupus panniculitis ともよばれる．皮疹は頬部に最も多く，次いで上腕伸側部，背部，臀部，大腿部である．頬部に生じた例では，罹患部位が陥凹してしまい，左右非対称の顔貌となるため，患者にとって整容面で大きな負担となることが多い．本症は，円板状エリテマトーデスとは異なり皮疹存在部位が露光部か否かはあまり関係がない．また，非定型的外観を呈する例も多く，特に女性の胸部に生じた結節性病変は乳癌を疑わせる場合もある．

▶3 **検査は？**　血液検査　皮膚生検

概ね皮膚限局型のエリテマトーデスであるが，時に全身性エリテマトーデス患者に

みられることがあるので，それに準じた精査を行う．皮膚生検による病理診断が必須である．真皮深層から皮下脂肪組織における血管周囲および付属器周囲の炎症細胞浸潤が基本である．

▶ **4　鑑別診断は？**

円板状エリテマトーデス（→40頁），限局性強皮症，Weber-Christian 病，皮下型サルコイドーシス，悪性リンパ腫など．

▶ **5　治療は？** 内服

外用療法は無効であり，最初からステロイドや免疫抑制薬，DDS 内服を行う．頬部に好発することから，患者の QOL を著しく低下させる．進行すると硬い陥凹病変となり，そうなると不可逆性病変となってしまうので，できるだけ早期に治療開始することが望ましい．

▶ **6　患者説明は？**

全身性エリテマトーデスへの移行の有無の定期的なチェックが必要なことを患者に理解させる．病勢が落ち着いたあとに皮膚陥凹を残してしまうことが多く，整容上大きな問題となる．このような場合は形成外科的治療も考慮する．このほか，女性では皮疹によるストレスを回避するために，カバーマークなどを用いたメークアップの工夫も考慮したい．本症は最終的に硬化性陥凹性病変になることから，ボリューム感が感じられるようなメークアップを行う．

▶ **7　専門医へのコンサルトのコツ**

他疾患との鑑別が難しいので，遠慮なく皮膚科にコンサルトして差し支えない．紹介に先立ち，全身性エリテマトーデスの有無を調べておくと診断に有用である．

TIPS!

- 頬部に好発する硬化性局面．
- 皮膚限局型エリテマトーデスであることが多く，生命予後は比較的良好．
- 外用療法は無効であり，ステロイド，免疫抑制薬，DDS 内服が適応．

Advanced Study　エリテマトーデスは病名？　皮疹名？

エリテマトーデスの診療において，しばしば混乱をきたすのは，皮疹名がそのまま病名として通用するところであろう．特に円板状疹はアメリカリウマチ協会の全身性エリテマトーデス分類基準案にも挙げられていることから，皮膚科と他科医師との間で混乱の原因となる．混乱を避けるためには，土田が提唱する皮疹名と診断名を分け，それぞれを別の座標軸においた二次元的にとらえる方法が有用である[*]．

*参考文献　土田哲也，他：エリテマトーデスの診断と皮疹名．皮膚臨床 32：1139-1149, 1990

思春期女子の腹部に生じた白色丘疹

頻　度 ★★
緊急度 ★

光沢苔癬

こんな患者がアナタの前に！

12歳，女児．4か月前に，腹部に自覚症状を伴わない光沢を有する小丘疹が多発しているのに気が付いた．ニキビみたいなものかと思い放置していたが，一向に改善傾向がないため来院した．皮疹以外の全身症状はない．

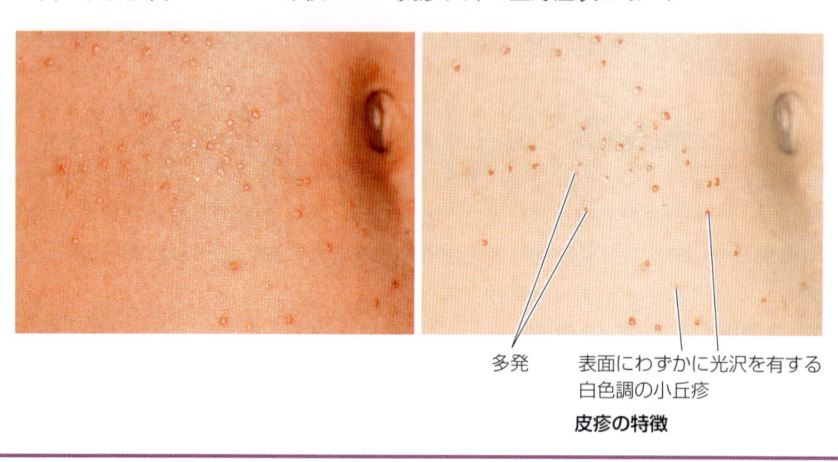

多発　　表面にわずかに光沢を有する白色調の小丘疹
皮疹の特徴

診療プロセス

▶1　患者から聴取すべきことは？

より正確な発症時期．先行する感染症の有無．服薬歴．生活歴．

▶2　この症例をどう解釈する？

光沢苔癬は皮膚科医以外に伝染性軟属腫や尋常性痤瘡と誤診されることが多い疾患である．本症では，表面に光沢を有する小丘疹が多発する．小丘疹は帽針頭大から米粒大までで，多角形から円形を呈し，扁平もしくは球状に隆起する．しばしば中央が陥凹する．時に帯状に配列する場合がある．陰茎・亀頭や腹部，前腕に好発する．

▶3　検査は？　皮膚生検

光沢苔癬は特徴的な病理所見をとるので，診断には皮膚生検が必要である．病変の首座は表皮直下の稠密な炎症細胞浸潤であり，周囲皮面より表皮が圧迫挙上されている．

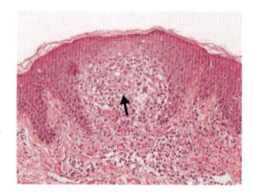

病理組織学的所見．矢印は表皮直下の炎症細胞浸潤

▶4　鑑別診断は？

伝染性軟属腫（→134頁），ウイルス性発疹症，棘状苔癬，毛孔性苔癬（→関連疾患），尖圭紅色苔癬，角性痤瘡など．

▶5　治療は？ 外用

自然治癒が期待できる疾患である．治療するのであればステロイド外用薬が用いられる場合が多い．

▶6　患者説明は？

整容的に気にする患者が多いが，自然治癒を期待できるため，過度に心配しないように説明する．外的刺激によって，皮疹が誘発されるいわゆる"ケブネル（Köbner）現象"がみられる場合があるので，むやみに掻破しないように指導する．

▶7　専門医へのコンサルトのコツ

病理所見が診断に重要なので，可能な限り無加療で紹介するのがよい．

TIPS!

- 陰茎・亀頭や腹部，前腕に光沢を有する小丘疹が多発．
- 原因は不明だが，自然治癒例も多い．
- 診断は病理所見によるので，無加療ですみやかに皮膚科医に紹介する．

Advanced Study

光沢苔癬と扁平苔癬との異同

本症の丘疹が癒合したとする報告があり，この場合，扁平苔癬との異同が問題となる．実際，本症と扁平苔癬との異同が論じられているが，本症では肉芽腫性変化を呈することもあることから独立疾患であるとする考えもある．わが国の皮膚科学は，ドイツからの記載皮膚科学で発展してきたため，皮膚に現れる表現型の異同から多数の疾患名が存在する．しかし，その後の分子生物学や細胞生物学の発達により，疾患の発症機序が明らかになると従来は別とされていた疾患の異同がさかんに論じられるようになった．この点も，皮膚疾患が他科医師に理解されにくい原因の1つであろう．

関連疾患

毛孔性苔癬

若年者，特に女性の上腕に後発する毛孔一致性の丘疹である．比較的ありふれた疾患であり，肥満と関係する．遺伝性が明らかである疾患であり，患者に付き添う両親にこの事実を告げると驚いて自分の腕をまじまじと見ることが多い．しかし本症は加齢により次第に軽快するため，残念ながら（？）そのときには既にきれいな皮膚に戻っている．

第 5 章

その他の所見,
症状がみられる疾患

その他の所見，症状がみられる疾患

粘膜のアフタ

Behçet 病（→ 222 頁）

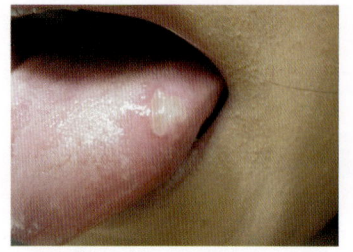

Behçet 病

脱毛

円形脱毛症（→ 208 頁）
剣創状強皮症（→ 210 頁）
全身性エリテマトーデス（→ 212 頁）

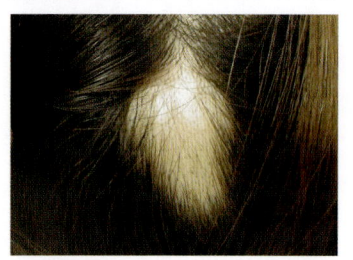

円形脱毛症

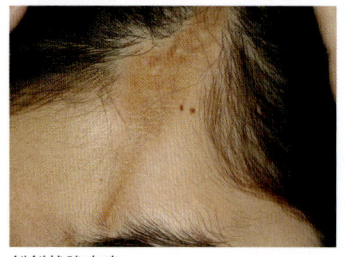

剣創状強皮症

爪病変

爪甲出血（→ 214 頁）
細菌性爪囲爪炎（瘭疽）（→ 216 頁）
陥入爪（→ 218 頁）
爪白癬と爪乾癬の合併（→ 220 頁）

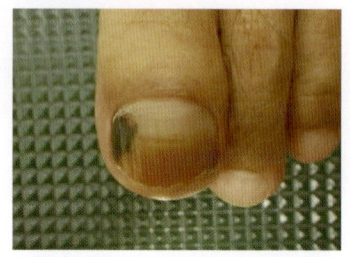

爪甲出血

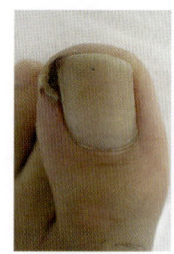

細菌性爪囲爪炎 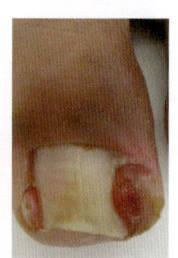　　陥入爪

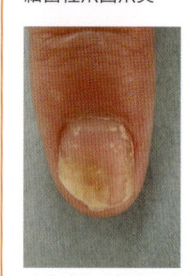

爪白癬と爪乾癬の合併

面皰

尋常性痤瘡（→第4章, 180頁）
Favre-Racouchot 症候群
（→ 224頁）
面皰母斑（→ 226頁）

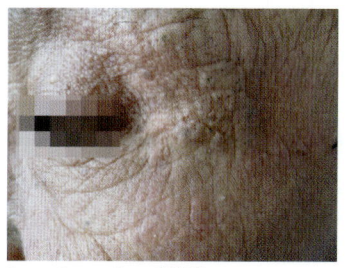

Favre-Racouchot 症候群

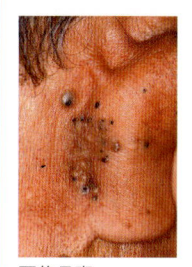

面皰母斑

足の皮剝け

足白癬（→ 228頁）

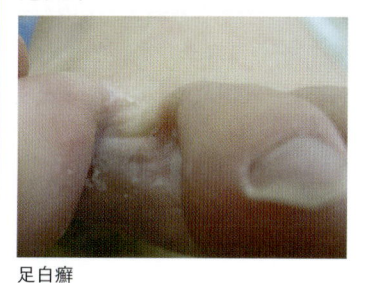

足白癬

痒み

皮膚瘙痒症（→ 202頁）
疥癬（→ 204頁）
皮脂欠乏性皮膚炎（→ 206頁）

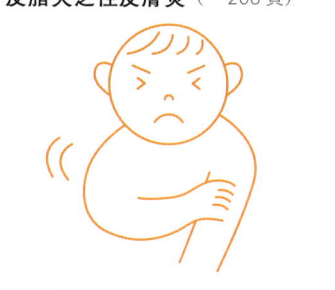

5 その他の所見，症状がみられる疾患

診断へのアプローチ

本章では，これまでに記載していない皮疹について解説する．

水疱

透明な内容物をもつことで内容が透見される隆起性発疹である．帯状疱疹など，直径が1cm程度以下の水疱を特に小水疱とよぶ．ウイルス性の場合，中央に臍窩を有する場合があり，診断の手がかりとなる．また，小水疱は経過とともに好中球の水疱内浸潤により膿疱化する場合がある．水疱内が血性のものを特に血疱とよぶ．

びらん

皮膚欠損において，欠損部が表皮内に留まる状態をさす．病理組織学的には表皮の有棘層までの欠損であり，基底細胞は正常である．このため原則として跡形もなく治癒する．なお，口腔粘膜は角層を欠くためびらんを生じやすい．

潰瘍

皮膚欠損が真皮もしくはそれより深層に及ぶ状態である．

亀裂

線状に走る皮膚欠損．俗にいうひび割れである．角質層の厚い手掌・足底にみられることが多い．

苔癬化

皮野形成が著明になった状態である．慢性の皮膚炎が持続した場合にみられる皮疹であり，アトピー性皮膚炎患者の肘窩部などで高率にみられる．皮膚疾患では病名に"苔癬"とつくものがあるが，それぞれで意味が異なるため混同してはならない．

疱疹

小水疱もしくは小膿疱が多発し，群生した状態をいう．

面皰

毛包が皮脂により栓塞された状態である．当初は白色（白色面皰；いわゆる白ニキビ）であるが，次第に皮脂が酸化されて黒色（黒色面皰；いわゆる黒ニキビ）となることが多い．

紅皮症

全身の皮膚が潮紅した状態である．湿疹や乾癬，皮膚リンパ腫など原因疾患はさまざまであるが，それらが重症化した場合の最終像といえる．すみやかな原因精査と全身管理を含めた治療が求められる．

硬化

皮膚が硬く触れる状態である．主に真皮の膠原線維や細胞外基質の増生による．表面に光沢を伴う場合も多い．

乾皮症

皮脂欠乏状態などにより皮膚が乾燥し粗糙化した状態である．通常表面に膜様鱗屑を付着する．

粃糠疹

細かい鱗屑が付着した状態である．小児の顔面にみられる白色調の粃糠疹は俗に"ハタケ"とよばれる．

瘙痒

皮膚疾患でも最も一般的な主訴であり，湿疹・皮膚炎群を疑う根拠となる．皮疹が全くみられない場合，皮膚瘙痒症とよぶ．

その他の湿疹・皮膚炎群においては，それぞれ皮疹の形態をアセスメントし，鑑別を行う．

また，高齢者において全身に丘疹や鱗屑が多発する場合，疥癬などの寄生性疾患も考える必要がある．

脱毛

完全脱毛斑か否か，そして脱毛斑の分布をみることで鑑別を行う．円形脱毛症は完全脱毛斑が多発することが多いが，全身性エリテマトーデスではびまん性脱毛に，また剣創状強皮症では線状の硬化性脱毛斑がみられる．

爪疾患

高頻度にみられ，特徴的な臨床像を呈する．変化のある部位が，爪甲，爪床，爪郭などの，どの部位なのかを把握し鑑別にあたる．

爪甲変化の場合，扁平苔癬や乾癬，爪白癬は臨床上のみでは鑑別困難な場合が多く，真菌検査を行う必要がある．

口腔粘膜

アフタなどの病変がみられる．真菌症や口内炎とともに Behçet 病を考えなければならない．

足趾の鱗屑

頻度の高い足白癬のほか，異汗性湿疹や凍瘡などを鑑別する必要がある．この場合も真菌検査が必須となる．

　時に，臨床症状から診断が全くつかない症例にも遭遇する．この場合，病理診断を行うが，皮膚生検を行う部位も十分に検討する必要がある．たとえば環状紅斑であれば，中心部ではなく辺縁部から組織を採取しなければ，活動期の病変を観察することができず診断には至らない場合がある．また，紅斑や紫斑であっても，浸潤を触れる部位を採取しなければ，典型的な病理所見が得られない場合も多い．
　病変が多数の皮疹で構成される場合，どの皮疹が診断に有用であるのか推測できないこともあるため，この場合は複数の皮疹部位から生検を行う必要がある．
　リンパ腫を疑う際には，通常の病理診断だけではなく，遺伝子診断を行う必要があるため，当初より大きく試料を採取しておく必要がある．
　病理診断書が戻ってきた際は，報告を読むだけではなく，実際の標本も必ず観察する．これにより初めて，患者の病変部位で観察した皮膚症状の病理学的背景が理解できることとなり，これを繰り返し実践することが，皮膚疾患診断能力の涵養につながる．

薬疹の診断

　その他の所見とはちょっと意味合いが異なるが，薬疹はジェネラリストにとって重要な皮膚疾患であり，単に被疑薬を推定するのみではなく，可能であれば同定する試みは行いたいものである．

　内科領域でよく行われる薬剤誘発性リンパ球刺激試験（DLST）は被疑薬絞り込みに有用である．DLSTとは薬剤アレルギーの *in vitro* の検査法であり，非侵襲的に行うことが可能である．具体的には，患者由来の末梢血リンパ球を培養し，薬剤添加によりT細胞が抗原特異的に増殖するか否かをDNA合成の増加を指標として検査する．陽性の場合には，薬剤の関与の可能性が推定できるが，本法は感度が低いため陰性であっても薬疹を否定することはできない．たとえばプロドラッグのように薬剤そのものではなくその代謝産物が薬効を呈している場合には当然陰性となる．

　薬疹同定において最も信頼性の高い方法は再投与試験である．患者からは，原則入院による本検査施行の同意を得る．検査すべき薬剤が多い場合には，最も可能性の高い薬剤から始めるか，可能性の低い薬剤から始めるかをあらかじめ患者と相談して決める必要がある．

　薬疹にはⅠ型アレルギー反応とⅣ型アレルギー反応の両者が関与し，検査法が異なる．どちらの場合も，不測の事態に備え血管確保を行い，医師の監視下で行う．

・Ⅰ型アレルギー

　被疑薬を常用量の1/100〜1/50投与し，皮疹再発の有無を確認する．概ね投与後3時間まで観察し，皮疹再発がみられなければ増量し，同様の検査を続ける．なお，アスピリン不耐症は即時型アレルギーと異なる機序が推定されており，初期投与量を常用量の1/10〜1/5として同様に行えばよい．

・Ⅳ型アレルギー

　即時型アレルギーに比較し，より多量の薬剤で誘発されることが多い．このため，被疑薬を常用量の1/20〜1/5投与し，皮疹再発の有無を確認する．概ね投与翌朝まで観察し，皮疹再発がみられなければ増量する．症例によっては，皮疹再発までに常用量を数日間にわたって投与が必要となる場合もある．

皮疹がないのに全身の強い瘙痒を訴える患者

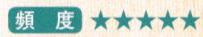

頻　度 ★★★★★
緊急度 ★

皮膚瘙痒症

こんな患者がアナタの前に！

68歳，男性．半年前より全身に何となく痒みがある．知人の勧めで，市販のアロエ軟膏などを使用したが一向に改善しない．内科を受診したところ，抗ヒスタミン外用薬を処方されたが，外用時には一時的に瘙痒が改善するものの完治しない．家人からは「皮膚には異常がないから，気のせいではないか」と言われ悩んでいるため来院した．

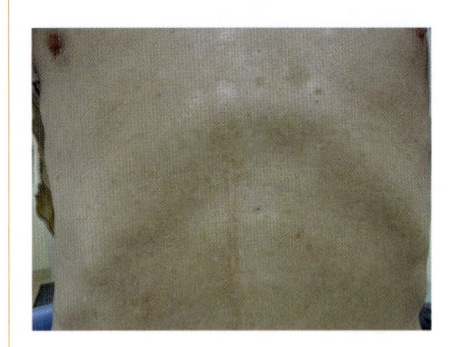

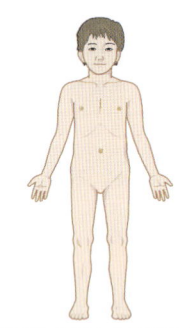

表面に明らかな皮疹なし
皮疹の特徴

診療プロセス

▶1　患者から聴取すべきことは？

瘙痒の訴え．掻破行動などにより生ずる二次的な皮疹以外の，他疾患でみられる皮疹の有無．基礎疾患の有無．服薬歴．

▶2　この症例をどう解釈する？

「痒み」は，皮膚科受診患者の主訴のなかでも非常に多いものである．しかし，湿疹・皮膚炎群以外の疾患でも少なからず生ずることから，診療を進めていくうえできわめて重要な臨床所見である．瘙痒の原因はさまざまであり，皮膚科医は病歴聴取とともに，皮疹を分析して診断治療にあたる．本症は，瘙痒の訴えを有するものの，いかなる皮膚症状もみられない疾患であり，あくまで患者の訴えが診断の根拠の大部分を占める．重要な点は，湿疹・皮膚炎群や蕁麻疹などでみられる皮疹を十分に理解し，それらがないことを見極めることである．

▶3　検査は？　VAS

　治療効果を判定するため，瘙痒の程度を把握すべきである．一般的に臨床で用いられるのは VAS（Visual Analogue Scale）を用いた自己評価法である．最大の痒みを10，なしを 0 として，痒みの程度を診察ごとに口頭で確認する方法をとると簡便である．さらに，基礎疾患が疑われる場合にはその精査を行う．

▶4　鑑別診断は？

　皮脂欠乏性皮膚炎（→ 206 頁），蕁麻疹（→ 20 頁），疥癬（→ 204 頁）．

▶5　治療は？　内服　外用　光線

　基礎疾患（→ Advanced Study）の有無により治療方針を考える．軽微な皮脂欠乏症は肝・腎・代謝性疾患患者に広くみられることから，保湿は必須である．具体的には保険診療で使用可能なヘパリン類似物質含有軟膏（ヒルドイド®ソフト軟膏）や尿素軟膏，白色ワセリンなどの外用である．内服療法としては，抗アレルギー薬を用いる．また，近年血液透析患者の瘙痒に対し，ナルフラフィン塩酸塩（レミッチ®）の有用性が知られている．掻破行動などにより二次的に生じた湿疹には，ステロイド外用薬を用いる．

▶6　患者説明は？

　保湿などのスキンケアの重要性を理解させ，正しく実践する方法を伝授する．また，居住空間の湿度や入浴温度，時間など生活環境の整備の重要性を理解させる．瘙痒は他人にはわからない不快な感覚であることを家族に理解させ，患者支援を促す．

▶7　専門医へのコンサルトのコツ

　①皮膚瘙痒症の診断に迷うとき，②患者に対して保湿剤およびステロイド外用薬の使用法を十分教育できないとき，③一般的治療を行っても瘙痒が改善せず，光線（紫外線）療法などの皮膚科医が精通する治療法を試みるときに積極的に紹介する．

TIPS!

- 瘙痒の訴えがあるが，原則皮疹を欠く疾患．時に，掻破行動などにより生ずる二次的な皮疹を有する．
- 全身に瘙痒が生ずる"汎発性皮膚瘙痒症"と，外陰部や肛囲など一部に限局して瘙痒が生ずる"限局性皮膚瘙痒症"が存在する．

Advanced Study　汎発性皮膚瘙痒症の基礎疾患は？

　腎疾患（透析患者を含む），肝疾患（胆汁うっ滞性肝疾患など），悪性腫瘍（悪性リンパ腫など），神経疾患（脳血管障害など），代謝疾患（特に糖尿病），薬剤性（モルヒネなど）や妊娠，心因性など．

高齢者に生じた夜間の強い瘙痒を伴う鱗屑

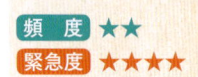

頻　度 ★★
緊急度 ★★★★

疥癬

こんな患者がアナタの前に！

　78歳，女性．3か月前より全身に瘙痒を自覚．近医を受診し，湿疹としてステロイド軟膏を処方されたが，皮疹はさらに増悪した．再度同医を受診し，抗ヒスタミン薬内服を追加されたが，改善はみられなかった．なお，患者はショートステイを利用しており，同施設を利用している他の3人にも同様の症状がみられるとのことである．痒みは特に夜間に強く，不眠も続いている．とにかく瘙痒を改善してほしいと来院した．

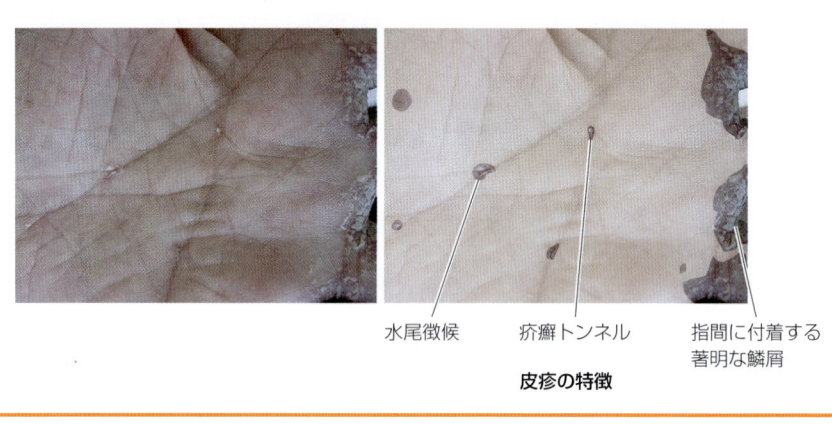

水尾徴候　　疥癬トンネル　　指間に付着する著明な鱗屑
皮疹の特徴

診療プロセス

▶1　患者から聴取すべきことは？
　同施設利用者との接触歴，生活歴．入浴頻度．瘙痒部位．

▶2　この症例をどう解釈する？
　デイサービスを利用している高齢者の強い瘙痒を伴う皮疹である．集団生活を送っていること，同様の症状が他人にも出ていることから，伝染性の疾患を考えなければならない．本症はヒトを固有宿主とするヒトヒゼンダニによる感染症である．角層に寄生してトンネルを作り，メスは産卵する．指間や外陰部など，皮膚の軟らかい部分に粟粒大の紅色丘疹や漿液性丘疹が多発し，次第に小水疱や小膿疱が多発する．疥癬トンネルや水尾徴候（→スキルアップ）などの特徴的所見を呈する．また，外陰部に丘疹が多発する場合には本症を疑う．手掌や陰部，爪の臨床所見を十分に観察したうえ

で，KOH 法を行い，診断を確定する．
▶3 検査は？ ダーモスコピー KOH

2 に挙げた臨床症状を確認したのち，同部の膿疱や鱗屑を試料とした KOH 法による直接検鏡を行い，虫体や虫卵を確認することで診断する．また，ダーモスコピーが診断にきわめて有用である．肉眼そしてダーモスコピーで疥癬トンネルや水尾徴候を確認する．

▶4 鑑別診断は？

慢性湿疹，多形慢性痒疹など．

▶5 治療は？ 内服 外用

理論的には疥癬虫は角層に生息するため，角層を除去する方向で治療するとよい．物理的に角層を除去する"垢すり"は有効であるが，施術者が感染しないように注意したい．近年，イベルメクチン内服の有用性が明らかとなり，治療効果は高い．必要量を1週ごとに2回投与することで，概ね治癒することが多い．外用薬としてはクロタミトン軟膏が用いられる．疥癬虫は高熱処理で死滅するので，衣服などは適切な処理を行う．また免疫不全患者には鱗屑が蠣殻状に厚く堆積する ノルウェー疥癬 が発生する．きわめて感染力が強く，隔離して治療する必要がある．

▶6 患者説明は？ うつる

集団感染が問題となる．患者にはもちろんであるが，医療従事者や家族にも注意を促すべきである．

▶7 専門医へのコンサルトのコツ

KOH 法やダーモスコピーで確定診断が可能なため，躊躇なく紹介してよい．ただし，感染力が強いため皮膚科クリニックに紹介する際，隔離が必要な場合もあり，だしぬけに紹介するよりは，事前に連絡をするなどの心遣いがあるとよい．

TIPS!

- 集団生活を送る高齢者に好発．
- 必ず KOH 法による直接検鏡およびダーモスコピーによる観察を行う．
- 近年，優れた内服薬が発売されたので治療は格段に楽になった．しかし，医療従事者を含めた感染拡大防止に努めるべき．

スキルアップ

水尾徴候とは？

疥癬トンネルと並んで診断的価値の高い所見である．主に手掌にみられ，鱗屑（皮膚の皮）の裾野が広がるようにみえる現象である．水鳥が水面を進むとき，後方に現れる水尾に似ている．水鳥にあたるところに黒色点がみられるが，これは虫体ではなく，疥癬の糞である．

高齢者に生じた夜間の強い瘙痒を伴う鱗屑

全身に強い瘙痒を有する乾燥肌

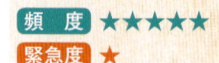

頻　度 ★★★★★
緊急度 ★

皮脂欠乏性皮膚炎

こんな患者がアナタの前に！

88歳，男性．脳血管障害を患ったのち，介護老人保健施設に入所している．全身の皮膚からフケのようなものが多数みられるため往診依頼により診察した．軽度の瘙痒の訴えがある．

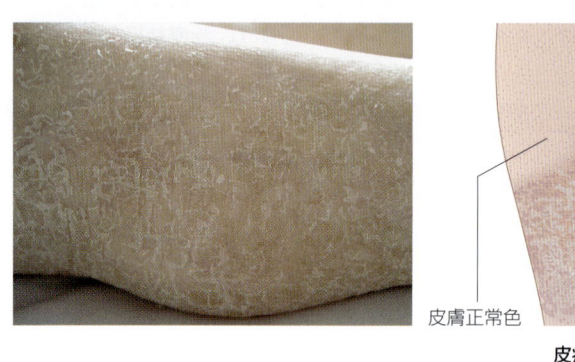

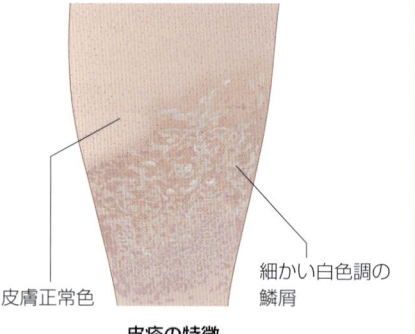

皮膚正常色
細かい白色調の鱗屑

皮疹の特徴

診療プロセス

▶1　患者から聴取すべきことは？

入浴状況．生活環境．服薬歴．保湿薬使用の有無．

▶2　この症例をどう解釈する？

全身に小型の鱗屑が多数付着しており，皮膚表面の皮脂膜が欠如している状態である．高齢者の皮膚においては，表皮の菲薄化と表皮突起の平坦化，真皮乳頭層の毛細血管係蹄の消失が観察される．この変化は，高齢者では軽微な外力により，容易に表皮剝離が起こる事実からも推察できる．また，皮脂分泌の減少，セラミドや天然保湿因子の減少が起こることにより，いわゆるドライスキンの状態に陥り，バリア機能が低下する．

▶3　検査は？　VAS

臨床症状から診断可能である．治療効果を判定する目的で，瘙痒の程度を把握しておくべきである．一般的に臨床現場で用いられるのはVAS（Visual Analogue Scale）を用いた自己評価法である（→203頁）．また，乾燥環境下で生活していないかを確認する．

室内の湿度を60%程度に保ちたい．

▶ **4　鑑別診断は？**

慢性湿疹，多形慢性痒疹（→ 25 頁），疥癬（→ 204 頁）．

▶ **5　治療は？** 外用

適切な保湿薬を外用する．具体的には，保険診療で使用可能なヘパリン類似物質含有軟膏（ヒルドイド®ソフト軟膏）や尿素軟膏，白色ワセリンなどを用いる．また，瘙痒を有する場合にはステロイド外用薬を併用する．外用アドヒアランスが悪い場合には，両者を混合処方するのもよい．このほか，OTC 保湿薬として，セラミド含有外用薬も市販されており，理論に沿った外用薬といえる．ただし，保険適用がないためコストがかかる．また，米糠などを用いた入浴剤は，誰しも日常的に行う入浴という行為により保湿効果が得られるためきわめて手軽であり患者の負担も少なくて済む．しかし，保険適用がないためコストがかかる．また，保湿用入浴剤を用いた入浴では滑りやすいため，転倒事故などに十分注意すべきである．

▶ **6　患者説明は？**

高齢者では，生理的にドライスキンになりやすいことを理解させ，保湿方法を指導する．また，居住空間の湿度や入浴時間，温度など生活環境の整備の重要性を理解させる．瘙痒は他人にはわからない不快な感覚であることを家族に認識させ，患者支援を促す．

▶ **7　専門医へのコンサルトのコツ**

①鑑別診断に迷うとき，②保湿薬およびステロイド外用薬の使用法を患者に十分教育できないときなど，皮膚科医の助言が必要な際に，積極的に紹介する．

TIPS!

- 高齢者は，いわゆるドライスキンになりやすい．
- 瘙痒がなくとも，日頃からの保湿薬塗布はスキンケアの一環として励行すべき．
- ヘパリン類似物質含有軟膏などが有用．

Advanced Study

皮膚の老化

皮脂欠乏症は表皮の変化であるが，真皮の老化には，①生理的老化（chronological ageing）と②光老化（photoaging）の2つのメカニズムが存在する．①では，真皮は全体として萎縮し，コラーゲンおよび細胞外基質のプロテオグリカンも減少する．また，弾性線維も減少もしくは変性する．一方，②ではコラーゲンの変性，血管壁の肥厚，プロテオグリカンの増加や弾性線維の増加，不規則な斑状沈着，軽度の血管周囲性の炎症細胞浸潤がみられる．また，ヒアルロン酸などの細胞外基質も減少する．細胞レベルにおいても，線維芽細胞を培養した場合，高齢者由来では増殖能が低下する．

突然生じた脱毛斑

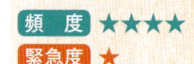

頻　度 ★★★★
緊急度 ★

円形脱毛症

こんな患者がアナタの前に！

35歳，男性．4か月前より後頭部に脱毛斑があることに気が付いた．特に気にせず放置していたところ，次第に拡大したため来院した．患者は円形脱毛症を心配している．

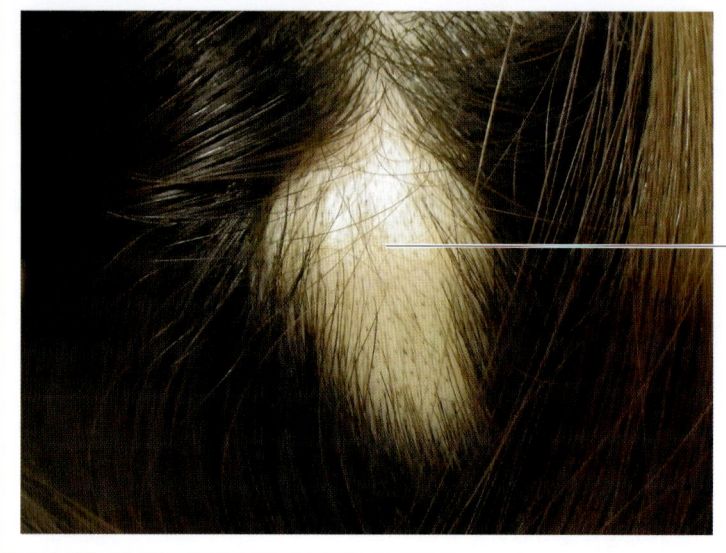

境界明瞭な完全脱毛斑

診療プロセス

▶1　患者から聴取すべきことは？

先行病変，家族内同症，アトピー性疾患合併，精神的ストレスの有無．治療の既往．

▶2　この症例をどう解釈する？

特に誘因なく楕円形の脱毛斑が生じている．皮疹中央部は完全脱毛斑となっており，臨床症状から診断できる．周囲の毛髪を引っ張り，易脱毛性の有無を確認するとともに，脱毛斑内の短い切れ毛，根元が細くなるいわゆる感嘆符毛，塊状萎縮毛（黒点としてみられる）を確認する．孤立性脱毛斑がみられる通常型に加え，全頭脱毛症や，眉毛・陰毛などを含めて全身の毛が脱落する汎発性脱毛症などの病型がある．

▶ 3 　検査は？ 　臨床所見

　ほとんどの場合，臨床所見で診断可能であるため，臨床検査を要する症例は少ない．しかし，時に橋本病などの甲状腺疾患や SLE などの膠原病を合併することがあるので，症例によっては精査する．

▶ 4 　鑑別診断は？

　男性型脱毛症，機械性脱毛症，抜毛症(→関連疾患)，先天性脱毛症，瘢痕性脱毛症など．

▶ 5 　治療は？ 　内服　外用　光線

　ステロイド外用，ミノキシジルなどの育毛剤，グリチルリチンやセファランチンなどの内服療法，光線（紫外線）療法，局所免疫療法，凍結療法など．重症例にはステロイド内服療法や，パルス療法が行われることもある．

▶ 6 　患者説明は？

　通常型は自然治癒が多いことを理解させる．ただし，現在では光線（紫外線）療法など有効な治療法が存在するので，整容面を考え，積極的な治療を勧める．また，全頭脱毛症や汎発性脱毛症では，難治例が多く再発もあることを理解させる．

▶ 7 　専門医へのコンサルトのコツ

　本症は，アトピー性皮膚炎に合併する場合がある．そもそも，円形脱毛症の原因としてアトピー素因が指摘されている．アトピー性皮膚炎の治療がうまくいっていない場合や，一度も皮膚科医の診察を受けていない場合には，積極的に紹介するとよい．光線（紫外線）療法や凍結療法など専門的治療を要する場合が多いので，積極的に行っている皮膚科医に紹介する．特に 308 nm の波長を用いたエキシマライトの有用性が高いため，照射設備がある施設へ紹介する．

TIPS!

- 臨床所見から診断は比較的容易だが，時に自己免疫疾患を有する例があることに注意．
- 治療はステロイド外用療法などが選択されるが，局所免疫療法や光線（紫外線）療法が有用な場合がある．
- 自然治癒傾向があるが，全頭脱毛症や汎発性脱毛症では難治であり，再発もみられる．

関連疾患　抜毛症

　自ら衝動的に抜毛することにより生ずる脱毛斑．学童期に多く，精神的要因が大きい．家庭や学校での精神的ストレスなどが背景に存在する．脱毛斑は形が不整形で境界不明瞭な不完全脱毛斑であることが多い．家庭環境が原因と思われる場合，両親が同席していると，自らの抜毛を認めないことが多い．診察方法に工夫を要する．時に抜いた毛を食べることもある．

頭部に生じた線状の脱毛斑

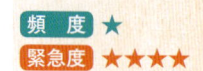

頻　度 ★
緊急度 ★★★★

剣創状強皮症

こんな患者がアナタの前に！

　34歳，女性．1年前より脱毛を主訴に近医を受診し治療を受けていた．行きつけの美容師から，脱毛斑が線状に並んでいることを指摘され，心配になり来院した．自覚症状は特にない．

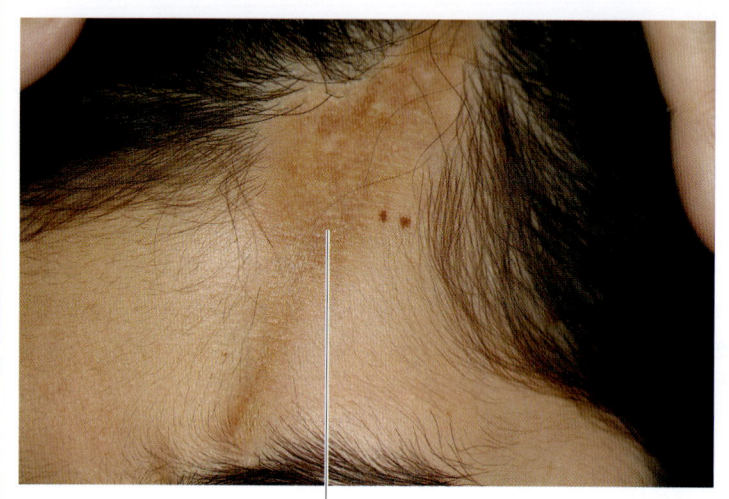

皮膚正常色，帯状を呈する硬化性局面

診療プロセス

▶1　患者から聴取すべきことは？

　他部位の同様皮疹の有無．服薬歴．てんかんなど中枢神経症状の有無．

▶2　この症例をどう解釈する？

　本症は，前額から頭部に生ずる，線状強皮症の特殊型である．文字どおり剣で切られたように見えるためにこの病名がつけられた．被髪頭部に及ぶと比較的境界明瞭な脱毛斑となるため，誤診されやすい．顔面・頭頸部の正中に好発し，帯状で表面に光沢を伴う硬化局面がみられる．多くの症例で，皮疹部は周囲皮面より陥凹する．被髪頭部に生じると比較的境界明瞭な脱毛斑となる．被髪頭部から前額部，時に顔面にかけて，線状で表面に光沢を有する，周囲皮面より軽度に陥凹した硬化局面がみられ

る．硬化局面は若干の褐色調を呈する場合もある．また，早期病変の場合は陥凹が明らかでなく，浸潤の強い局面としてみられることもある．

▶3 　検査は？　　血液検査　皮膚生検

　全身性強皮症に準じた精査が推奨される．しかし，本症は皮膚限局型強皮症であり，全身性強皮症にみられるようなRaynaud現象や逆流性食道炎，肺線維症といった内臓病変はみられない場合がほとんどである．しかし，てんかんなどの神経症状を伴う場合があるため，本症と診断した場合には脳波検査を行う必要がある．また，確定診断のために皮膚生検を行う．病理所見では，真皮膠原線維の膨化，均質化がみられる．

▶4 　鑑別診断は？

　円形脱毛症（→208頁），frontal fibrosing alopecia（→関連疾患），瘢痕性脱毛症，脂腺母斑など．

▶5 　治療は？　　外用　光線　外科切除

　ステロイドや免疫抑制薬外用，もしくは全身投与を行う．また，光線（紫外線）療法も有用である．症例によっては，外科切除を行う場合もある．

▶6 　患者説明は？

　生命予後は良好であるが，整容的な観点から，患者のQOLを低下させる場合も多い．可能な限り早期に治療を始めるべきである．また，全身性強皮症に移行する可能性は少ないが注意を促しておく．

▶7 　専門医へのコンサルトのコツ

　病理所見が診断に重要なため，早急に皮膚科医にコンサルトする．また，光線（紫外線）療法は安全に行える治療であることから，紫外線照射機器をもつ施設に紹介するとよい．

TIPS!

- 限局性強皮症において，線状強皮症が頭部および前額部に出現したもの．被髪頭部に及ぶと比較的境界明瞭な脱毛斑となる．
- 病理所見において，真皮膠原線維の膨化・均質化を確認．
- 皮疹に対しては，ステロイドや免疫抑制薬外用，光線（紫外線）療法が有用．

関連疾患

frontal fibrosing alopecia

　前額部と側頭部の生え際に生ずる瘢痕性脱毛斑．閉経後の女性に多くみられるが，男性にも生ずる．脱毛斑に毛包はみられない．治療は，初期でまだ毛包が瘢痕化していない時期であればステロイド局所注射の有効性が知られているが，外用は無効であることが多い．しかし，末期になり毛包が完全に瘢痕化してしまうと，治癒は見込めないため，早期から本症を疑うことが重要である．

若い女性にみられる原因不明の脱毛

頻度 ★★★
緊急度 ★★★★

全身性エリテマトーデス
（systemic lupus erythematosus；SLE）

こんな患者がアナタの前に！

29歳，女性．半年前より次第に髪が薄くなり，抜け毛が目立つようになった．行きつけの美容院で育毛ローションの使用を勧められたが，使用していても明らかな効果はみられず徐々に脱毛範囲が拡大したため心配になり来院した．

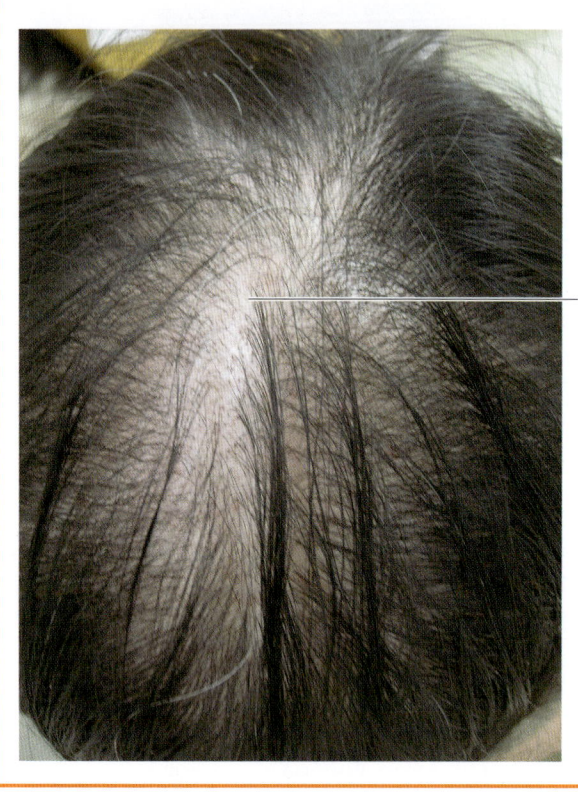

— 境界不明瞭なびまん性脱毛

診療プロセス

▶1 患者から聴取すべきことは？

全身症状（関節痛や発熱，倦怠感），感染症既往の有無．脱毛の程度（1日にどれくらい抜けるか）．服薬歴．シャンプーやリンスの使用状況．普段の髪型（きつく縛っているか）．

▶2 この症例をどう解釈する？

脱毛は皮膚疾患のなかでも比較的多くみられる訴えであるが，円形脱毛症や壮年性脱毛症，機械性脱毛症など頻度の高い疾患から順に鑑別していくことが重要である．また，頭皮に淡紅色調の紅斑がみられた際には梅毒性脱毛やSLEが疑われるため，要注意である．

▶3 検査は？ 血液検査 皮膚生検

びまん性脱毛の原因は多岐にわたるため，それぞれについてある程度鑑別したうえで，臨床検査を計画することが重要である．梅毒性脱毛や膠原病による脱毛に関しては，血液検査を行う．また，SLEに伴う脱毛に関しては，臨床所見から診断が困難な場合は皮膚生検を行い診断確定する．なお，時に全身症状もなく，脱毛のみから本症がみつかる場合もある．脱毛は本症の疾患活動性を反映する重要所見であり，疎かにしてはならない．このほかびまん性脱毛を呈する疾患として薬剤性脱毛や物理的な牽引による牽引性脱毛があるが，検査所見として有意なものはない．

▶4 鑑別診断は？

梅毒性脱毛，牽引性脱毛，壮年性脱毛，抜毛症（→209頁），円板状エリテマトーデス（→40頁），非定型的な円形脱毛症（→208頁）など．

▶5 治療は？ 内服

SLEと診断された場合，疾患活動性を評価し，他部位の皮疹の有無をチェックする．また，ループス腎炎など他臓器病変の有無を精査し，症状に応じてステロイドや免疫抑制薬を用いて治療する．

▶6 患者説明は？

脱毛のみが前面に出ている症例の場合，患者は病識に欠けることが多いため，全身精査の必要性を十分理解させる．そのうえで，脱毛自体に対してもステロイドなどを用いた治療が必要であることを説明する．

▶7 専門医へのコンサルトのコツ

びまん性脱毛は鑑別が難しいため，遠慮なく皮膚科医にコンサルトして差し支えない．紹介に先立ち，梅毒の有無を調べておくとその後の診断がスムーズである．提示例は若い女性であるが，壮年性脱毛と早合点して治療を開始してはならない．

TIPS!

- びまん性脱毛の場合，抜毛症，牽引性脱毛症とともに，梅毒性脱毛やSLEを想定することが重要．
- 頭皮の紅斑の有無は，診断的根拠となり，見逃してはならない．
- びまん性脱毛の診断は難しいことが多く，積極的に皮膚科医に紹介する．

足趾爪の黒色変化

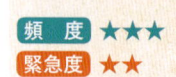

頻度 ★★★
緊急度 ★★

爪甲出血

こんな患者がアナタの前に！

35歳，男性．数か月前より左第1趾の爪甲が黒く変色しているのに気が付いた．自覚症状はなく，明らかな外傷はない．以前は，同部周辺にホクロのような皮疹はなかったと記憶している．黒色の皮疹は次第に拡大した．新聞記事で，爪にも悪性黒色腫が発生することを知り，心配になって来院した．

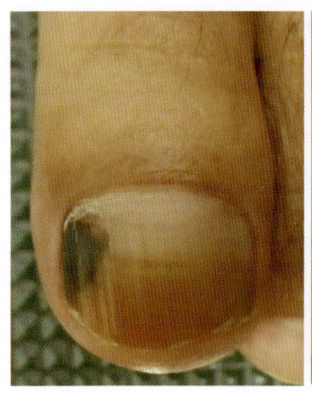

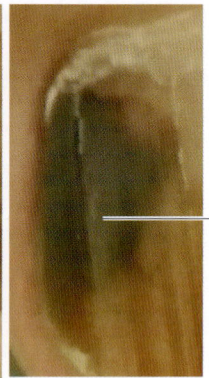

爪甲の黒色変化．比較的境界明瞭である

皮疹の特徴

診療プロセス

▶1 **患者から聴取すべきことは？**

先行病変，外傷ややけど，他の爪の変化，自覚症状の有無．職業歴．

▶2 **この症例をどう解釈する？**

爪甲出血は本人が気付かない程度の外傷によることが多いので，丁寧に問診を行うべきである．ただし，爪甲の伸長には時間がかかるので，出血が生じた際のエピソードを正確に記憶していない場合も多く注意が必要である．

▶3 **検査は？** ダーモスコピー 潜血反応 皮膚生検

爪甲の色素斑について，悪性黒色腫との鑑別を求める患者は少なくない．特に提示例のようにメディアで取り上げられた直後は来院する患者が激増する．まず，ダーモスコピーで丁寧に観察する．診断の精度は劣るがルーペを用いてもよい．黒色にみえても，拡大して観察すると比較的小型の暗黒赤色や暗黒褐色調を呈する点状色素斑が

みられ，出血を示唆することが多い．また，可能であれば尿検査試験紙を用い，出血の有無を確認するとよい．具体的には黒色部の爪甲を多少削り，水で湿らせた尿検査試験紙を潜血部分にやさしく擦りあて，色の変化を観察する．ただし，悪性黒色腫でも出血は起こりうるので，陽性だからといって確定診断に至るわけではないことに注意する．

▶ 4　鑑別診断は？

悪性黒色腫（→ 124 頁），Bowen 病（→ 160 頁），薬剤による爪変化など．

▶ 5　治療は？

診断が確定すれば放置してよい疾患である．爪甲の黒色から褐色の色素斑では，悪性黒色腫の臨床的特徴にあてはまらない場合（つまり良性の根拠がある場合）は，経過観察を選択することが多い．しかし，悪性黒色腫との鑑別が必要な場合は，皮膚生検もしくは治療をかねて全摘が必要となる．

▶ 6　患者説明は？

経過観察中は，患者自身が色素斑の形態はもちろん，その大きさ，新たな皮疹の出現の有無，自覚症状の有無を観察するように促す．最近では，スマートフォンなどでも高画質な写真記録ができるので，定期的に撮影させることにより，自らの変化を実感させられるようになった．

▶ 7　専門医へのコンサルトのコツ

患者が悪性黒色腫の可能性を心配している場合は早めに紹介したほうがよい．なお，患者の訴えを鵜呑みにするのは危険である．たとえば，足底の黒色斑で，時に「子どものとき鉛筆の芯を刺したために生じた」と主張する患者がいるが，実際は悪性黒色腫であったなど，訴えと診断が食い違う例は枚挙に暇がない．

TIPS!

- 問診により外傷の既往がないか確認．ただし患者の訴えを鵜呑みにしてはならない．
- ダーモスコピーやルーペで十分に観察．
- 尿検査試験紙による潜血反応の確認は診断の補助となるが絶対的なものではない．

診断力アップ　Hutchinson 徴候

爪甲の黒色病変の鑑別の際，診断に有用な所見である．悪性黒色腫は爪であっても特徴的所見を呈する．すなわち色調が不均一，境界不明瞭，色調の濃淡などの臨床像を呈するが，爪甲の場合は，爪郭部に対する黒褐色の染み出しがみられることがあり，診断的価値が高い．この所見を Hutchinson 徴候とよぶ．

足趾爪の黒色変化

爪周囲の痛みと腫脹

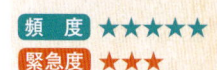

頻度 ★★★★★
緊急度 ★★★

細菌性爪囲爪炎（瘭疽）

こんな患者がアナタの前に！

33歳，男性．かなり前より左第1趾の爪の先端が食い込み，痛みがあり，自ら爪切りで深めに爪を切っていたという．症状は消失することなく，軽快増悪を繰り返していた．3日前より痛みが増強し，側爪郭が紅色となり腫脹してきた．今朝になって，歩くだけでも痛くなったため，手術を希望して来院した．

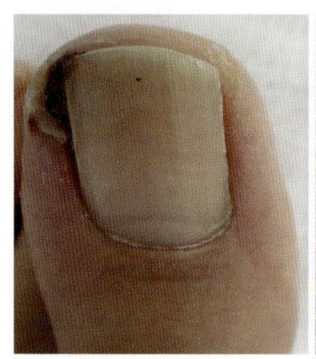

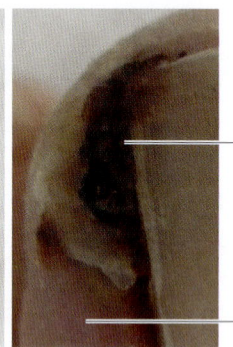

― 側爪郭部の痂皮
― 周囲の紅斑と腫脹

皮疹の特徴

診療プロセス

▶1 患者から聴取すべきことは？

日頃の爪の手入れ方法．普段履いている靴の種類．対側第1趾の症状の有無．市販薬使用の有無．

▶2 この症例をどう解釈する？

本疾患では安易に陥入爪と診断されがちであるが，提示例ではさほど爪甲は弯曲していない．むしろ，爪甲尖端内側縁が，側爪郭に食い込んでいるように見え，不適切な爪切りによって生じた細菌性爪囲爪炎であると推測できる．患者の意向は大切だが，まずは炎症を制御すべきであり，即手術の必要はない．

▶3 検査は？　細菌培養

臨床所見から細菌性爪囲爪炎の程度を把握したい．可能であれば，皮疹部から膿を採取し細菌培養を行う．また，炎症所見を確認するため，血算，CRPなどの血液検

査を行ってもよいが，高度の病変でなければ必須ではない．

▶4 鑑別診断は？

陥入爪（→218頁），爪白癬など．

▶5 治療は？ `爪甲部分除去` `内服` `外用`

このような症例では，対処方法は医師により若干異なり，正解はない．容易に行える治療としては，爪甲部分除去と抗菌薬内服・外用である．側爪郭部に爪甲が食い込んでいる場合には，その接触を断つことが第一の治療となる．局所麻酔は不要で，食い込んだ爪甲を丁寧に除去する（右写真は除去した爪片．その後急速に治癒した）．その後は，吸水性の抗菌薬含有軟膏とともに，一般的な抗菌薬内服を追加すれば治癒に導くことができる．

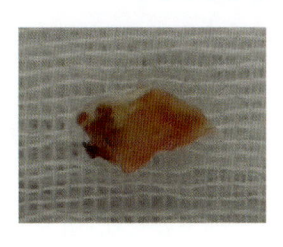

▶6 患者説明は？

爪甲の除去が有用であるが，決して患者自身が見よう見まねで日常的に行ってはならないことを理解させる．爪郭部に細菌感染が起こっているので，抗菌薬を確実に使用させる．実際の処置は石鹸を用いて十分に洗浄し，外用抗菌薬を貼付する．また，背景となる不適切な靴の使用を改善するため，靴と足の形をチェックするとよい．陥入爪に合併する場合，テーピングやコットン法（→スキルアップ）を教える．

▶7 専門医へのコンサルトのコツ

陥入爪を合併し外科手術が必要な場合や，生活指導に困る場合には皮膚科医に紹介するとよい．

TIPS!

- 不適切な靴の装用や，間違ったフットケアなどにより生ずる．増悪因子を見出し，指導する．
- 爪郭部に食い込んだ爪甲を一部除去し，接触を断つことが何よりの治療．そのうえで保清を心がける．
- 患者自らの深爪は厳禁．陥入爪防止のためのテーピングやコットン法を活用する．

スキルアップ　コットン法

陥入爪防止のために患者自身が家庭で手軽に行える予防法である．綿を爪甲の両側端に入るぐらいに丸め，爪楊枝でそれを爪の中に押し込み，爪甲を浮かせる方法である．さほど効果は高くないが自宅で容易に行える点が優れている．

爪周囲の痛みと腫脹

痛みを伴う食い込んだ爪

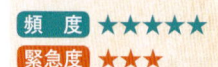

頻　度 ★★★★★
緊急度 ★★★

陥入爪

こんな患者がアナタの前に！

37歳，男性．3か月前より，爪が周囲に食い込んでいることに気付いた．痛くなったため，自ら爪切りで両側の爪を，いわゆる深爪のように切っていたところ次第に痛みが出現し，さらに紅色の隆起性皮疹が出現したため来院した．

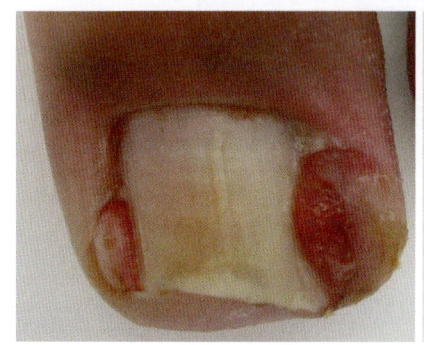

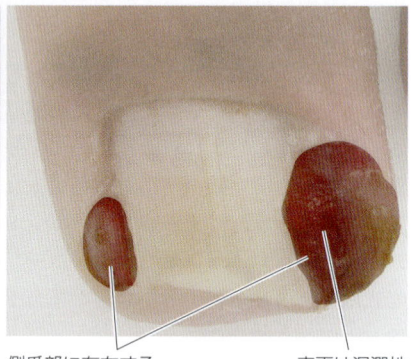

側爪部に存在する紅色調の結節　　表面は湿潤性
皮疹の特徴

診療プロセス

▶1　患者から聴取すべきことは？

先行病変の有無．爪の切り方．職業歴．自覚症状の有無．他の爪の変化の有無．

▶2　この症例をどう解釈する？

陥入爪は，いわゆる深爪など不適切な爪の切り方で，爪甲側縁先端や爪棘が周囲皮膚を損傷することで生ずる．その結果，側爪郭の発赤，腫脹がみられ，さらに放置すると鮮紅色の肉芽が出現し，表面は容易に出血する．肉芽形成により，さらに爪の圧迫が進み，悪循環となる．通常，疼痛があり，細菌感染を伴うと局所の滲出に加え，悪臭を伴う．どの爪にも起こりうるが，第1足趾に好発する．臨床症状を十分把握し，感染制御など適切な治療を選択する．また，再発防止のために，フットケアを含めた患者指導が重要である．

▶3　検査は？　真菌検査

陥入爪の典型的な症例であり，臨床所見と病歴から診断は容易である．しかし，時

に爪白癬が原因の場合があるため，真菌検査を行い，爪白癬を除外する．

▶4 鑑別診断は？
細菌性爪囲爪炎（→216頁），巻き爪，爪白癬など．

▶5 治療は？ 外用 外科治療

感染を伴うなど，症状がかなり悪化して初めて受診する患者が多く，まず保存的加療を行う．基本原則は，組織損傷の原因となる部分の爪による皮膚への圧迫・損傷を解除することである．抗菌薬を内服させ，肉芽組織には吸水軟膏やステロイド外用薬を短期間使用する．通院が困難な場合には，水道水でよく洗浄し，こまめに外用薬を塗布しなおすように指導する．また，肉芽に硝酸銀やフェノールを押し付けて腐食させる方法もあるが，いずれも対症療法にすぎない．

軽症例では，コットン法（→217頁）や，病変部の側爪郭を強力な伸縮性のテープで下方に引っ張る，いわゆるテーピング法で軽快する場合もある．症例によっては試みる価値がある．

重症例は，外科治療を行う．爪母側縁を切除し，病変部の爪が生えないようにする．陥入している爪甲外側部分を切除し，その近位部分の爪床，爪母を含めて一塊として摘出する．

▶6 患者説明は？
陥入爪の再発を防止するには生活指導が重要である．爪切り指導（足趾先端付近を目安に切る）や，正しい靴の選択に加え，保清指導を行うことが重要となる．

▶7 専門医へのコンサルトのコツ
爪白癬の有無の鑑別を要するため，積極的に皮膚科医へ紹介する．また，ワイヤー法（→スキルアップ）は陥入爪予防を含めてきわめて有用性の高い治療法であり，患者が希望する場合は，行っている病院へ紹介するとよい．

TIPS!
- 不適切な爪切りにより，爪甲側縁先端や爪棘が周囲皮膚を損傷することで生ずる．
- 爪白癬の鑑別が必要．
- まずは保存的治療を行うが，その後のスキンケアなど患者の生活指導が重要．

スキルアップ

ワイヤー法

超弾性ワイヤーの反発力を利用して爪甲を矯正する方法．爪甲の両端に孔を開け，そこにワイヤーを通す．巻き爪には有用な場合が多く，手軽に短時間で治療可能だが，陥入爪ではワイヤー除去後に再発することが多い．

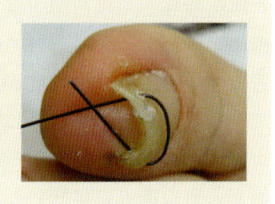

痛みを伴う食い込んだ爪

爪の点状陥凹と黄白色変化

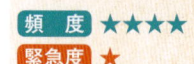

頻度 ★★★★
緊急度 ★

爪白癬と爪乾癬の合併

こんな患者がアナタの前に！

39歳，女性．9か月前より特に誘因なく右第2指爪に点状の陥凹が出現．次第に黄白色調を呈する部分が出現した．その後，同様の変化は右第3，第5指，左第1，第2，第5指にも出現．両肘頭と膝蓋に白色調の鱗屑を付す紅斑あり．爪水虫を心配して来院した．

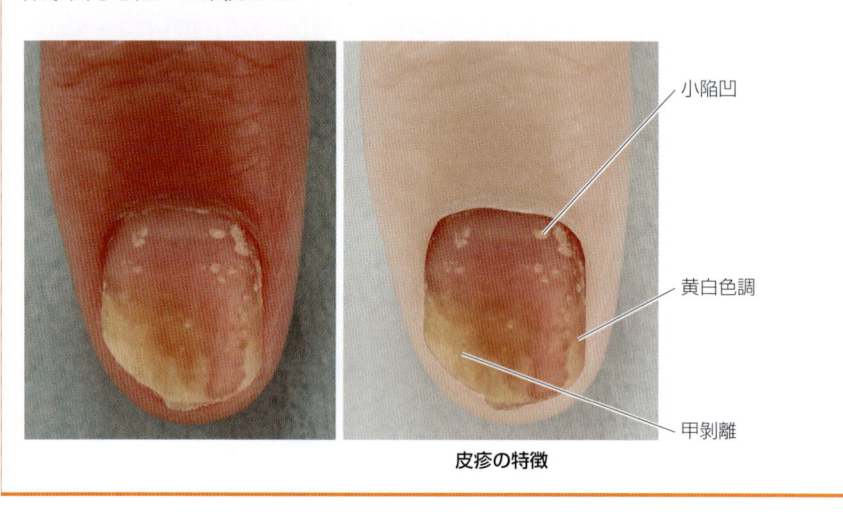

- 小陥凹
- 黄白色調
- 甲剥離

皮疹の特徴

診療プロセス

▶1 患者から聴取すべきことは？

　既往歴．生活歴（共同入浴場の利用など）．家族歴．他の爪甲の同様皮疹の有無．自己治療の有無．

▶2 この症例をどう解釈する？

　臨床所見から爪白癬を疑うのは容易であるが，思い込みは厳禁である．提示例は乾癬の爪病変も十分疑われる臨床所見である．乾癬では爪病変を伴うことが多い．乾癬患者では点状凹窩の頻度が最も高く，次いで爪甲変形，爪下角質増殖，爪甲剥離の順で多い．なかでも，表面に鱗屑を付す比較的大きな凹窩や oil droplet appearance（油滴変色）は乾癬に特異性が高い．鱗屑を付す凹窩は，爪母の不全角化により生じ，鱗屑がとれたあとには深い凹窩としてみられる．また，不全角化が爪の中層から深層に

220

生じた場合には，凹窩ではなく爪甲白斑としてみられる．なお，円形脱毛症にみられる凹窩は浅くて小さく，表面に鱗屑を付すことは少ない．提示例は，爪甲における真菌検査が陽性であり，尋常性乾癬と爪白癬の合併と診断した．

▶3 検査は？ KOH

KOH 法による直接検鏡が必須．そのほか，全身皮膚の乾癬皮疹の有無を確認して診断する．乾癬では，鱗屑を付す比較的大型の点状凹窩と爪甲剥離がみられる．

▶4 鑑別診断は？

尋常性乾癬（→10頁），爪白癬，円形脱毛症（→208頁）など．

▶5 治療は？ 外用 内服

爪白癬は抗真菌薬内服による治療が第一である．提示例では，テルビナフィン塩酸塩などの内服療法などを選択し，爪白癬の治療を優先する．爪乾癬に対する治療はステロイドや活性型ビタミン D_3 外用（時に外用後ポリエチレン薄膜で覆うことで吸収を上げる密封療法）が用いられるが，治療抵抗例が多い．爪乾癬に対しては，低用量シクロスポリン内服が高い効果をもたらす．

▶6 患者説明は？

爪白癬と爪乾癬の合併例であり，両者の治療が必要であることを理解させる．爪乾癬に対しステロイド外用を選択した場合には，白癬を増悪させることがある．

▶7 専門医へのコンサルトのコツ

提示例では，爪乾癬を第一に考えたものの，KOH 法を行った結果，爪白癬の合併を診断しえた．乾癬皮疹から，安易にステロイド外用を選択すると症状は増悪してしまう．実際の症例では，複数の疾患が合併することも多いので，皮膚科医への紹介が求められる．

TIPS!

- 乾癬では爪病変として，点状凹窩，爪甲変形，爪下角質増殖，爪甲剥離を伴う．
- 爪白癬は KOH 法により診断を行う．
- 一見ありふれた皮膚疾患でも，確定診断なしに不用意な投薬をすることは厳に慎む．

診断力アップ

円形脱毛症の爪病変

円形脱毛症においても点状凹窩が観察される．乾癬に比較して，点状凹窩は小型で浅いのが特徴である．また，爪甲が反り返った状態をスプーンネイル（匙状爪）という．原因は，指腹に過度な力が連続して加わることである．鉄欠乏性貧血の場合には爪甲が正常の場合に比べて弱いために，スプーンネイルになりやすい．鉄剤による治療が必要である．

若い女性の繰り返す口内炎

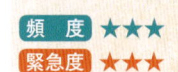

頻　度 ★★★
緊急度 ★★★

Behçet病

こんな患者がアナタの前に！

22歳，女性．1年前より口内炎が多発しているという．疼痛が激しく，市販の外用薬で治療したところ，約2週間で治癒したという．しかし，同様の症状は再発を繰り返しており，心配になったため来院した．

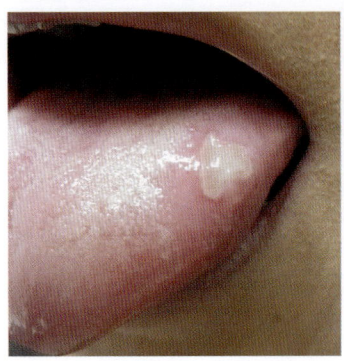

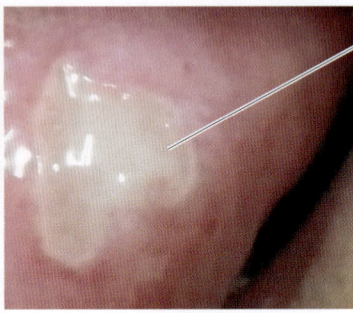

舌に生じた黄白色調を呈する小型の比較的深い潰瘍

皮疹の特徴

診療プロセス

▶1　患者から聴取すべきことは？

発熱や関節痛，口内炎以外の皮膚症状，外陰部症状，眼症状，消化器症状（急性腹症や潰瘍性大腸炎）の有無．

▶2　この症例をどう解釈する？

口腔内アフタを繰り返していることから，Behçet病を疑うべきである．本症は，口腔粘膜に症状が初発し，その後皮膚，外陰部，眼の順に症状が現れる．これら4病変が揃ったものを完全型，いずれかが欠けるものを不全型とよぶ．皮膚症状を以下に挙げる．

- 結節性紅斑：下腿を中心とした硬結を伴う再発性紅斑．1週間程度で消褪する．
- 血栓性静脈炎：有痛性皮下索状硬結として触れる．数週間続く．
- 毛包炎様皮疹：好中球活性亢進を反映して，小膿疱が多発する．無菌性膿疱であり，必ずしも毛包に一致しない．注射部位に一致して膿疱がみられることがあり，針反応とよばれ診断的価値が高い．
- 外陰部潰瘍：陰嚢，大陰唇内側，小陰唇，腟に大豆大程度の深い小潰瘍が生ずる．激

痛がある．時に肛囲にも生ずる．

▶3 検査は？ 血液検査 皮膚生検

血液検査では好中球増加やCRP上昇，血沈亢進，フィブリノゲン増加，補体上昇などの非特異的な炎症症状を示唆する所見のみを示す．HLA-B51が約6割の患者に陽性である．結節性紅斑様皮疹をみた場合には皮膚生検を行い，病理所見を確認する．皮下脂肪組織の中隔における好中球を主体とした炎症細胞浸潤がみられる．

▶4 鑑別診断は？

再発性アフタ，結節性紅斑など．

▶5 治療は？ 内服 外用

対症療法が主体となる．発熱や関節痛には非ステロイド系消炎鎮痛薬，白血球遊走阻害薬（コルヒチン），免疫抑制薬，ステロイド，必要に応じて抗血栓薬などを用いる．口腔内アフタにはステロイド外用を行う．

▶6 患者説明は？

皮膚，粘膜，眼を中心とする多臓器の炎症性疾患であり，急性発作がみられることがある．時に神経症状や消化器症状，循環器症状がみられることがあり（→診断力アップ），定期的な受診の必要性を理解させる．

▶7 専門医へのコンサルトのコツ

本症の診断には皮膚所見の把握が重要であるため，可能であれば定型的皮疹が出ているときに紹介するとよい．また，時間的経過で新たな皮疹がみられる場合も多く，一般医が患者をフォローする場合には経過中に皮膚科受診が必要である．

TIPS!

- 皮膚症状は時間的経過で順に出現することが多い．口腔内アフタが初発であることが多い．
- 結節性紅斑様皮疹がみられた場合には，病理所見が診断の手がかりとなる．
- 全身性の炎症性疾患であるので皮膚症状にも白血球遊走阻害薬や免疫抑制薬が有効．

診断力アップ：Behçet病の皮膚以外の症状

- 眼症状：眼底網膜の血管炎とぶどう膜炎がみられ，眼痛やかすみ眼として自覚される．9割は両眼が侵される．
- 神経症状：めまい，てんかん発作，顔面神経麻痺などがみられる．
- 消化器症状：約25％に急性腹症や潰瘍性大腸炎がみられる．
- 循環器症状：約1割に大血管閉塞や動静脈瘤がみられる．

高齢者の眼尻に生じたニキビのような黒色皮疹

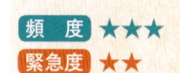

頻　度 ★★★
緊急度 ★★

Favre-Racouchot 症候群

こんな患者がアナタの前に！

　78歳，男性．数年前より眼尻に皺が多くなったことに気が付いた．しかし自覚症状はなく放置していた．最近，小さな黒色皮疹が同部に出現．ニキビのようにみえるが年齢が高いため，悪性の皮膚疾患を心配して来院した．

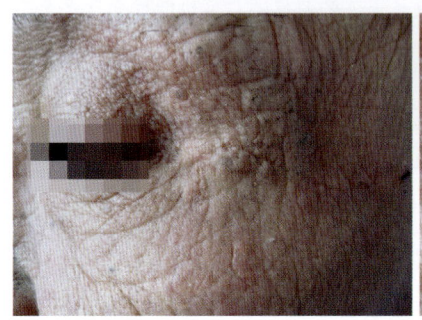

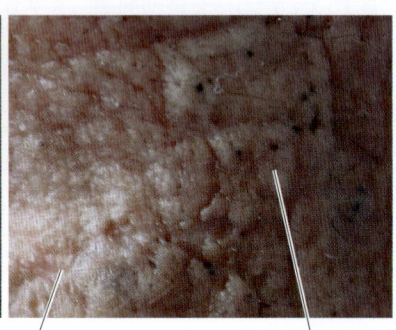

大きく深い皺　　黒色調の比較的大きな面皰

皮疹の特徴

診療プロセス

▶1　患者から聴取すべきことは？
　日光曝露歴．職業歴．サンスクリーンの使用状況．

▶2　この症例をどう解釈する？
　提示例では，大型の皺とともに，黒色の開放面皰が多数存在している．気にしなければ見過ごしがちな皮疹であるが，光老化の表現型として重要な所見である．本症の発症要因として，紫外線による光老化が関与している．光老化ではコラーゲンの変性，血管壁の肥厚，プロテオグリカンや弾性線維の増加，不規則な斑状沈着，軽度の血管周囲性の炎症細胞浸潤がみられる．このうち，弾性線維の変化は光老化に特異的な変化であり日光弾性線維症とよばれる．日光弾性線維症は UVB で強力に誘導されるが，多量の UVA でも誘導可能である．本症は，日光弾性線維症が生ずる結果，その二次的変化として丘疹や面皰が多発する疾患である．高齢者の項部に，本症と同様機序で発症する項部菱形皮膚（cutis rhomboidalis nuchae）も光老化を示唆する重要な臨床像である．

▶3 検査は？ 臨床所見

臨床症状から診断可能であり，特に皮膚生検は必須ではない．ただし診断に迷う場合には病理診断を行う．典型的な所見として，真皮上層の日光弾性線維症がみられる．

▶4 鑑別診断は？

老人性面皰，面皰母斑（→226頁）など．

▶5 治療は？ 外用 外科治療

外科切除や炭酸ガスレーザーが行われることがある．また光老化に対しては，トレチノイン外用が報告されているが，一般的ではなく，通常は放置する．若年時からのサンスクリーン使用（→スキルアップ）による遮光が予防として重要である．

▶6 患者説明は？

光老化の表現型であり，悪性ではないことを理解させる．本症は過去の紫外線曝露の多さを示唆するものであり，日光角化症（→52頁）の有無を注意深く観察するように指導する．

▶7 専門医へのコンサルトのコツ

本症は光老化による日光弾性線維症が関与する後天性皮膚疾患である．頬部に面皰が多数みられるが，病変の主座は真皮である．よって診断困難な例や治療を望む例を皮膚科医に紹介すればよい．病名がつくと何だか物々しいが，実際には街中でも多数みられる症状である．

TIPS!
- 高齢者の眼窩周囲や頬部に黄白色丘疹が多発するとともに，開放面皰が混在．
- 本症発症要因として紫外線による光老化の関与が重要．
- 若年時からのサンスクリーン使用による遮光が予防として重要．

スキルアップ　サンスクリーンの使い方

光老化を防ぐには，サンスクリーンをうまく使用することが重要である．サンスクリーンにはSPFとPAという指標が表示されている．SPFとはUVBをどれだけカットできるかの指標である．最小紅斑量という紅斑を誘起するために要する最小の光線照射量を基準として，サンスクリーン未塗布部と塗布部の比から求めたものである．簡単にいえば，サンスクリーンをつけていない人が炎天下のもと10分で皮膚に紅斑が生じたとする．そこにサンスクリーンを塗布したところ100分で紅斑が生じた場合，100/10でSPFは10となる．SPFは概ね20〜30程度で十分とされる．また，PAとはUVAカットの指標である．紫外線照射直後からメラニンの酸化で起こる即時型黒化反応を指標としたものである．＋，＋＋，＋＋＋，＋＋＋＋と表示され，日常生活においては＋＋程度で十分である．サンスクリーンの上手な使用法は，自分の皮膚や嗜好に合った製品を選択し，こまめに塗り直すことである．

高齢者の眼尻に生じたニキビのような黒色皮疹

高齢者に生じた不思議なニキビ？

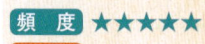

頻　度 ★★★★★
緊急度 ★

面皰母斑

こんな患者がアナタの前に！

　76歳，男性．いつから出現したかは不明であるが，最近家族に耳介後面に黒色の皮疹が多発していることを指摘された．自覚症状は特にない．ニキビができる年齢とは思えず，悪性ではないかと心配して来院した．

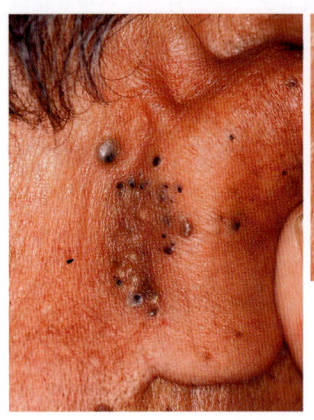

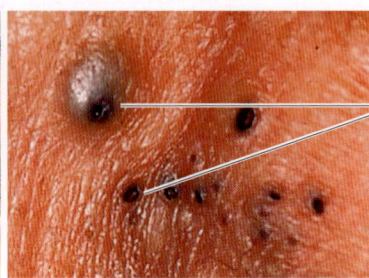

多発する黒色の大きな面皰

皮疹の特徴

診療プロセス

▶ **1　患者から聴取すべきことは？**

　生下時から出現の有無．他部位の同様の皮疹の有無．

▶ **2　この症例をどう解釈する？**

　面皰とは"毛孔が皮脂などにより塞栓された結果，開大し，周囲よりわずかに隆起した状態"をさす．面皰をみた場合，まず考えるべき疾患は尋常性痤瘡であるが，提示例の患者が訴えるとおり，好発年齢からはほど遠い．面皰には，①面皰内部に黒色から黒褐色調の点がみられる開放面皰と，②毛孔に一致した黄白色調の丘疹としてみられる閉鎖面皰がある．①にみられる毛孔内部の黒色物質は酸化した皮脂や塵埃と考えられている．提示例は，この部位だけに①が多発しており，おそらく若年の頃から存在していたものの，本人が自覚していなかったと考えられる．

　本症は母斑であると考えられており，特に緊急を要する疾患ではない．毛包の限局的奇形とされ，毛包母斑の範疇に入ると考えられているが，汗管由来説や表皮母斑由

来説などがあり意見が分かれている．また，遺伝に関しても家族内発生例の報告はあるものの，一定の見解はない．

▶3　検査は？ 臨床所見

臨床症状から診断が可能であり，特に皮膚生検は必須ではないが診断に迷う場合は病理診断を行う．典型的な所見としては，巨大に開大した毛包が多数みられる．毛包内には角質が充満し，特に細胞に異型性はみられない．

▶4　鑑別診断は？

老人性面皰，Favre-Racouchot 症候群（→224 頁）など．

▶5　治療は？ 外科治療

加齢による自然軽快は期待できないため，外科切除が最も効果的である．最近では炭酸ガスレーザーも試みられている．面皰圧出法も行われるが，あくまで対症療法である．また，感染を伴う際には抗菌薬内服やドレナージが行われる．

▶6　患者説明は？

本症は，出生時よりみられることもあるが，多くは10歳代に発症する．まれではあるが提示例のような高齢者の遅発例もある．発症に性差はなく，自覚症状もない．皮疹は全身どこにでも生ずるが，顔面や前胸部などの上半身に発生することが多い．掌蹠発生例の報告もある．症例によっては，開放面皰に炎症症状やその後に生ずる瘻孔や瘢痕を伴うことがあり注意を要する．

▶7　専門医へのコンサルトのコツ

確定診断が必要な場合や，炎症を伴う場合には皮膚科医に紹介する．

TIPS!

- 開放面皰が顔面や前胸部などの上半身に多発．
- まれに高齢発症がある．
- 加齢による自然軽快は期待できない．最近は炭酸ガスレーザーも試みられている．

診断力アップ　注意したい面皰母斑の合併症

面皰母斑では時に色素性母斑や結合織母斑との合併がみられる．そのほか面皰母斑に加え，先天性白内障，先天性脊椎・骨奇形，中枢神経異常を特徴とする面皰母斑症候群（nevus comedonicus syndrome）は注意すべき疾患である．

高齢者に生じた不思議なニキビ？

若い女性に生じた水虫のような皮疹

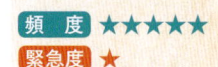

頻　度 ★★★★★
緊急度 ★

足白癬

こんな患者がアナタの前に！

　32歳，女性．2か月前より右足の趾間が白色調となり，その後，皮膚が剥けてきたことに気が付いた．自覚症状は特にない．放置していたところ，次第に皮疹が拡大してきたため来院した．

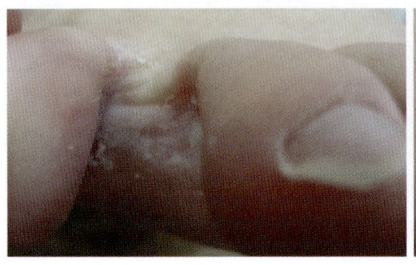

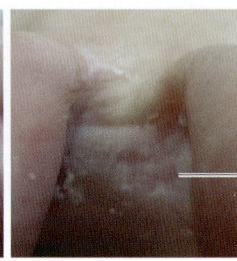

白色調の浸軟した鱗屑

診療プロセス

▶1　患者から聴取すべきことは？

　生活歴（共同浴場の利用など），家族歴の有無，対側足趾間の皮疹の有無，自己治療の有無．

▶2　この症例をどう解釈する？

　臨床所見から足白癬を疑うのは容易であり，事実患者自身が水虫を疑って受診する場合も多い．白色調に浸軟した皮膚であり，真菌発育に格好の環境である．ただし，足白癬を含む表在性皮膚真菌感染症は，臨床所見での確定診断はどんな皮膚科名医であっても（もちろん筆者のごときヤブ医者であっても）つけることができない．必ず，KOH法による真菌検査を行う．

▶3　検査は？　KOH　真菌培養

　KOH法による真菌検鏡により真菌要素を確認する．真菌検査では，スムースに伸びる菌糸をもち，隔壁を有する糸状菌が観察されれば，確定診断となる．隔壁部のくびれはない．時に分節胞子が観察され，カンジダとの鑑別に有用．場合によっては鱗屑片を用いたSabouraudブドウ糖寒天培地やポテトデキストロース寒天培地による真菌培養を行う．

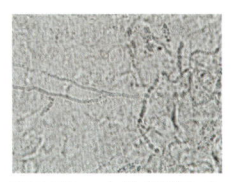

KOH法．糸状菌がみられる

▶ 4　鑑別診断は？

　異汗性湿疹（汗疱）など．

▶ 5　治療は？　外用

　抗真菌薬外用による治療が第一である．最近の外用薬は有用性が高く，継続使用すれば短期間で効果が得られることも多い．ただし，抗真菌薬による接触皮膚炎も少なからず生ずることから，初回に同一外用薬を多量に処方するのは避けるべきである．

▶ 6　患者説明は？　うつる

　当然だが，家族を含めた他人にうつしてしまう．入浴中よりも，足ふきマット，タオルの共用，じゅうたんなどから感染する．薄手の靴下では予防できないため，生活指導が重要である．

▶ 7　専門医へのコンサルトのコツ

　診断には真菌検鏡が必要であるため，可能な限り無治療で紹介する．安易に抗真菌薬などを投与することは厳に慎むべきである．無論，ステロイド外用薬などを使用した場合，症状は増悪する．

TIPS!

- KOH法による真菌検鏡により真菌要素を確認することで確定診断がつく．
- 容易に感染するため，家族を含めた診断治療が必要．
- 確定診断なしに不用意な投薬をすることは厳に慎むべき．

スキルアップ　KOH法

　皮疹部より採取した鱗屑，爪片，毛，粘膜などの試料をスライドグラスに載せ，10〜30% KOHを数滴たらしカバーグラスをかぶせる．この状態で数分間静置する．この間，アルコールランプなどを用いて加温すると時間が短縮できる．その後，カバーグラスを軽度圧迫し，顕微鏡で観察する．その際，コンデンサーレンズを絞り込むと，真菌の輪郭がより鮮明になり観察しやすい．まず100倍で観察し，真菌要素を確認したのち，400倍で形態を詳しく観察する．より容易に観察する工夫として，KOHにパーカーブルーブラックインクを1割混ぜると，菌要素は青く染まる．また，KOHにジメチルスルホキシド（DMSO）を約20%混合すると鱗屑への浸透性が高まり，加温不要となる．

若い女性に生じた水虫のような皮疹

索　引

数字・欧文

数字

Ⅰ型アレルギー	201
Ⅳ型アレルギー	201

A・B

ABCD クライテリア	100
amyopatic dermatomyositis	69
Behçet 病	222
Blaschko 線	133
Bowen 病	158
Bowen 様丘疹症	161
Buschke-Lowenstein 腫瘍	161

C・D

cherry hemangioma	76
cutis rhomboidalis nuchae	224
Darier 病	188
DLE(discoid lupus erythematosus)	40

F

familial benign chronic phemphigus	85, 189
Favre-Racouchot 症候群	224
Forschheimer 斑	43
Fox Fordyce 状態	141
frontal fibrosing alopecia	211

G・H・I

Gibert 薔薇色粃糠疹	38
Gottron 徴候	68
Hailey-Hailey 病	85, 189
Henoch-Schönlein 紫斑病	71
Hutchinson 徴候	215
IgA 血管炎	71
infantile perianal pyramidal protrusion	163

K

KOH 法	229
Koplik 斑	42
Kyrle 病	127

L

Leser-Trélat 徴候	109
Lipschütz 潰瘍	82
LMDF(lupus miliaris disseminates faciei)	29
lupus panniculitis	190

M・N

Malassezia 属	51
Microsporum canis 感染症	36
nevus comedonicus syndrome	227
Nikolsky 現象	19

O・P・Q

OTC 医薬品	49
Paget 現象	93
pearly penile papule	162
plasmocytosis circumorificialis	91
POEMS 症候群	77
PUVA 療法	105
Queyrat 紅色肥厚症	90

S・T

Sjögren 症候群	8
SLE(systemic lupus erythematosus)	212
Stevens-Johnson 症候群	16
Tzanck 試験	80

V・W

VAS(visual analogue scale)	203
vestibular papillae of the vulva	163
Vogt-小柳-原田病	173
Werner 症候群	154
Wickham 線条	60

wide spread DLE 41

和　文

あ

アクロコルドン 152
アトピー性皮膚炎 6
アミロイド苔癬 114
アレキサンドライトレーザー 151
亜鉛欠乏症候群 87
悪性黒色腫 124
足白癬 228

い

萎縮 170
陰茎萎縮症 174
陰門萎縮症 174

え・お

エクリン汗孔腫 130
壊死性筋膜炎 74
壊疽性膿皮症 182
円形脱毛症 208, 221
円板状エリテマトーデス 40
おむつ皮膚炎 88

か

カチリ 79
ガムテスト 8
ガングリオン 156
かさぶた 169
家族性慢性良性天疱瘡 85, 189
痂皮 169
痂皮性膿痂疹 27
疥癬 204
開口部プラズマ細胞症 91
潰瘍 198
角層下膿疱症 44
活性型ビタミン D_3 59
汗孔角化症 128
陥入爪 218
乾皮症 199
寒冷蕁麻疹 21
環状肉芽腫 62

眼瞼黄色腫 187
顔面播種状粟粒性狼瘡 29

き

基底細胞癌 138
亀裂 198
機械性蕁麻疹 21
丘疹 97
丘疹性梅毒 31
急性陰門潰瘍 82
急性感染性蕁麻疹 21
急性汎発性膿疱性細菌疹 13
急性汎発性発疹性膿疱症 12
急性痒疹 24
金属アレルギー 33
菌状息肉症 104

け

ケブネル現象 127, 193
ケミカルピーリング 181
ケラトアカントーマ 146
ケロイド 169
ゲンタシン® 軟膏 149
鶏眼 155
血管浮腫 21
血疱 198
結核 54
結節 97
結節性痒疹 112
剣創状強皮症 210
原発疹 5

こ

コットン法 217
コラージュ®フルフルネクスト 51
コリン作動性蕁麻疹 21
固定薬疹 48
口腔粘膜 200
口唇ヘルペス 48
光線過敏型薬疹 19
光線療法 105
光沢苔癬 192
好酸球性膿疱性毛包炎 45
抗アレルギー薬 39
肛囲溶連菌感染症 86

232

紅斑 …………………………………… 4	ストロフルス ……………………… 24
紅皮症 ……………………………… 199	スポロトリコーシス …………… 46
硬化 ………………………………… 199	水痘 …………………………………… 78
硬化性萎縮性苔癬 …………… 174	水疱 ………………………………… 198
項部菱形皮膚 …………………… 224	水疱性膿痂疹 …………………… 27
黒色表皮腫 ……………………… 102	水疱性類天疱瘡 ………………… 22

さ

サルコイドーシス ……………… 28	
サンスクリーン ………………… 225	
細菌性爪囲爪炎 ………………… 216	

せ

性器ヘルペス ……………………… 84
接触蕁麻疹 ………………………… 21
接触皮膚炎 ………………………… 32
尖圭コンジローマ …………… 160
線状苔癬 ………………………… 132
全身性エリテマトーデス …… 212

し

シミ ………………………………… 109
しもやけ …………………………… 64
脂肪類壊死症 …………………… 110
脂漏性角化症 …………………… 108
脂漏性皮膚炎 …………………… 50
紫外線療法 ……………………… 105
紫斑 …………………………………… 4
自己免疫性蕁麻疹 ……………… 21
色素性痒疹 ……………………… 113
色素斑 ……………………………… 97
色素レーザー …………………… 151
湿疹三角形 ………………………… 56
腫瘍 ………………………………… 97
女児肛門部贅皮状丘疹 ……… 163
掌蹠膿疱症 ……………………… 184
静脈湖 …………………………… 150
白なまず ………………………… 172
浸潤を触れる ……………………… 5
真菌培養 …………………………… 37
真珠様陰茎丘疹 ………………… 162
真皮貫通性毛包性毛包周囲性角質増殖症 …… 127
深在性エリテマトーデス …… 190
尋常性乾癬 ………………… 10, 59
尋常性痤瘡 ……………………… 180
尋常性天疱瘡 …………………… 23
尋常性白斑 ………………… 172, 175
尋常性毛瘡 ……………………… 178
尋常性疣贅 ……………………… 136
蕁麻疹 ……………………………… 20

そ

爪囲紅斑 …………………………… 69
爪囲さか剝け様角化 …………… 69
爪甲出血 ………………………… 214
爪上皮出血 ……………………… 69
早期胃癌 ………………………… 103
搔破性皮膚炎様紅斑 …………… 69
瘙痒 ………………………………… 199
足底表皮囊腫 …………………… 123
続発疹 ………………………………… 5

た

タコ ……………………………… 154
タクロリムス軟膏 …………… 133
ダーモスコピー …………… 101, 151
多形皮膚萎縮 ……………… 68, 98
多形慢性痒疹 …………………… 25
多発性胼胝 ……………………… 154
苔癬化 …………………………… 198
苔癬型反応 ……………………… 61
帯状疱疹 …………………………… 80
帯状疱疹後神経痛 ……………… 81
脱毛 ………………………………… 199
丹毒 ………………………………… 72
丹毒様癌 …………………………… 73
単純ヘルペス …………………… 32
単純疱疹 …………………………… 84
弾性線維性仮性黄色腫 ……… 186

す

スキンケア ……………………… 179

ち

中心臍窩	80
中毒性表皮壊死症	18
虫刺症	46
鳥様顔貌	155

つ

爪	199
爪乾癬	220
爪梅毒	31
爪白癬	220

て

デルマドローム	97
——，糖尿病の	111
手湿疹	56
伝染性軟属腫	134
伝染性膿痂疹	26
癜風	107

と

凍瘡	64
凍瘡様ループス	66
糖尿病	63, 75, 110

な・に

内臓悪性腫瘍	103
肉芽腫	63
日光角化症	52, 159
日光黒子	109
日光弾性線維症	53, 224
乳児分芽菌性紅斑	87
乳房 Paget 病	93
乳房外 Paget 病	92

ね・の

粘液嚢腫	156
ノルウェー疥癬	205
膿疱	169
膿疱性乾癬	34
膿疱性梅毒	31
膿瘍	169
嚢腫	120

は

ハンドクリーム	57
バザン硬結性紅斑	54
稗粒腫	148
梅毒	30
梅毒性乾癬	31
梅毒性脱毛症	31
梅毒性粘膜疹	31
梅毒性バラ疹	31
白暈	169
白斑	169
抜毛症	209
針反応	222
反応性穿孔性膠原症	126
瘢痕	169
晩発性皮膚ポルフィリン症	127

ひ

ピアス肉芽腫	144
びらん	198
皮脂欠乏性皮膚炎	206
皮膚筋炎	68
皮膚瘙痒症	202
皮膚描記法	20
粃糠疹	199
癜疽	216

ふ

フェノール・亜鉛華リニメント	79
フットケア	75
風疹	43
粉瘤	122
分子標的薬による皮膚障害	17

へ

ヘラルドパッチ	38
ヘリオトロープ疹	68
扁平コンジローマ	31
扁平苔癬	60, 193
胼胝	154

ほ

ポートリエ微小膿瘍	105
ポイキロデルマ	68, 98

母斑細胞性母斑 100
疱疹 198
蜂窩織炎 73
膨疹 5

ま

麻疹 42
慢性色素性紫斑 70

み

ミノサイクリン塩酸塩 107
水尾徴候 205

む

無菌性膿疱 169
虫刺され 24

め

メカニックスハンド 69
面皰 198, 226
面皰母斑 226
面皰母斑症候群 227

も

毛孔性紅色粃糠疹 58
毛孔性苔癬 193
毛包炎 176

や

薬剤性過敏症症候群 14
薬疹 201

ゆ

有棘細胞癌 142
疣贅状黄色腫 164
融合性細網状乳頭腫症 106

り・れ・ろ

鱗屑 98
レーザー療法 151
老人性血管腫 76
老人性脂腺増殖症 140
老人性色素斑 109

わ

ワイヤー法 219